Thieme

Forum Logopädie

Herausgegeben von Dietlinde Schrey-Dern
und Norina Lauer

In dieser Reihe sind folgende Titel bereits erschienen:

Bauer A, Auer P: Aphasie im Alltag
Bigenzahn W: Orofaziale Dysfunktionen im Kindesalter., 2. Aufl.
Biniek R: Akute Aphasie. Aachener Aphasie-Bedside-Test, 2. Aufl.
Bongartz R: Kommunikationstherapie mit Aphasikern und Angehörigen. Grundlagen – Methoden – Materialien
Brockmann-Bauser M, Bohlender JE: Praktische Stimmdiagnostik
Bühling S: Logopädische Gruppentherapie bei Kindern und Jugendlichen
Costard S: Störungen der Schriftsprache, 2. Aufl.
Huber W, Poeck K, Springer L: Klinik und Rehabilitation der Aphasie – Eine Einführung für Patienten, Angehörige und Therapeuten
Jahn T: Phonologische Störungen bei Kindern. Diagnostik und Therapie, 2. Aufl.
Kotten A: Lexikalische Störungen bei Aphasie
Lauer N: Zentral-auditive Verarbeitungsstörungen im Kindesalter, 4. Aufl.
Lauer N, Birner-Janusch B: Sprechapraxie im Kindes- und Erwachsenenalter
Masoud V: Gruppentherapie bei neurologischen Sprachstörungen
Möller D, Spreen-Rauscher M: Frühe Sprachintervention mit Eltern – Schritte in den Dialog
Nebel A, Deuschl G: Dysarthrie und Dysphagie bei Morbus Parkinson
Nobis-Bosch R, Rubi-Fessen I, Biniek R, Springer L.: Diagnostik und Therapie der akuten Aphasie
Nonn K: Unterstützte Kommunikation in der Logopädie
Sandrieser P, Schneider P: Stottern im Kindesalter, 3. Aufl.
Scharff Rethfeldt W: Kindliche Mehrsprachigkeit. Grundlagen und Praxis der sprachtherapeutischen Intervention
Schlenck C, Schlenck KJ, Springer L: Die Behandlung des schweren Agrammatismus
Schnitzler CD: Phonologische Bewusstheit und Schriftspracherwerb
Schrey-Dern D: Sprachentwicklungsstörungen. Logopädische Diagnostik und Therapieplanung
Sick U: Poltern, 2. Aufl.
Spital H: Stimmstörungen im Kindesalter
Tesak J: Einführung in die Aphasiologie, 2. Aufl.
Weigl I, Reddemann-Tschaikner M: HOT – Ein handlungsorientierter Therapieansatz für Kinder mit Sprachentwicklungsstörungen, 2. Aufl.
Wendlandt W: Sprachstörungen im Kindesalter. Materialien zur Früherkennung und Beratung, 6. Aufl.
Wendlandt W: Stottern im Erwachsenenalter
Ziegler W, Vogel M: Dysarthrie – verstehen, untersuchen, behandeln

Auditive Verarbeitungsstörungen im Kindesalter

Grundlagen - Klinik - Diagnostik - Therapie

Norina Lauer

4., vollständig überarbeitete Auflage

23 Abbildungen

Georg Thieme Verlag
Stuttgart • New York

Anschriften

Prof. Dr. Norina **Lauer**
Rainweg 60
69118 Heidelberg
Deutschland

Dietlinde **Schrey-Dern**
Segnistraße 23
52066 Aachen
Deutschland

Impressum

Bibliografische Information der Deutschen Nationalbibliothek

Die Deutsche Nationalbibliothek verzeichnet diese Publikation in der Deutschen Nationalbibliografie; detaillierte bibliografische Daten sind im Internet über http://dnb.d-nb.de abrufbar.

Rüdigerstr. 14
70469 Stuttgart
Deutschland

Printed in Germany

Satz: SOMMER media GmbH & Co. KG, Feuchtwangen
gesetzt aus Arbortext APP-Desktop 9.1 Unicode M180
Druck: AZ Druck und Datentechnik GmbH, Kempten
Zeichnungen: Heike Hübner, Berlin
Umschlaggestaltung: Thieme Verlagsgruppe
Umschlaggrafik: Dorit David, Hannover

ISBN 978-3-13-115814-7 1 2 3 4 5 6

Auch erhältlich als E-Book:
eISBN (PDF) 978-3-13-177174-2
eISBN (epub) 978-3-13-177184-1

Vorwort der Herausgeberin

Mit der vorliegenden 4. Auflage des Standardwerkes von Norina Lauer liegt eine grundlegende Überarbeitung vor, die sowohl dem aktuellen wissenschaftlichen Kenntnisstand im Bereich auditiver Verarbeitungsstörungen als auch dem Bedarf nach praxisrelevanter Umsetzung diagnostischer Verfahren und therapeutischer Intervention entspricht.

Die wissenschaftliche Weiterentwicklung dokumentiert bereits der veränderte Buchtitel. Es besteht mehrheitlich wissenschaftlicher Konsens von „Auditiven Verarbeitungsstörungen" (AVS) zu sprechen. Nähere Erläuterungen zum wissenschaftlichen Diskurs werden einleitend dargestellt.

Das von N. Lauer modifizierte Modell der auditiven Verarbeitung führt zu einer veränderten Bewertung der Teilfunktionen des Verarbeitungsprozesses. Es wird deutlich, welche Faktoren (z. B. Aufmerksamkeit) Einfluss auf die auditive Verarbeitung haben, aus welchen Teilprozessen die auditive Verarbeitung besteht (z. B. Lokalisation) und wie Sprachmuster erkannt und klassifiziert werden (Klassifikationsprozesse wie z. B. Analyse). Diese veränderte Sicht auf den Prozess auditiver Verarbeitung führt dementsprechend zu einer Neubewertung diagnostischer Verfahren und therapeutischer Ansätze.

Erstmals wird eine Einordnung des Störungsbildes in die Systematik der geltenden Heilmittelrichtlinie (GBA 2011) sowie der Klassifikationssysteme ICD 10 und ICF vorgenommen.

Das Kapitel „Therapie" wurde um die Bereiche „Beratung von Eltern und Pädagogen" und „Modifikation der Hörumgebung" erweitert, wobei die Beschreibung und Bewertung der unterschiedlichen Therapieansätze für das „Auditive Training" im Mittelpunkt der Darstellung steht. Dabei ist die Beschreibung des „teilfunktionsorientierten Ansatzes" der Autorin nach wie vor integraler Bestandteil des Therapiekapitels. Hilfreich für den Praktiker sind Übungsvorschläge für alle Teilfunktionen, um die konkrete Umsetzung des Therapieansatzes zu veranschaulichen. Des Weiteren sind die Untersuchungsbögen des Screenings zielgruppenorientiert (für 5;0–6;11-jährige und 7;0–8;11-jährige Kinder) zusammengestellt.

Im Kapitel „Evidenzen zur Therapie auditiver Verarbeitungsstörungen" wird erstmals umfassend auf Studien zur Bewertung des Nutzens der Ansätze unter Evidenzkriterien eingegangen.

Die abschließenden Hinweise auf nationale und internationale Leitlinien zur Diagnostik und Therapie auditiver Verarbeitungsstörungen sind nicht nur ein Spiegel wissenschaftlicher Diskussion sondern können auch für den Praktiker hilfreich sein, wenn es darum geht, die Behandlung von Kindern mit einer AVS argumentativ gegenüber Leistungsträgern zu vertreten.

Aachen, April 2014

Dietlinde Schrey-Dern

Vorwort zur 4. Auflage

Mit der 4. Auflage des Buches liegt eine grundlegende Überarbeitung des Themas auditiver Verarbeitungsstörungen im Kindesalter vor.

Nach einer aktualisierten Einführung in die theoretischen Grundlagen des Hörens wird ein modifiziertes Modells der auditiven Verarbeitung vorgestellt. Die Modifikation führt zu einer veränderten Betrachtung der auditiven Verarbeitung im Kontext anderer, oft zeitgleich auftretender Störungsbilder, sowie einer Neustrukturierung und Aktualisierung der Kapitel zur Diagnostik und Therapie. Damit liegt nun der Fokus eindeutig auf der Arbeit mit sprachlichen Stimuli.

Das Diagnostikkapitel wurde um neue Testverfahren ergänzt und endet mit einer Bewertung audiometrischer und psychometrischer Testverfahren auf der Basis aktueller Studienergebnisse. In einem gesonderten Kapitel werden Heilmittelrichtlinien, ICD-10 und insbesondere die ICF behandelt.

Das Therapiekapitel beinhaltet die Darstellung des auditiven Trainings, bei dem eine Neubewertung computerunterstützter Maßnahmen vorgenommen wurde. Zusätzlich werden erstmals die Beratung von Eltern und Pädagogen sowie die Möglichkeiten zur Modifikation der Hörumgebung ausführlich dargestellt.

Ein zentraler Aspekt des Buches ist die Beschreibung und kritische Diskussion der vorliegenden Evidenzen zur Therapie auditiver Verarbeitungsstörungen. Dazu wurden die beiden in den vorherigen Auflagen vorgestellten Einzelfallstudien durch eine systematische Vorstellung der aktuellen Studienlage ersetzt. Die Studien werden entsprechend ihrer Evidenzstufen präsentiert und auf der Basis des Modells der evidenzbasierten Praxis bewertet. Abschließend werden aktuelle Leitlinien aufgeführt.

Der Anhang wurde an das modifizierte Modell angepasst und enthält weiterhin 2 Screeningvarianten, Hinweise zum systematischen Therapieaufbau und erweiterte Informationen zu nutzbaren Therapiematerialien.

Das übergeordnete Ziel des Buches ist es, trotz uneindeutiger Evidenzlage, aktuelle therapeutische Möglichkeiten aufzuzeigen und zur kritischen Betrachtung des Störungsbildes und zum systematischen Erheben praxisbasierter Evidenzen anzuregen.

Bedanken möchte ich mich bei Susanne Vogt und Prof. Dr. Petra Korntheuer für ihre Hinweise zur Überarbeitung des Modells zur auditiven Verarbeitung. Besonders herzlich danke ich Imke Nierhaus für das Korrekturlesen und ihre sehr hilfreichen Anregungen.

Personenbezeichnungen werden aus Gründen der Lesbarkeit entweder in der weiblichen (z. B. Therapeutin) oder männlichen (z. B. Patient) Form verwendet. Diese schließen das jeweils andere Geschlecht mit ein.

Heidelberg, April 2014

Norina Lauer

Vorwort zur 1. Auflage

Das vorliegende Buch entstand in Anlehnung an meine Diplomarbeit im Studiengang Lehr- und Forschungslogopädie an der RWTH Aachen. Im Anschluss an mein Studium habe ich mich weiter mit der Thematik zentral-auditiver Verarbeitungsstörungen beschäftigt und freue mich, die Arbeit in modifizierter und aktualisierter Form im Rahmen der Reihe Forum Logopädie veröffentlichen zu können, wofür ich den Herausgeberinnen Luise Springer und Dietlinde Schrey-Dern sehr dankbar bin.

Bedanken möchte ich mich auch bei Herrn Professor Huber und Herrn Dr. Döring von der RWTH Aachen, die mich bei der Erstellung meiner Diplomarbeit betreut haben, sowie bei Herrn Professor Willmes für die Unterstützung bei der statistischen Auswertung der Daten meiner Einzelfallstudien.

Mein besonderer Dank gilt Kai und Tina sowie deren Familien, die durch ihre Mitarbeit die Einzelfallstudien erst ermöglicht haben.

Leimen, Juni 1998

Norina Lauer

Inhaltsverzeichnis

1 Einleitung und Begriffsbestimmung

Die auditive Informationsverarbeitungsstörung ist ein in der logopädischen Therapie von Kindern nach wie vor häufig behandeltes, aber kritisch diskutiertes Störungsbild. Bei der Behandlung von Sprachentwicklungsstörungen, phonologischen Störungen und Lese-Rechtschreib-Schwierigkeiten wird häufig ein auditives Training angeboten. Die Zusammenhänge zwischen auditiven Verarbeitungsstörungen und den genannten Störungsbildern muss allerdings infrage gestellt werden, da eindeutige Nachweise bezüglich ihrer Zusammenhänge und Evidenzen zur Behandlung der auditiven Verarbeitung fehlen oder bislang nur auf geringer Evidenzstufe zu beobachten sind. Das Ziel dieses Buches ist, die theoretischen Grundlagen und diagnostischen Möglichkeiten sowie die darauf aufbauenden Therapiekonzepte anhand der aktuellen Evidenzlage vorzustellen. Dabei wird die problematische Datenlage zur Behandlung des Störungsbildes verdeutlicht und ein evidenzbasierter Umgang mit der Problematik gefordert.

Im Theorieteil wird ein auf der Basis aktueller Literatur modifiziertes Modell der auditiven Verarbeitung (AV) vorgestellt, das auf psychologischen Wahrnehmungsmodellen basiert. Ptok et al. bezeichnen den „Prozess der Verarbeitung, Wahrnehmung und Verwertung akustischer Signale" als einen „eng ineinander verwobenen, zum Teil hierarchischen Prozess" ([Ptok et al. 2000]: 90). Eine klare Trennung von Prozessen, z. B. in solche des Hör- oder Assoziationskortex, ist neurophysiologisch betrachtet nicht möglich. Auch die Tatsache, dass der N. acusticus dem zentralen Hörsystem zugeordnet wird, obwohl er anatomisch zum peripheren Nervensystem gehört [Ptok et al. 2010], oder dass in der Cochlea bereits Verarbeitungsprozesse beginnen [Zenner, 1994b], sprechen sowohl gegen die Verwendung des Begriffs „zentral" als auch gegen eine Unterteilung in „Verarbeitung" und „Wahrnehmung", wie sie der weitverbreitete Begriff der auditiven Verarbeitungs- und Wahrnehmungsstörung (AVWS) impliziert [Nickisch et al. 2006]. Daher wurde in dieser Auflage des Buches der Begriff „zentral-auditive Verarbeitungsstörung (ZAVS)" durch den Begriff der auditiven Verarbeitungsstörung (AVS) ersetzt. Die häufig wiederkehrenden Begriffe der *auditiven Verarbeitung* und der *auditiven Verarbeitungsstörungen* werden gelegentlich durch die Abkürzungen **AV** bzw. **AVS** ersetzt. Sie entsprechen der im angloamerikanischen Raum derzeit üblichen Bezeichnung **APD** (*auditory processing disorders*) der **American Academy of Audiology** [AAA, 2010] und der **British Society of Audiology** [BSA, 2011]. In der hier vorgestellten Modifikation des Modells der auditiven Verarbeitung werden die der AV zuzurechnenden auditiven Teilfunktionen auf die Funktionen reduziert, die den vorverarbeitenden Prozessen am ehesten zuzuordnen sind. Sie werden klar von Basisfunktionen der Aufmerksamkeit und Merkfähigkeit, aber auch von nachfolgenden Klassifikationsprozessen getrennt.

2 Grundlagen der auditiven Verarbeitung

Das Hörsystem wird in folgende Teile untergliedert [Böhme u. Welzl-Müller, 2005]:

- peripherer Teil:
  - äußeres Ohr
  - Mittelohr
  - Innenohr
  - Pars cochlearis des N. vestibulocochlearis
- zentraler Teil:
  - zentrale Hörbahn
  - subkortikale Hörzentren
  - kortikale Hörzentren

An der Eintrittsstelle des N. vestibulocochlearis in den Hirnstamm geht der periphere Teil in den zentralen Teil über.

2.1 Peripheres Hörsystem

Die peripheren Anteile des Hörsystems sollen hier kurz skizziert werden (▶ Abb. 2.1). Ausführlichere Darstellungen finden sich in der Literatur [Böhme u. Welzl-Müller, 2005], [Rohen, 1994], [Zenner, 1994a], [Schmidt u. Thews, 2000].

Die Schallwellen gelangen über die Ohrmuschel und den äußeren Gehörgang auf das *Trommelfell* und versetzen dieses in Schwingungen. Die Trommelfellschwingungen werden auf die *Gehörknöchelchenkette* (Hammer, Amboss und Steigbügel) des mit Luft gefüllten *Mittelohres* übertragen und von den Gehörknöchelchen auf mechanischem Wege zum ovalen Fenster des *Innenohres* weitergeleitet. Dabei wirken verschiedene Mechanismen zusammen, die eine optimale Schallweiterleitung gewährleisten, die an dieser Stelle jedoch nicht weiter erläutert werden sollen.

Durch den Druck der Steigbügelplatte auf das ovale Fenster werden die mechanischen Schwingungen in Flüssigkeitsbewegungen des Innenohres übersetzt (▶ Abb. 2.2). Zunächst kommt es zu einer Flüssigkeitsbewegung der Perilymphe des Innenohres, die sich in 2 der 3 schlauchförmigen Räume des Innenohres befindet (Scala vestibuli und Scala tympani). Diese beiden Räume sind miteinander verbunden (Helicotrema). Der 3. Raum, der sich zwischen den beiden anderen befindet, ist die Scala media. Sie ist mit Endolymphe gefüllt und durch Membranen von den anderen beiden Räumen getrennt. Die für Ionen durchlässige Reissner-Membran trennt die Scala media von der Scala vestibuli und die Basilarmembran grenzt die Scala media von der Scala tympani ab.

Auf der Basilarmembran befindet sich in der Scala media das Corti-Organ, über dessen Haarzellen die durch die Schwingungen ausgelösten Erregungen an den Hörnerv weitergegeben werden. Dabei unterscheidet man zwischen äußeren (3 Reihen) und inneren Haarzellen (1 Reihe), die von der Tektorialmembran bedeckt werden. Die Zahl

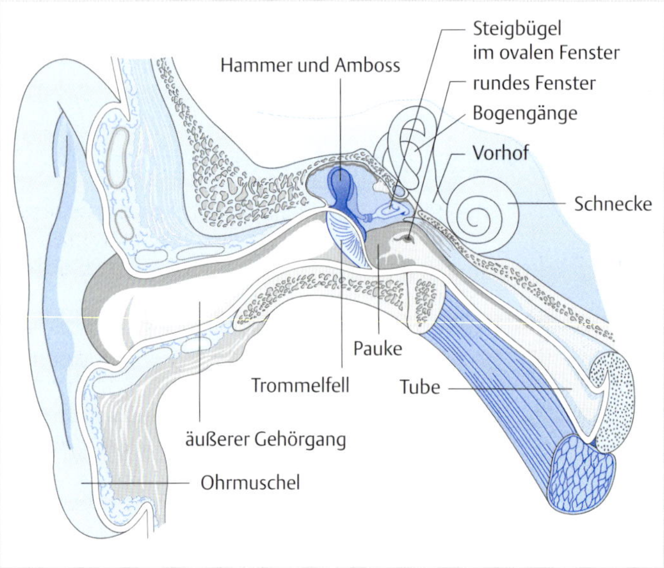

Abb. 2.1 Darstellung des Ohres (Quelle: Lehnhardt E, Laszig R. Praxis der Audiometrie. Stuttgart: Thieme; 8. Auflage 2009).

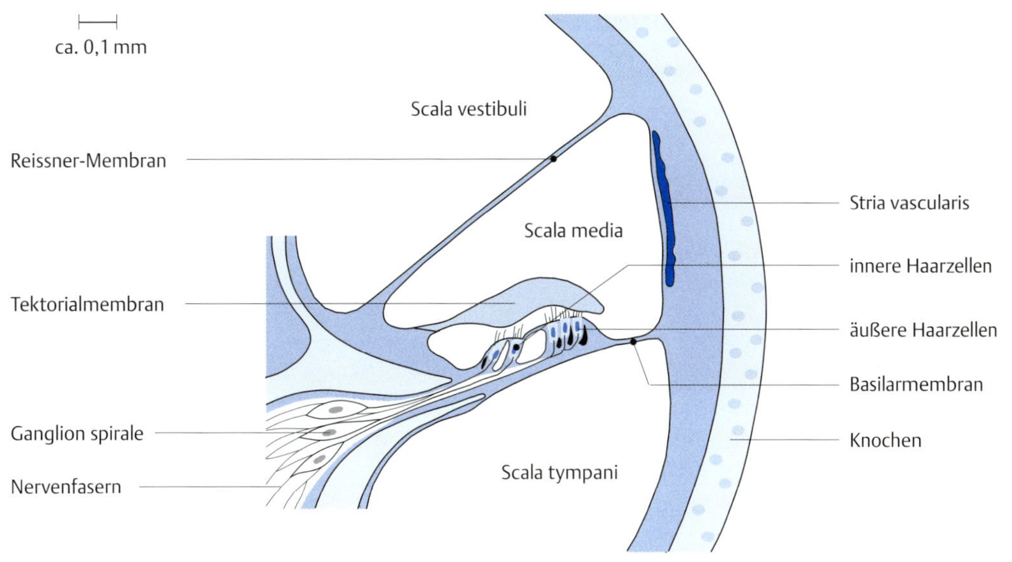

Abb. 2.2 Schematischer Querschnitt durch eine Windung der Cochlea (nach Schmidt [1977]).

der äußeren Haarzellen nimmt zur Spitze der Cochlea hin zu, während die Zahl der inneren Haarzellen in allen Windungsabschnitten einreihig bleibt.

Da die äußeren Haarzellen immer Synapsen mit mehreren Axonen afferenter Neuronen (*Konvergenzschaltung* im Verhältnis 10 : 1) bilden und die inneren Haarzellen von mehreren afferenten Axonen innerviert werden (*Divergenzschaltung* 1 : 20), gehören 90 % der Neuronen des Hörnervs zum System der inneren Haarzellen [Schmidt, 1977]. So erhalten die über die inneren Haarzellen vermittelten Informationen ein erheblich größeres Gewicht als die der äußeren Haarzellen.

Aufgrund der durch die Bewegungen der Steigbügelplatte in der Perilymphe entstandenen Wanderwellen, die eine frequenzabhängige Wandergeschwindigkeit aufweisen, kommt es über die Auslenkung der Reissner-Membran zu einer frequenzbedingten Auslenkung der Basilarmembran und damit einer entsprechenden Reizung von Haarzellen im Corti-Organ. Die Haarzellen sind mit Nervenzellen verbunden, die die Signale an die Pars cochlearis des N. vestibulocochlearis weiterleiten. Über die Auslenkung der Haarzellen werden somit die Flüssigkeitsschwingungen frequenzabhängig in elektrische Energie umgewandelt.

Da die Fortpflanzungsgeschwindigkeit der Wanderwellen abhängig vom Schallwellenwiderstand in den Innenohrflüssigkeiten ist, werden hohe Frequenzen nah am Steigbügel wahrgenommen, während die Schwingungen tiefer Frequenzen weiter zur Spitze der Cochlea laufen. Die Wellen laufen nur bis zu einer frequenztypischen Stelle. Hinter diesem Schwingungsmaximum ist die Basilarmembran in Ruhe. Jede Frequenz wird somit an einem anderen Ort der Basilarmembran wahrgenommen. Dies wird auch als *tonotope Organisation* oder *Ortstheorie* bezeichnet [Schmidt, 2001], [Rohen, 1994], [Zenner, 1994a]. ▶ Abb. 2.3 zeigt die Tonlokalisation auf der Basilarmembran des Menschen.

2.2 Zentrales Hörsystem

Auditive Verarbeitungsstörungen treten auf, wenn die zentrale Weiterleitung und Verarbeitung auditiver Informationen beeinträchtigt ist. Daher soll diese genauer betrachtet werden.

Die zentrale Verarbeitung, auch wenn es, wie bereits dargestellt, schwierig ist zwischen peripherer und zentraler Verarbeitung eindeutig zu unterscheiden, beginnt beim Spiralganglion und läuft über die zentrale Hörbahn bis zum Kortex. ▶ Abb. 2.4 illustriert die zentrale Hörbahn mit ihren verschiedenen Schaltstationen. Es handelt sich um eine stark vereinfachte Grafik, bei der lediglich afferente Verbindungen (von der Peripherie zum

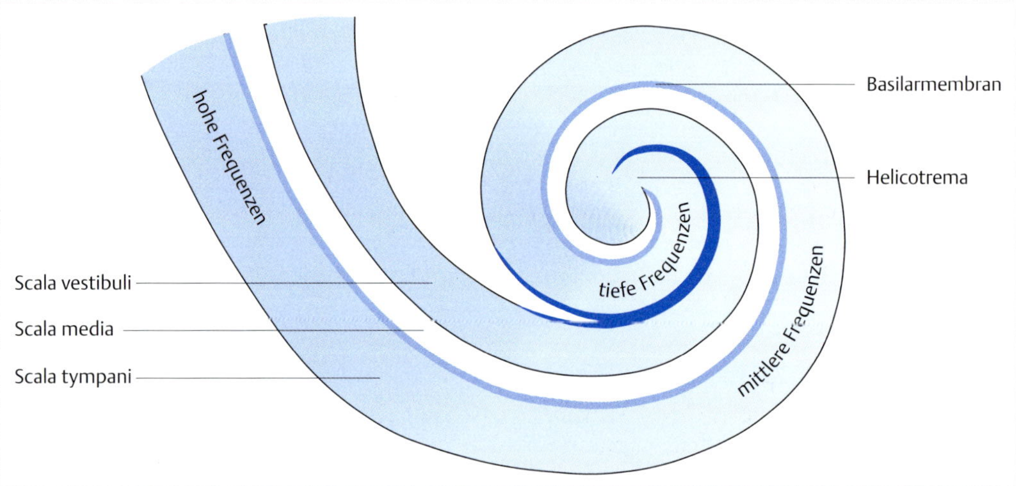

Abb. 2.3 Tonlokalisation auf der Basilarmembran der Cochlea des Menschen.

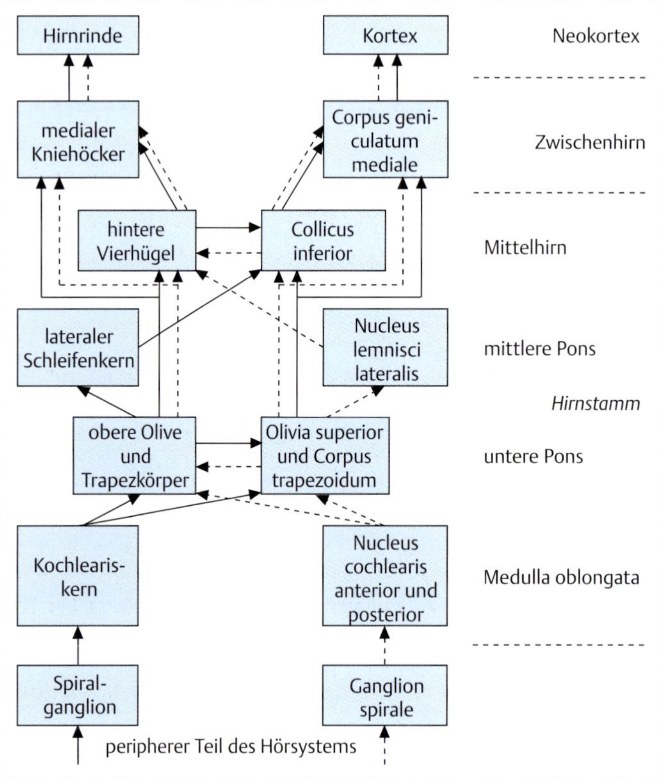

Abb. 2.4 Vereinfachtes Schema der zentralen Hörbahn (Quelle: Franke U. Logopädisches Handlexikon. 5. Aufl. München: Reinhardt; 1998).

Gehirn) dargestellt wurden. Die Rückkopplungskreise bildenden efferenten Verbindungen vom Zentralnervensystem zur Peripherie wurden zugunsten der Übersichtlichkeit der Grafik nicht eingezeichnet.

Über das efferente System kontrolliert der Kortex die Verarbeitung niedrigerer Schaltzentren und nimmt Feineinstellungen vor. Das efferente Rasmussen-Bündel (Tractus olivocochlearis), das vom Rautenhirn zum Innenohr verläuft, erfüllt beispielsweise eine wichtige Schutzfunktion. Es reguliert die Reizschwelle bei der auditiven Perzeption und sorgt dafür, dass das Hörsystem nicht mit unwichtigen Detailinformationen überlastet wird [Rohen, 1994]. Allerdings ist die genaue Wirkungsweise der Efferenz bisher nach wie vor nur in Bezug auf Säugetiere besser erforscht [Dudel et al. 2001]. „Es gibt Hinweise auf die Veränderung der Empfindlichkeit, der Frequenzfiltereigenschaften, des zeitlichen Antwortmusters und des Dynamikbereichs von Neuronen der aufsteigenden Hörbahn durch die efferente Kontrolle. Somit sind vielfältige Funktionen z. B. der Kontrastverbesserung für akustische Kommunikationslaute und der Anpassung des Gehörs an die Funktion in einem Hintergrundgeräusch denkbar" ([Dudel et al. 2001]: 374).

Bei der Informationsweiterleitung spielen die beiden Mechanismen *Divergenz* und *laterale Hemmung* eine entscheidende Rolle. Sie wirken auf allen Ebenen des Hörsystems.

- Die Divergenz beinhaltet, dass neuronale Informationen von einem Neuron an mehrere Neuronen der nächsthöheren Ebene weitergeleitet werden. So können auch schwache Reize eines oder weniger Rezeptoren weitergegeben werden, wodurch die Störanfälligkeit der Informationsvermittlung reduziert wird.
- Die laterale Hemmung verhindert, dass sich diese Impulse zu stark ausbreiten. Dabei hemmen zwischengeschaltete Neuronen schwächere Impulse aus Randbereichen der Basilarmembranausbreitung, wodurch extreme Tonbereiche bei der Weiterleitung der Erregung unterdrückt werden. Durch diese negative Rückkopplung werden wesentliche Informationen besser wahrgenommen und weniger wichtige Informationen unterdrückt [Schmidt, 1977].

Je zentraler die Verarbeitungsebene, desto komplexer ist die Verarbeitung der akustischen Signale. Neuronen höherer Schaltebenen, schon ab dem Nucleus cochlearis posterior, sind beispielsweise durch reine Töne nicht mehr erregbar. Es finden erste Schritte zur Mustererkennung statt (z. B. Erkennen von Anfang/Ende des Signals oder von Frequenzübergängen).

Bestimmte Neuronentypen reagieren also bereits innerhalb der Reizfortleitung über die zentrale Hörbahn individuell auf bestimmte Merkmale des Schallreizes, wie Frequenz und Intensität. Beispielsweise werden akustische Signale bei der Verarbeitung in *Frequenzgruppen* zerlegt. Erst wenn ein bestimmter *Frequenzunterschied* zwischen 2 akustischen Signalen ähnlicher Frequenz erreicht wird, können diese als unterschiedlich wahrgenommen werden. Dieser minimale Frequenzabstand ist frequenzabhängig. Unterhalb von 500 Hz liegt er z. B. bei 100 Hz [Böhme u. Welzl-Müller, 2005]. Die Verarbeitung von Frequenzen ist zeit- und lautstärkeabhängig. Bestimmte, kurz dargebotene Frequenzen können nur bei höherer Lautstärke wahrgenommen werden, wie z. B. besonders tiefe Töne. Die Verarbeitungsgeschwindigkeit akustischer Reize wird auch als zeitliche Auflösung bezeichnet. Bei der Analyse von Frequenzen sind 20–30 ms nötig, um diese erfassen zu können [Böhme u. Welzl-Müller, 2005].

Die Verarbeitung verbaler Stimuli vollzieht sich auf der höchsten Ebene des Gehirns, wohingegen außersprachliche Stimuli – je nach Komplexität – bereits auf den davor liegenden Ebenen verarbeitet werden können. Das akustische Signal wird somit auf dem Weg über die zentrale Hörbahn mehrfach umkodiert [Schmidt u. Thews, 2000].

Auf der Ebene des Olivenkomplexes und des Trapezkörpers laufen erstmals Informationen von beiden peripheren Hörsystemen zusammen, sodass hier eine erste Möglichkeit des Vergleichs der akustischen Signale gegeben ist. Durch diese binaurale Interaktion ist es möglich, eine Schallquelle zu lokalisieren und Stör- und Nutzschall voneinander zu trennen. Bei Störgeräusch kann es aber auch zu einer Maskierung kommen, indem sich 2 zeitgleich auftretende Reize ähnlicher Frequenzen überlagern [Böhme u. Welzl-Müller, 2005]. Der laterale Schleifenkern ist an der zeitlichen Analyse der Schallreize beteiligt. Im medialen Kniehöcker finden frequenzspezifische Antworten zur Vorbereitung der Mustererkennung statt. Die Zellen der zuletzt genannten Ebene reagieren z. T. nur auf komplexe Schallmuster. Banai und Kraus [2006] beschreiben eine reduzierte zeitliche Verarbeitung auf der Ebene des lateralen Schleifenkerns und des inferioren Colliculus als typisch für Kinder mit sprachbasierten Lernproblemen.

Die endgültige Analyse komplexer Schallereignisse vollzieht sich im auditorischen Kortex. Dazu werden die akustischen Signale über die zentrale Hörbahn zunächst zu den subkortikalen Hörzentren im Mittel- und Zwischenhirn weitergeleitet [Niewenhuys et al. 1991]. Von dort gelangen sie zu den kortikalen Hörzentren im Temporallappen, wo es zu einer gleichzeitigen Analyse der akustischen Informationen kommt. In den primären akustischen Projektionsfeldern der Heschl-Querwindung finden neuronale Prozesse statt, die eine Beurteilung eines Schallreizes nach bestimmten Merkmalen, wie z.B. Dauer, Wiederholung, Frequenz und Intensität, vorbereiten.

Die tonotope Organisation (Gliederung nach Schallfrequenzen), wie sie in der Cochlea zu beobachten ist, findet sich auch auf den zentraleren Ebenen der Informationsweiterleitung und -verarbeitung wieder, im Kortex selbst ist die Bedeutung des Tonotopieprinzips umstritten [Zenner, 1994a]. Von jedem Corti-Organ führen Fasern in beide Projektionsfelder. Dabei dominieren jedoch die kontralateralen Verbindungen, sodass eine vollständige zentrale Taubheit nur dann auftritt, wenn beide Heschl-Querwindungen verletzt wurden [Lurija, 1973].

In der Nähe der *Heschl-Querwindung* befinden sich die *sekundären* (Brodmann-Feld 22 und Teile des Feldes 21) und *tertiären Rindenfelder* auf der Außenfläche des Kortex (▶ Abb. 2.5, ▶ Abb. 2.5a, ▶ Abb. 2.5b). Sie sind modalitätsspezifisch, d.h. auf die Verarbeitung auditiver Stimuli spezialisiert. Die Erregung breitet sich dabei über größere Gebiete aus als im primären Kortex. Die Heschl-Querwindungen und das Planum temporale sind an einer prälinguistischen Analysestufe von Sprachlauten beteiligt [Obleser et al. 2007]. Die sekundären Rindenfelder spielen eine wichtige Rolle bei der „Differenzierung von Verbindungen gleichzeitig dargebotener auditiver Reize" sowie bei der „Differenzierung von Tönen ungleicher Frequenzzahl oder von rhythmischen Reizverbindungen" ([Lurija, 1973]: 131).

Die sekundären Felder stehen in enger Verbindung mit tieferen Regionen der postzentralen und prämotorischen Felder, die für die Sprachproduktion zuständig sind. Als entscheidend für das Sprachverständnis wird das meist im Temporallappen der linken Hirnhemisphäre befindliche Wernicke-Zentrum angesehen, das zu den sekundären akustischen Rindenfeldern zählt. Im Rahmen der kortikalen Weiterverarbeitung werden die auditiven Informationen mit kognitiven, emotiven und sprachlichen Inhalten verknüpft [Bregman, 1990], [McAdams u. Bigand, 1993].

Kommt es zu einer Läsion der sekundären Zonen, ist die phonologische Diskrimination bei erhaltener Geräuschwahrnehmung beeinträchtigt. Diese Störungen zeigen sich bei Schädigungen des linken Temporallappens und sind umso ausgeprägter, je größer die Läsion ist. Rechtstemporale Läsionen sind asymptomatisch oder verursachen z.B. Wahrnehmungsstörungen bei der Verarbeitung komplexer rhythmischer Gestalten. Manchmal kommt es zu einer Beeinträchtigung des Musikhörens. Befinden sich Läsionen von den primären Feldern weiter entfernt im Gebiet der mittleren Schläfenwindung, so ist die phonologische Diskrimination intakt oder nur leicht beeinträchtigt und es zeigen sich Störungen beim audioverbalen Gedächtnis. Dabei können auch kurze Laut-, Silben- und Wortreihen nicht behalten werden [Lurija, 1973].

Die **rechts- und linkstemporale Verarbeitung** wird traditionell unterschieden. So sollen rechtstemporal eher musikalische Reize, linkstemporal eher verbale Stimuli wahrgenommen werden. Wie neuere Untersuchungen [Peretz, 1993] gezeigt haben, werden auch in der linken Hemisphäre bestimmte Qualitäten musikalischer Reize verarbeitet. Dabei sind Art und Ort der Verarbeitung von der musikalischen Vorbildung des Individuums abhängig. Musiker verarbeiten demnach musikalische Reize eher in analytischer Form in der linken Hemisphäre, Nichtmusiker eher in der rechten Hemisphäre.

Offenbar erfolgt die Verarbeitung von Sprache und Musik nicht durch die gleichen Verarbeitungsmechanismen. Darauf weisen Untersuchungen an Patienten hin, bei denen nach einer Läsion zwar die Sprachverarbeitung ausgefallen war, deren musikalische Verarbeitung jedoch intakt blieb, und umgekehrt [Peretz, 1993]. Weiterhin wird angenommen, dass es ein eigenständiges Verarbeitungsgebiet für Umweltgeräusche gibt.

Andere Untersuchungen [Ojemann, 1990], [Ojemann, 1991] zeigen, dass das kortikale Sprachgebiet nicht einheitlich, sondern in einzelne Systeme aufgeteilt ist, die für verschiedene Aspekte der Sprache zuständig sind. Dabei fanden sich bei den Untersuchungen im Hinblick auf das Sprachverständnis in beiden Hemisphären aktive Neuronen,

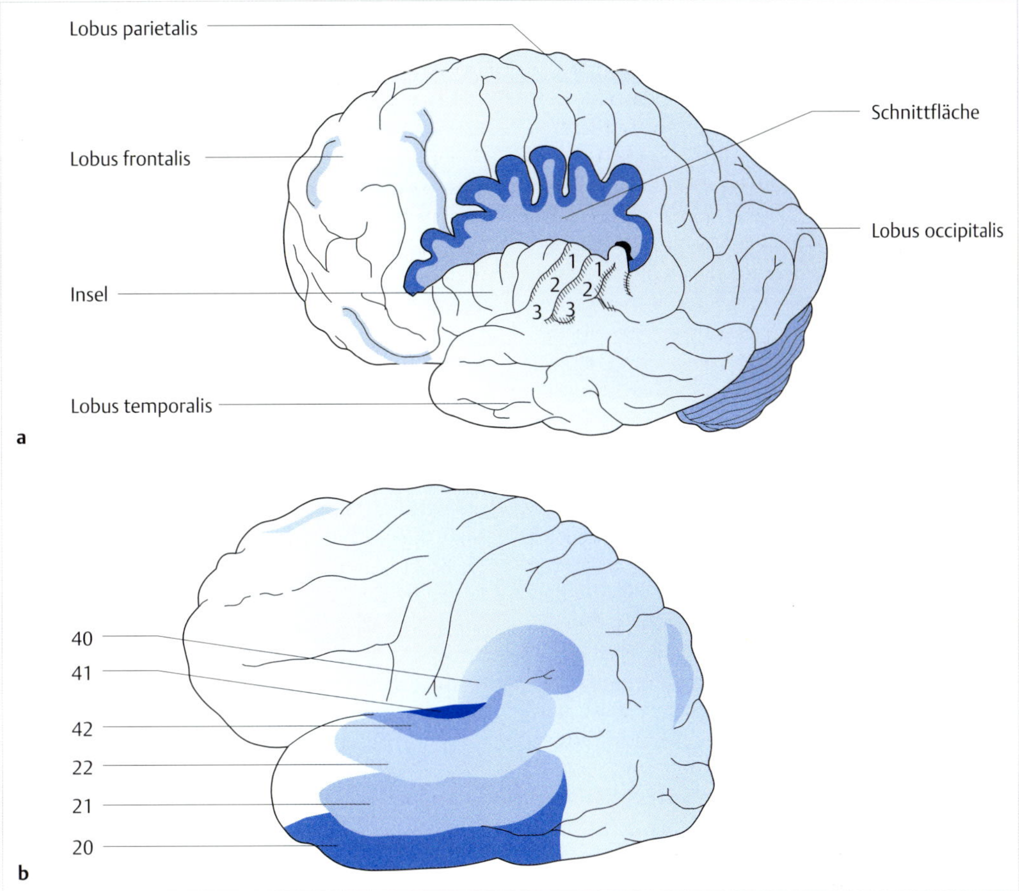

Abb. 2.5 Hörfelder des Großhirns (Quelle: Rohen JW. Funktionelle Anatomie des Nervensystems: Lehrbuch und Atlas. 5. Aufl. Stuttgart: Schattauer; 1994).

a Primäre akustische Projektionsfelder (punktiert) = Gyri temporales transversi oder Heschl-Querwindung (Feld 41 nach Brodmann). Projektionsfelder für tiefe (1), mittlere (2) und höhere (3) Frequenzbereiche.

b Sekundäre und tertiäre akustische Rindenfelder auf der Außenfläche des Großhirns (Nummerierung nach Brodmann):
40 Gyrus supramarginalis (optische Schreib- und Lesefelder)
41 Übergreifen der Heschl-Querwindungen auf die Außenfläche des Großhirns (primäre akustische Projektionsfelder)
42 sekundäre akustische Rindenfelder (Laut- und Geräuschempfindung), Wernicke-Zentrum
20 tertiäre akustische Rindenfelder (akustische Erinnerungen; Wort-, Musik- und Sprachverständnis)
21 tertiäre akustische Rindenfelder (akustische Aufmerksamkeit, akustische Intentionen)
22 sekundäre akustische Rindenfelder; vorne: mehr Tonverständnis; hinten: mehr Wort- und Satzverständnis.

sodass die strenge Trennung zwischen den Hemisphären nicht immer sinnvoll erscheint. Des Weiteren war die Lokalisation des Wernicke-Zentrums individuell sehr unterschiedlich. Die Ergebnisse sprechen nach Ojemann dafür, dass es für verschiedene Sprachfunktionen spezifische parallel verarbeitende neurale Systeme gibt, die jedoch innerhalb des Assoziationskortex sehr weit verbreitet sind.

Neben dem räumlichen Aspekt der Verarbeitung spielt die **zeitliche Analyse** eine wichtige Rolle. Je nach Art der zu dekodierenden Information können zeitabhängige Verarbeitungsschwerpunkte bestimmt werden:

- Zur syntaktischen Verarbeitung kommt es schon nach 160 ms.
- Die semantische Verarbeitung findet erst nach ca. 400 ms statt.

- Die Verarbeitung prosodischer Merkmale ist geschlechtsspezifisch unterschiedlich [Friederici, 2003]:
  - Männer verarbeiten Satzmelodien bei etwa 750 ms,
  - Frauen bereits bei 200 ms, also direkt nach der syntaktischen Verarbeitung.

Die meisten Informationen zur Verarbeitung akustischer Stimuli beruhen allerdings auf Messungen, die an (zumeist narkotisierten) Tieren vorgenommen wurden. Die Übertragung dieser Informationen auf den Menschen und vor allem dessen Spracherkennung ist daher nur mit Einschränkungen möglich und basiert vielfach auf Spekulationen.

Hinweise darauf, wie und wo akustische und insbesondere sprachliche Informationen beim Menschen verarbeitet werden, geben Läsionen, bei denen die akustische Informationsverarbeitung gestört ist. So kann zum Beispiel nach bilateralen Temporallappenläsionen oder ausgedehnten unilateralen temporalen Läsionen eine auditive Agnosie auftreten, bei der der Patient unfähig ist, das Gehörte zu interpretieren. Nach Peretz wird zwischen verbaler und nonverbaler Agnosie unterschieden [Peretz, 1993]:

- Während die verbale Agnosie auf die gestörte Identifikation sprachlicher Stimuli bezogen ist,
- können bei der nonverbalen Agnosie Geräusche nicht mehr richtig erkannt werden.

Bei leichteren telenzephalen Hörstörungen tritt ein *Cocktailpartyeffekt* ein, bei dem es dem Betroffenen nicht oder kaum möglich ist, den Ausführungen eines Gesprächspartners zu folgen, wenn andere Personen im Raum gleichzeitig sprechen oder andere Umgebungsgeräusche hinzukommen [Scherg, 1988].

Kinder mit auditiven Verarbeitungsstörungen zeigen neben anderen Symptomen oft auch einen Cocktailpartyeffekt. Hier liegen jedoch keine erworbenen Schädigungen im Sinne von Hirnläsionen vor. Daher können offenbar auch entwicklungsbedingt Schwierigkeiten bei der auditiven Informationsverarbeitung auftreten. Andererseits ist ursächlich auch eine Aufmerksamkeitsstörung denkbar.

2.3 Leistungen des auditiven Systems

Zu den Leistungen des auditiven Systems gehören [Schmidt u. Thews, 2000]:

- die Verarbeitung von Lautstärken und Tonhöhen
- die Verarbeitung zeitlicher Verhältnisse
- die Lokalisation von Schallquellen
- die Verarbeitung von Musik
- die Verarbeitung von Sprache

Das Hörsystem ist in der Lage, Schallschwingungen ab einer bestimmten Mindestlautstärke wahrzunehmen. Diese Mindestlautstärke ist interindividuell unterschiedlich.

Definition

Die subjektive Grenze, bei der ein Schall für das Ohr hörbar wird, wird als **Hörschwelle** bezeichnet.

Die Mindestlautstärke ist von der Frequenzzusammensetzung abhängig. Für reine Sinustöne werden geringere Schalldruckpegel benötigt, damit diese vom Ohr wahrgenommen werden, als für Geräusche. Sinustöne mittlerer Frequenzen werden eher wahrgenommen als hohe oder tiefe Frequenzen.

Definition

Die „subjektive Empfindung der Stärke eines akustischen Ereignisses" [Franke, 1998] wird als **Lautheit** bezeichnet. Die Maßeinheit für die Lautstärke wird in Dezibel (dB) angegeben und ist frequenzabhängig [Böhme u. Welzl-Müller, 2005].

Hierbei handelt es sich um eine „relative und logarithmische Größe, die das Verhältnis eines gemessenen physikalischen Schalldrucks zu einem willkürlich festgelegten Schalldruck angibt" ([Guski, 1989]: 121). Die Empfindung der Lautstärke hängt jedoch nicht nur vom Schalldruck bzw. der Schallenergie und der Frequenzzusammensetzung ab, sondern auch von der Entfernung und Richtung, aus der der Schall kommt, der Signaldauer des Schalls, der Lautstärke und Frequenzzusammensetzung von Umgebungsgeräuschen sowie der Bedeutung des Schalls für das Individuum.

Die *Tonhöhe* wird durch die Frequenz der Schallschwingungen bestimmt und in Hertz (Hz) gemessen. *Sinustöne* bestehen aus einer Frequenz und *Klänge* aus einem Frequenzspektrum (Grundton mit Obertönen). Ein *Geräusch* stellt ein Schallereignis dar, das viele Frequenzen des Hörbereichs enthält, wobei im Zeitverlauf des Schalldrucks keine Periodizität mehr vorhanden ist. *Sprache* ist eine komplexe Mischung aus Klängen und Geräuschen [Schmidt u. Thews, 2000].

Entscheidend für die Sprachverarbeitung ist die „Entdeckung komplexer Invarianten" ([Guski, 1989]: 136). Damit sind die Aspekte einer akustischen Information gemeint, die gleich bleiben, auch wenn Lautstärke, Tonhöhe und Sprechtempo variiert werden, und somit das Verstehen der sprachlichen Information ermöglichen. Das Hörsystem ist andererseits sehr sensibel für spektrale Veränderungen, wodurch es in der Lage ist, sehr ähnliche Phoneme, wie z. B. [b], [d] und [g] voneinander zu unterscheiden, was als *kategoriale Lautwahrnehmung* bezeichnet wird.

▶ Abb. 2.6 zeigt den menschlichen Hörbereich nach Schalldruck (dB) und Frequenz (Hz). Das rechteckig umrandete Gebiet gibt den Bereich an, der für die praktische Hördiagnostik von entscheidender Bedeutung ist. Innerhalb der geschwungenen Form liegt die normale Hörschwellenkurve. Der oberhalb dieser Form liegende Bereich ist vom Menschen nicht hörbar. Als untere Grenze ist die Schmerzschwelle eingetragen, d. h. die Lautstärken, bei denen die Frequenzen nicht lauter, sondern als schmerzhaft empfunden werden. Bereits bei niedrigeren Schalldruckpegeln wird die Unbehaglichkeitsschwelle erreicht. Die Empfindlichkeit des Gehörs wird über den physiologischen Prozess der Adaptation individuell an das jeweilige Schallereignis angepasst. Sie beginnt beim Beginn des Schallereignisses und endet etwa eine Minute nach dessen Ende. Ist durch längerfristige Beschallung eine Schädigung der Hörverarbeitung eingetreten, spricht man von einer Hörermüdung im Sinne einer pathologischen Anpassung [Böhme u. Welzl-Müller, 2005].

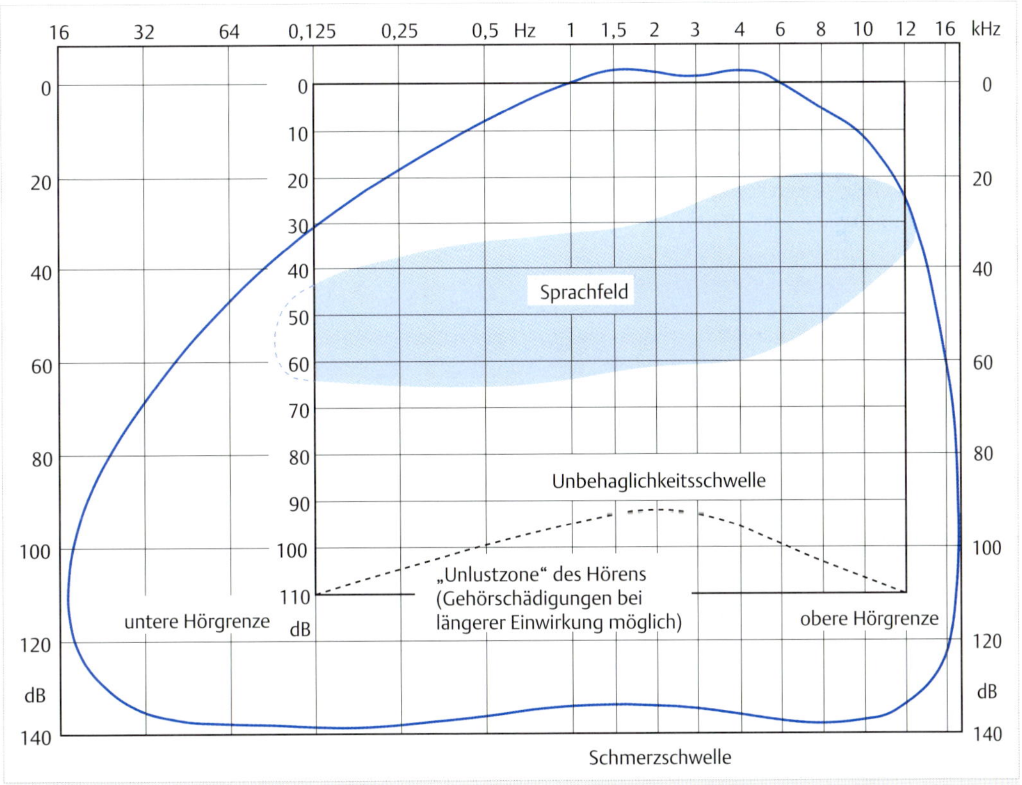

Abb. 2.6 Menschlicher Hörbereich (Quelle: Niemeyer W. Kleines Praktikum der Audiometrie für medizinische Assistenzberufe. Stuttgart: Thieme; 1978).

Das blau markierte Sprachfeld verdeutlicht die bei einer aus 1 m geführten normalen Unterhaltung auftretenden Schallpegel über die Frequenzen hinweg [Niemeyer, 1978].

2.4 Auditive Verarbeitung

Definition

Die auditive Verarbeitung ist ein Prozess, der nach der akustischen Reizaufnahme durch das Hörorgan erfolgt. Dabei werden außersprachliche und sprachliche Stimuli weiterverarbeitet.

Da außersprachliche und sprachliche Stimuli zerebral unterschiedlich verarbeitet werden, bezeichnet Kiese-Himmel die Verarbeitung sprachlicher Stimuli als „Spezialfall der auditiven Verarbeitung" ([Kiese-Himmel, 2011]: 31). Im Folgenden wird ein Modell der auditiven Verarbeitung dargestellt, das die auditive Verarbeitung selbst sowie die sie beeinflussenden Faktoren und nachfolgende Klassifikationsprozesse verdeutlicht.

2.4.1 Modell der auditiven Verarbeitung

Erste Modelle der auditiven Verarbeitung, wie das Modell der auditiven Wahrnehmung von Esser et al. [1987] oder das funktionelle System der auditiven Wahrnehmung nach Günther und Günther, beinhalten bereits die Idee der Zusammensetzung der auditiven Verarbeitung aus einzelnen Teilfunktionen [Günther u. Günther, 1992].

In dem *Modell von Esser et al.* sind die Teilfunktionen allerdings nur grob geordnet und es ist nicht erkennbar, welche Qualität die einzelnen Leistungen haben, d. h., inwieweit es sich um einfachere Verarbeitungsleistungen oder bereits um komplexere, kognitiv beeinflusste Klassifikationsleistungen handelt. Die übergeordnete Leistung der Integration, also der Verknüpfung von einzelnen Teilfunktionen (intramodale Integration) oder die Verbindung zwischen der auditiven Verarbeitung und anderen Sinnesmodalitäten (intermodale Integration) wird mit den einzelnen Teilfunktionen im Modell auf die gleiche Stufe gestellt. Auch in einer späteren Publikation [Esser u. Wurm-Dinse, 1997] wurde das Modell nur geringfügig modifiziert, wobei die Teilfunktion „Differenzierung" in Anlehnung an Breuer und Weuffen in einen phonologischen, melodischen und rhythmischen Anteil untergliedert wurde [Breuer u. Weuffen, 1994].

Im Hinblick auf die einzelnen Teilfunktionen findet sich im *Modell von Günther und Günther* [1992] eine differenziertere Darstellung in Form eines Netzwerkmodells. Die komplexe Interaktion zwischen den einzelnen Teilfunktionen wird zwar betont, aber auch in diesem Modell nicht schlüssig dargestellt.

Ausgehend von diesen Modellen und einem allgemeineren Wahrnehmungsmodell nach Zimbardo [1992] wurde, unter Berücksichtigung von *Top-down- und Bottom-up-Prozessen* sowie englischsprachigen Modellen (z. B. [Kuhl, 1982]), von Lauer [1998, 1999] ein Modell vorgestellt, das eine differenziertere Betrachtung der auditiven Funktionen in Abhängigkeit von der jeweiligen Verarbeitungsebene ermöglichte. Dabei wurden der auditiven Verarbeitung allerdings noch Funktionen zugeordnet, die nach aktuellem wissenschaftlichem Kenntnisstand als von der auditiven Verarbeitung unabhängig zu betrachten sind. Daher wurde das Ursprungsmodell entsprechend modifiziert (▸ Abb. 2.7).

Auch wenn das neue Modell dem bisherigen Modell in seinem groben Aufbau sehr ähnlich erscheint, wurden über eine Umbenennung der Ebenen entscheidende Änderungen vorgenommen. Im aktuellen Modell werden als Teilfunktionen der auditiven Verarbeitung nur noch die im alten Modell der Wahrnehmungsebene zugeordneten Teilfunktionen *Lokalisation*, *Diskrimination* und *Selektion* bezeichnet sowie die Teilfunktion der *dichotischen Diskrimination* hinzugefügt, die auf den zuvor genannten Teilfunktionen basiert. *Aufmerksamkeit* sowie *Speicherung und Sequenz* werden nicht mehr als auditive Teilfunktionen betrachtet, sondern bilden eigene Bereiche, die zwar einen Einfluss auf die auditive Verarbeitung haben, aber unabhängig von dieser zu sehen sind. Ebenso werden die Funktionen *Analyse*, *Synthese* und *Ergänzung* nicht mehr als auditive Teilfunktionen, sondern als höhere kognitive Funktionen bezeichnet, um klarzustellen, dass es sich um Prozesse handelt, die zwar durch die auditive Verarbeitung und die o. g. Einflussfaktoren beeinflusst werden, aber bereits über die Verarbeitungsebene hinaus- und mit Prozessen der Sprachverarbeitung einhergehen. Damit entspricht die modifizierte Darstellung des Modells den Anforderungen der American Academy of Audiology [AAA, 2010] und der

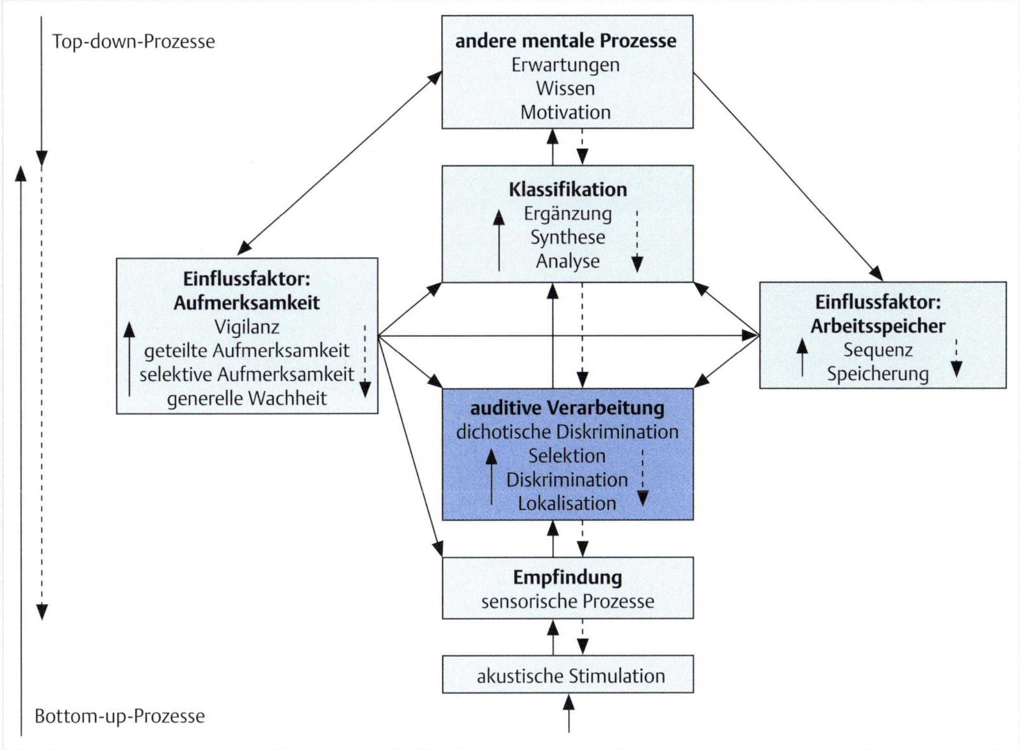

Abb. 2.7 Modell der auditiven Verarbeitung, ihrer Einflussfaktoren und nachfolgender Klassifikationsprozesse.

British Society of Audiology [BSA, 2011] sowie den für den deutschen Sprachraum geforderten Modifikationen [Brunner, 2007].

Innerhalb der einzelnen Ebenen sind die Leistungen weiterhin hierarchisch geordnet: Beispielsweise wird für die Ebene der auditiven Verarbeitung angenommen, dass Lokalisationsleistungen leichter einzustufen sind als Leistungen der Diskrimination, die ihrerseits wieder leichter als Selektionsleistungen zu betrachten sind. Dies gilt auch für die Ebene der höheren kognitiven Funktionen.

Bei der Verarbeitung auditiver Stimuli wird zwischen Top-down- und Bottom-up-Prozessen unterschieden:

- Bei den **Bottom-up-Prozessen** (datengesteuert) fließt die Information in der Hierarchie von unten nach oben. Sie beginnt bei der akustischen Stimulation und führt über die Stufen der Empfindung, auditiven Verarbeitung und Klassifikation bis hin zu weiteren mentalen Prozessen:
  - Auf der Stufe der *Empfindung* wird physikalische Energie in neurale Aktivität umgewandelt.
  - Auf der Ebene der *auditiven Verarbeitung* werden diese Informationen weiterverarbeitet. Es wird eine subjektive innere Repräsentation des Wahrgenommenen gebildet (Perzept), in der die Merkmale des Wahrgenommenen festgehalten werden [Zimbardo, 1992]. Diese *Perzeptbildung* läuft unbewusst ab [Murch u. Woodworth, 1978]. Die Ebene der auditiven Verarbeitung umfasst die Teilfunktionen Lokalisation, Diskrimination, Selektion und dichotische Diskrimination. Dabei können Reize lokalisiert, diskriminiert, selektiert oder dichotisch diskriminiert werden, ohne dass dem Reiz selbst bereits eine Bedeutung zugeordnet werden muss. Beispielsweise kann ein Stimulus aus einem Hintergrundgeräusch herausgehört werden, indem zwar erkannt wird, dass zu dem Hintergrundgeräusch ein weiterer Reiz hinzukommt, der Reiz als solcher muss aber nicht erkannt bzw. in Kategorien eingeordnet werden. Ebenso wäre bei der dichotischen Diskrimination zunächst denkbar, dass erkannt

wird, dass beiden Ohren 2 verschiedene Stimuli gleichzeitig angeboten werden, ohne dass genau wiedergeben werden kann, um welche Stimuli es sich handelte. Können aber die Stimuli wiedergegeben werden, so befindet man sich bereits im Übergang zur Klassifikationsebene.
    - Auf der Ebene der *Klassifikation* findet die Einordnung der Eigenschaften des Wahrgenommenen in vertraute Kategorien bzw. vorhandenes Wissen statt. Über Prozesse der *Analyse, Synthese* und *Ergänzung* kommt es zur *Mustererkennung*. Diese Prozesse sind als *höhere kognitive Funktionen* zu betrachten.
    - Die Informationsverarbeitung wird in allen Bereichen von der *Aufmerksamkeit* beeinflusst, sodass diese Funktion als wichtiger Einflussfaktor in Bezug auf alle anderen Prozesse gesehen werden kann. Um Reize verarbeiten und klassifizieren zu können, ist es außerdem notwendig, diese zu *speichern* und zu *sequenzieren*.
- Die **Top-down-Prozesse** (konzeptgesteuert) verlaufen in umgekehrter Richtung von oben nach unten. Hierbei beeinflussen höhere mentale Funktionen wie *Erwartungen, Wissen* und *Motivation* das Ergebnis darunter liegender Prozesse. Ein Beispiel ist der Einfluss der Motivation auf die Aufmerksamkeit. Erst wenn eine genügend große Motivation gegeben ist, wird genügend Aufmerksamkeit aufgebracht, um z. B. bestimmte Aufgaben zu lösen. Belege für die Bedeutung der Motivation bei der Lösung auditiver Aufgaben finden sich u. a. bei Silman et al. [2000].

Das Modell veranschaulicht, wie komplex der Verarbeitungsprozess ist, bedeutet aber nach wie vor auch eine künstliche Trennung von Stufen, die in der Realität ineinander übergehen. So beinhaltet beispielsweise die Stufe der auditiven Verarbeitung sowohl sensorische Anteile als auch erste Klassifikationen. Auch die Top-down- und Bottom-up-Prozesse laufen nicht isoliert voneinander ab, sondern interagieren miteinander. Das Modell impliziert zwar optisch eine serielle Verarbeitung, vermutlich handelt es sich aber vielfach um parallel stattfindende Verarbeitungsprozesse. Diese wären über ein Netzwerkmodell sicher besser zu erklären. Für die Umsetzung theoretischer Überlegungen in ein praktisches Therapiekonzept zur Behandlung von auditiven Verarbeitungsstörungen erscheint ein Stufenmodell eher geeignet.

Zum besseren Verständnis der einzelnen im Modell (▶ Abb. 2.7) vorkommenden Ebenen und Funktionen werden diese im nächsten Abschnitt genauer erläutert.

2.4.2 Einflussfaktoren

In diesem Unterkapitel werden die Prozesse der *Aufmerksamkeit* sowie *Speicherung und Sequenz* definiert. Diese Prozesse stellen wesentliche Einflussfaktoren für die auditive Verarbeitung dar.

Aufmerksamkeit

Definition

Der Bereich der Aufmerksamkeit umfasst die Fähigkeit, sich Stimuli zuzuwenden und diese bewusst wahrzunehmen.

Die Aufmerksamkeit bildet die Basis für die auditive Verarbeitung und höhere kognitive Prozesse und beeinflusst auch den Prozess der Merkfähigkeit, da ohne Aufmerksamkeit keine komplexere Verarbeitung stattfinden kann. Sie kann in mehrere Komponenten untergliedert werden [Sturm, 2002]:

- Die **generelle Wachheit** oder **Aktivierung** (*general alertness, arousal*) bildet die erste Komponente. Sie wird unterschieden in:
    - *tonische Wachheit* (physiologischer Organismuszustand) und
    - *phasische Wachheit* (durch einen Warnreiz plötzlich verstärkte Aufmerksamkeit).
- Die 2. Komponente bildet die **selektive Aufmerksamkeit**, die in engem Zusammenhang mit der Konzentration steht. Im Rahmen der selektiven Aufmerksamkeit kommt es zu einer „kurzzeitigen, mehrere Minuten dauernden, aktiven Hinwendung und Einschränkung der Aufmerksamkeit (…), wobei selektiv relevante Merkmale einer gegebenen Aufgabe erfasst, irrelevante dagegen unterdrückt werden müssen" ([Sturm, 2002]: 315), wie beispielsweise bei dichotischen Höraufgaben.
  Der Prozess der selektiven Aufmerksamkeit kann sowohl *automatisch* (z. B. spontane Kopfdrehung zur Schallquelle) als auch *kontrolliert* (z. B. bewusstes Hinwenden zum Gesprächspartner) ablaufen. Zudem ist zwischen gezielter und geteilter Aufmerksamkeit *(divided attention)* zu unterscheiden:

  - Bei der *gezielten Aufmerksamkeit* wird die Aufmerksamkeit auf eine zu bewältigende Aufgabe gelenkt.
  - Doppelaufgaben, also die gleichzeitige Durchführung zweier Aufgaben, verlangen eine *Aufmerksamkeitsteilung*. Je ähnlicher sich dabei die durchzuführenden Doppelaufgaben sind, desto schwieriger ist die Teilung der Aufmerksamkeit und umso größere Interferenzeffekte sind zu beobachten – durch die Teilung der Aufmerksamkeit treten bei der Aufgabenbearbeitung mehr Fehler auf als bei gezielter Aufmerksamkeit [Anderson, 1996], [Posner u. Raichle, 1996], [Zimbardo, 1992].
- Die **Vigilanz** wird schließlich als dritte Komponente des Aufmerksamkeitsprozesses betrachtet. Dabei wird die Aufmerksamkeit über einen längeren Zeitraum in Anspruch genommen, obwohl die relevanten Stimuli nur in seltenen, unregelmäßigen Abständen auftreten. Als Beispiel nennt Sturm [2002] die Vigilanz bei von Fließbandarbeitern durchgeführten Qualitätskontrollen, bei denen selten auftretendes fehlerhaftes Material auszusortieren ist.

Andere Autoren bezeichnen die auditive Aufmerksamkeit als Aufnahme [Esser et al. 1987] oder Orientierung [Günther u. Günther, 1992]. Dabei umfasst die von Esser verwendete Bezeichnung „Aufnahme" nicht nur den Bereich der Aufmerksamkeit, sondern auch den der Lokalisation. Da es sich aber um 2 ganz unterschiedliche Bereiche handelt, erscheint diese Zusammenfassung nicht sinnvoll.

Die Aufmerksamkeit ist eine grundlegend notwendige Leistung zur Verarbeitung akustischer Stimuli und stellt somit eine Basis für die auditive Verarbeitung und darauf aufbauende Prozesse dar.

Speicherung und Sequenz

Definition

Die Fähigkeit, Stimuli kurzfristig im Gedächtnis zu speichern, wird als **Speicherung** oder Merkspanne bezeichnet.

Dabei ist auf dieser Ebene die zusätzliche Speicherung der korrekten Reihenfolge der Stimuli noch nicht von entscheidender Bedeutung.

Das psychologische Modell der **Zweikomponententheorie** (▶ Abb. 2.8) veranschaulicht die Speicherungsebenen des Gedächtnisses:

- Umweltreize gelangen zunächst für 1–2 Sekunden in den sensorischen Speicher, der über eine nahezu unbegrenzte Kapazität verfügt.
- Durch Aufmerksamkeit auf bestimmte Stimuli können diese in das *Kurzzeitgedächtnis* überführt werden, das einen temporären Arbeitsspeicher darstellt, in dem bewusste Verarbeitungsprozesse stattfinden. Hier werden ca. 7 Items ohne Wiederholung (*rehearsal*) etwa 20 Sekunden lang gespeichert.
- Durch die sogenannte erhaltende Wiederholung können sie willkürlich länger im Kurzzeitspeicher gehalten werden, bevor sie verlorengehen oder an das *Langzeitgedächtnis* weitergegeben werden. Dort werden die Informationen mit bereits vorhandenem Material verknüpft und für den späteren Abruf aufbewahrt.

Das Modell ist tatsächlich wesentlich komplexer. Auf der Ebene des Kurzzeitspeichers finden unterschiedliche Kontrollprozesse statt, wie z. B. die Wiederholung, Kodierung, Entscheidung und Strategien des Abrufs [Baddeley, 1979]. Auf dieser Ebene kommt es auch schon zur Ausgabe von Reaktionen. Andere Autoren [Baddeley, 1979], [Carroll, 1986] betonen stärker die schon im Arbeitsgedächtnis enthaltenen Integrationsleistungen, die

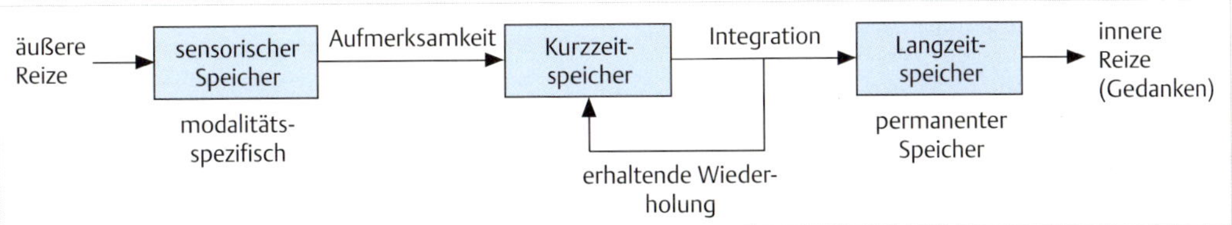

Abb. 2.8 Zweikomponentenmodell des Gedächtnisses.

in der o. g. Darstellung zwischen dem Kurz- und dem Langzeitspeicher aufgeführt sind. Das Kurzzeitgedächtnis wird als passives Speichersystem verstanden, in dem Informationen kurzfristig behalten werden, wie z. B. eine Zahlen- oder Wortfolge. Demgegenüber ermöglicht das Arbeitsgedächtnis Prozesse der aktiven Verarbeitung kurzfristig gespeicherter Informationen. Hierzu zählt beispielsweise, dass eine gehörte Zahlenfolge rückwärts wiederholt wird oder eine kurze Aussage als wahr oder falsch beurteilt werden kann [Gathercole, 1999].

Über das Nachsprechen von Silbenfolgen, sogenannten Pseudowörtern, kann die Leistungsfähigkeit des phonetischen Speichers gemessen werden. Der phonetische Speicher umfasst bis zu 1,8 Sekunden. Über den subvokal artikulatorischen Kontrollprozess wird das interne Wiederholen gespeicherter Informationen ermöglicht [Hasselhorn u. Grube, 2003]. Der subvokal artikulatorische Kontrollprozess wird erst ab dem 7. Lebensjahr genutzt [Gathercole, 1999]. Aber bereits vorher zeigt sich bei Kindern eine mit dem Alter zunehmende Speicherkapazität, was dafür spricht, dass der phonetische Speicher ebenfalls einer altersabhängigen Entwicklung unterliegt. Die Länge der Items und die Wortähnlichkeit beeinflussen die Merkfähigkeit. Kiese-Himmel und Reeh beobachteten bei sprachgesunden und sprachauffälligen Kindern einen Wortlängeneffekt [Kiese-Himmel u. Reeh, 2010]. Dabei scheinen die Artikulationsdauer der Items [Hasselhorn u. Gold, 2009] und die Artikulationsfähigkeit des untersuchten Kindes [Kiese-Himmel u. Reeh, 2010] eine entscheidende Rolle zu spielen. Ebenso zeigt sich bei sprachgesunden und sprachauffälligen Kindern ein Einfluss der Ähnlichkeit von Pseudowörtern zu Realwörtern, indem Pseudowörter, die Realwörtern ähneln, besser wiederholt werden können [Gray, 2003].

Definition

Bei der Teilfunktion **Sequenz** handelt es sich um die Fähigkeit, die richtige Reihenfolge von zu speichernden Stimuli zu erfassen.

Im sprachlichen Bereich ist die Reihenfolge von Lauten bzw. Silben in Wörtern und Wörtern in Sätzen bedeutungsunterscheidend. Die Sequenz stellt eine Erweiterung des Bereichs der Speicherung dar, da nun auch die Speicherung der Reihenfolge der Stimuli notwendig ist. Zur auditiven Verarbeitung und Klassifikation akustischer Reize sind immer auch Gedächtnisleistungen erforderlich, um die akustischen Reize für die Weiterverarbeitung zu speichern.

2.4.3 Auditive Verarbeitung

Der auditiven Verarbeitung werden die Teilfunktionen *Lokalisation*, *Diskrimination*, *Selektion* und *dichotische Diskrimination* zugeordnet. Entscheidend ist, dass auf dieser Ebene die Klassifikation auditiver Stimuli noch nicht im Vordergrund steht.

Lokalisation

Definition

Die **Lokalisation** ist die Fähigkeit, die Richtung und Entfernung auditiver Stimuli festzustellen.

Sie basiert auf der Leistung des Hörsystems, sich durch binaurales Hören im Raum zu orientieren. Dabei spielen Intensitäts- und Zeitunterschiede zwischen beiden Ohren bei der horizontalen Lokalisation eine entscheidende Rolle [Schmidt u. Thews, 2000].

Diskrimination

Definition

Die **Diskrimination** bzw. **Differenzierung** ist die Fähigkeit, Ähnlichkeiten und Unterschiede zwischen nacheinander präsentierten auditiven Stimuli, insbesondere Sprachlauten, zu erkennen.

Dabei können auditive Stimuli auf 3 Ebenen diskriminiert werden [Burian et al. 1986]:

- Die *parasprachliche Ebene* umfasst die Diskrimination auditiver Reize nach ihrer Dauer, Lautstärke und Tonhöhe.
- Auf *suprasegmentaler Ebene* werden die Stimuli nach Dauer, Akzent und Intonation diskriminiert.
- Die *segmentale Ebene* bezieht sich auf die den Konsonanten und Vokalen zugrunde liegenden phonetischen Merkmale, die eine Unterscheidung auf lautlicher Ebene ermöglichen.

Auf Sprachlautebene ist diese Diskriminationsleistung umso schwieriger, je weniger phonetische Merkmale 2 Sprachlaute unterscheiden. Feinste Unterscheidungen finden auf der Ebene von Einzellauten oder Minimalpaaren (z. B. Tanne-Kanne) statt.

Die 3 Ebenen repräsentieren eine zunehmend komplexere Diskriminationsleistung. Sie bauen aufeinander auf und tragen gemeinsam zum Verstehen von Sprachsignalen bei. Zur Diskrimination der deutschen Sprachlaute nach phonetischen Merkmalen wie Sonorität, Artikulationsort und Artikulationsart finden sich entsprechende Tabellen in der linguistischen Literatur [von Essen, 1981], [Bünting, 1984], [Gadler, 1986], die für eine konkrete Therapieplanung im Bereich der Diskrimination genutzt werden können.

Selektion

Definition

Die **Selektion**, die auch als **Figur-Hintergrund-Unterscheidung** bezeichnet wird, beinhaltet die Fähigkeit zur Unterscheidung bedeutungsvoller Informationen von Umgebungsgeräuschen.

Störgeräusche müssen unterdrückt werden, um relevante Stimuli aufnehmen zu können. Dies wird umso schwieriger, je mehr Nebengeräusche vorhanden und je komplexer diese sind.

Dichotische Diskrimination

Definition

Die **dichotische Diskrimination** ist die Fähigkeit, relevante Stimuli voneinander zu unterscheiden, die beiden Ohren gleichzeitig präsentiert werden.

Im Gegensatz zur Selektion muss bei der dichotischen Diskrimination nicht ein relevanter Stimulus von einem Störgeräusch abgegrenzt werden, sondern 2 relevante Stimuli treten konkurrierend auf und müssen differenziert werden.

2.4.4 Klassifikationsprozesse

Die Funktionen *Analyse*, *Synthese* und *Ergänzung* sind höhere kognitive Funktionen zur Mustererkennung. Sie beziehen Sprachverarbeitungsprozesse mit ein und sind daher von der Ebene der auditiven Verarbeitung getrennt zu betrachten. Alle hier genannten Funktionen, insbesondere die Analyse und die Synthese, sind der phonologischen Bewusstheit zuzuordnen [Jansen u. Marx, 1999].

Analyse

Definition

Die Fähigkeit, einzelne Elemente aus einer komplexen Gestalt herauszulösen, wird **Analyse** bzw. **Identifikation** genannt. Bezogen auf verbale auditive Stimuli handelt es sich um das Extrahieren von Einzellauten oder Silben aus Wörtern oder von Wörtern aus Sätzen.

Dabei geht es nicht nur darum, entsprechende Laute, Silben oder Wörter zu identifizieren, sondern auch um deren Positionsbestimmung. Nach Troßbach-Neuner [1991] werden sprachanalytische Fähigkeiten erst im späten Vorschulalter, also kurz vor der Einschulung vollständig erworben. Sie lösen die zunächst holistische Verarbeitung von Sprache ab und sind bedeutsam für den Leselernprozess.

Synthese

Die Synthese steht in einem engen Zusammenhang mit der Analyse und ist ebenfalls von großer Bedeutung für den Leselernprozess.

Definition

Die **Synthese** beinhaltet die Fähigkeit, aus einzelnen Elementen eine komplexe Gestalt zusammenzusetzen. Lautsprachlich ist hiermit im Wesentlichen die Bildung eines Wortes aus Einzellauten oder Morphemen gemeint.

Diese Fähigkeit entwickelt sich im Verlauf des Leselernprozesses und baut auf dem Bereich der Analyse auf. Ein Training der Synthesefähigkeit erscheint daher erst nach dem Erwerb von sprachanalytischen Fähigkeiten sinnvoll zu sein.

Ergänzung

Definition

Mit dem Begriff **Ergänzung** wird die Fähigkeit bezeichnet, fragmentarische Gebilde zu sinnvollen Informationen zu vervollständigen, im akustisch-verbalen Bereich ist dies z. B. die Ergänzung von Wort- oder Satzfragmenten zu sinnvollen Wörtern bzw. Sätzen.

Je nach Art und Menge der Informationen, die aufgenommen werden können, fällt es leichter oder schwerer, die Fragmente zu einem sinnvollen Ganzen zusammenzusetzen. Es existiert ein enger Zusammenhang zum Kontext, in dem das Fragment steht, im verbalen Bereich also den vorgegebenen Wort- oder Satzfragmenten.

Der Bereich der Selektion ist von besonderer Bedeutung für die Fähigkeit zur Ergänzung. Im Alltag müssen aus einer Vielzahl von Umweltgeräuschen genug relevante Informationen herausgehört werden, um einzelne Wörter oder Sätze zu verstehen bzw. sinnvoll zu ergänzen.

Intramodale und intermodale Integrationsprozesse

Definition

Das Zusammenwirken der einzelnen, an der auditiven Verarbeitung beteiligten Funktionen wird als *intra*modale Integration bezeichnet.

Obwohl die Funktionen getrennt beschrieben wurden, bestehen unterschiedliche Verbindungen zwischen den einzelnen Funktionen, wie dies bereits bei der Modellbeschreibung deutlich wurde. Eine theoretische Trennung, wie sie im o. g. Konzept vorgeschlagen wurde, dient der Bewusstmachung der einzelnen Komponenten der auditiven Verarbeitung, bildet aber nicht die in der Realität stattfindenden Prozesse ab.

Definition

Die *inter*modale Integration befasst sich mit den Verbindungen zwischen der auditiven Verarbeitung und anderen Verarbeitungsbereichen.

Liegt eine auditive Verarbeitungsstörung vor, so ist das mögliche Vorliegen, z. B. visueller Verarbeitungsstörungen (Kap. Visuelle Verarbeitungsstörungen), abzuklären, wobei die Störungen seltener parallel auftreten als in früherer Literatur beschrieben wurde [Schöler et al. 1998], [Kiese-Himmel u. Reeh, 2009]. Intakte Verarbeitungsprozesse anderer Sinnesmodalitäten können ggf. als Hilfen in der Therapie der auditiven Verarbeitungsstörung eingesetzt werden.

2.5 Entwicklung des Hörens und der auditiven Verarbeitung

Die Reifung der Hirnstrukturen vollzieht sich in 3 Phasen. Zunächst wachsen die neuronalen Bahnen bis zur Hirnrinde aus, danach bilden sich die Markscheiden um die Nervenfasern und schließlich folgen die synaptischen Verknüpfungen zwischen den Nervenzellen [Klinke, 2007]. Die tatsächliche Ausreifung der Markscheiden dauert bis zum 4. Lebensjahr, sodass erst dann das auditorische System tatsächlich einsatzfähig ist. Die weitere Reifung des Hörsystems dauert bis in die Pubertät an.

In der 12. Schwangerschaftswoche (SSW) ist das Hörorgan bereits angelegt und in der 20. SSW ist die Cochlea ausgeformt und funktionstüchtig. Erste Reaktionen des Fötus auf akustische Stimuli sind ab der 22. SSW mit Ultraschalldiagnostik nachweisbar [Holtz, 1994]. Das Innenohr ist in der 26. SSW morphologisch komplett. Ab der 29. SSW können neuronale Verbindungen vom Innenohr zur primären Hörrinde anatomisch nachgewiesen werden. Laute Schallereignisse können ab diesem Zeitpunkt beim Fötus motorische Aktionen oder eine Herzfrequenzerhöhung verursachen [Johannson et al. 1996]. Die durch das Hören ausgelöste neuronale Aktivität kann mit entsprechenden Methoden über akustisch evozierte Potenziale gemessen werden [Klinke, 2007].

Wenige Tage nach der Geburt ist der Säugling in der Lage, Tonhöhenunterschiede grob zu erkennen und eine akustische Reizauswahl zu treffen. Die Stimme der Mutter wird schnell erkannt [Günther u. Günther, 1989], wobei die Prosodie eine Schlüsselrolle zu spielen scheint [Klinke, 2007]. Im 2. Lebensmonat zeigen sich erste erworbene Anpassungsprozesse des Gehörs. Das Kind fängt an zu lauschen und zeigt nicht mehr nur reflexartige Reaktionen auf auditive Stimulationen [Hellbrügge u. Wimpffen, 1973]. Schon im Alter von 4 Monaten können stimmhafte und stimmlose Laute unterschieden werden und andere phonetisch relevante Merkmale werden zunehmend diskriminiert.

Auditive Reize werden, wie im vorangegangenen Kapitel beschrieben, mit anderen Sinnesmodalitäten verknüpft und im Alter von 4 Monaten kommt es zur serialen Integration (z. B. auditive Lokalisation). Bis zum 9. Lebensmonat entwickelt sich eine zunehmend bessere Diskrimination akustischer Stimuli. Es kommt zur Ausbildung eines phonologischen Gehörs, das für die Sprachentwicklung von entscheidender Bedeutung ist [Hellbrügge u. Wimpffen, 1973], [Günther u. Günther, 1989]. Bis zum 2. Lebensjahr nimmt die Zahl der neuronalen Verknüpfungen im Hörsystem parallel zur Entwicklung von Sprache und Sprechen sehr stark zu [Huttenlocher u. Dabholkar, 1997].

Die Reifung intrakortikaler und intrahemisphärischer Verbindungen vollzieht sich erst in den späteren Jahren bis etwa zum 12. Lebensjahr. Auch Hörleistungen wie die Feinauflösung zeitlicher Unterschiede bei der Lokalisation von Schallquellen oder das Hören kurzer Schallereignisse in Gegenwart maskierender Störgeräusche sind erst im Jugendalter möglich [Klinke, 2007].

Trotz der dargestellten Hinweise zur Hörverarbeitung beim Menschen ist festzuhalten, dass der Prozess der Hör- und Sprachverarbeitung in weiten Teilen immer noch unverstanden ist [Luo u. Poeppel, 2007], [McNealy et al. 2006], [Klinke, 2007].

Bezogen auf die Entwicklung der einzelnen auditiven Teilfunktionen sowie der sie betreffenden Einflussfaktoren und nachfolgender Klassifikationsprozesse (▶ Tab. 2.1) können bislang nur grobe

Tab. 2.1 Entwicklung von Einflussfaktoren, auditiven Teilfunktionen und Klassifikationsprozessen

Funktion	Entwicklung
Aufmerksamkeit und Speicherung/Sequenz	
Aufmerksamkeit	3 Entwicklungsstufen: • überselektiv/zu grob (bis Schuleintritt) • überinklusiv/zu feingliedrig (bis 12. Lebensjahr) • selektiv (ab 12. Lebensjahr) Zunahme der Vigilanzfähigkeit
Speicherung/Sequenz	größter Leistungszuwachs im Kindergarten- und Grundschulalter; im Alter von ca. 4–7 Jahren gilt: Lebensalter minus 1–2 = Speicherkapazität von Silben/Zahlen: • 4 Jahre = 3 Items • 5 Jahre = 4 Items • 6 Jahre = 4–5 Items • 7 Jahre = 5 Items bis zum 14. Lebensjahr weitgehend abgeschlossen (7 ± 2 Items)
Auditive Verarbeitung	
Lokalisation	4.–7. Lebensmonat: Lokalisation seitlich platzierter Signale 16.–21. Lebensmonat: Lokalisation unter- und oberhalb platzierter Signale während des 1. Lebensjahres zunehmende Genauigkeit der Richtungsbestimmung der Schallquelle minimaler Hörwinkel nimmt zur Peripherie hin ab Erkennen der räumlichen Entwicklung von Geräuschen bis ins Vorschulalter problematisch
Diskrimination	beginnt direkt nach der Geburt; von einer ersten groben außersprachlichen Diskrimination bis hin zur Diskrimination von Sprachlauten
Selektion	Ausdifferenzierung auf der Basis von Diskrimination und selektiver Aufmerksamkeit; 5.–6. Lebensjahr: mindestens 70-%-Leistung beim Verstehen von Wörtern (65 dB) im Störgeräusch (60 dB)
Dichotische Diskrimination	Ausdifferenzierung auf der Basis von Diskrimination und Selektion Normwerte ab 5. Lebensjahr im dichotischen Diskriminationstest
Klassifikationsprozesse	
Analyse	Lautidentifikation ab ca. 5. Lebensjahr Positionsbestimmung von Lauten in Wörtern ab ca. 7. Lebensjahr
Synthese	Entwicklung v. a. im Rahmen des Schriftspracherwerbs (ab ca. 7. Lebensjahr)
Ergänzung	Aus- und Inlautergänzung im Vorschulalter z. T. möglich, im frühen Grundschulalter auch Anlautergänzung; Basis: gut entwickelter Wortschatz

Aussagen getroffen werden, da exaktes Datenmaterial weitgehend fehlt. Im Wesentlichen wurden aus standardisierten Testverfahren Rückschlüsse gezogen, welche Leistung in welchem Alter als gekonnt bezeichnet werden kann. Allerdings fehlen auch bei vielen Testverfahren Normwerte, die für eine Beschreibung der Entwicklung herangezogen werden könnten.

2.5.1 Entwicklung von Aufmerksamkeit und Speicherung/Sequenz

Die **Aufmerksamkeit** entwickelt sich in 3 Stufen [Ross u. Petermann, 1987]:

- *Überselektive (zu grobe) Aufmerksamkeit:* Bis zum Schuleintritt dominiert eine überselektive Aufmerksamkeit. Dabei kommt es zum Herausfiltern einzelner Aspekte aus einem gesamten Reizfeld, die dann häufig nur über einen Wahrnehmungskanal weiter aufgenommen und verarbeitet werden.
- *Überinklusive (zu feingliedrige) Aufmerksamkeit:* Sie löst die überselektive Aufmerksamkeit ab, indem nun zu viele Reize in die weitere Verarbeitung einbezogen werden. Diese Phase ist bis zum 12. Lebensjahr vorherrschend.
- *Selektive Aufmerksamkeit:* Etwa ab dem 12. Lebensjahr ist ein Kind in der Lage, die für die weitere Verarbeitung nötigen Reize zielgerichtet auszuwählen, was auch zu einer ökonomischeren Nutzung der Speicherplätze des Arbeitsgedächtnisses führt [Ross u. Petermann, 1987], [Oerter u. Dreher, 1995].

Die Erweiterung des sensorischen Kurzzeitspeichers vollzieht sich besonders deutlich im Alter von 2–6 Jahren [Glass et al. 2008]. Im Kindergarten- und Grundschulalter kommt es bei den Teilfunktionen **Speicherung** und **Sequenz** zum größten Leistungszuwachs. Im Alter von 4–7 Jahren berechnet sich bei Betrachtung der Auswertung von Diagnostikverfahren die Mindestspeicherkapazität über das Lebensalter minus 1, z. T. sogar minus 2. 4-jährige sollten sich mindestens 3 Items, 5-Jährige 4 Items, 6-Jährige 4–5 Items und 7-Jährige 5 Items sicher merken können. Erst ab einem Alter von 7–8 Jahren wird die erhaltende Wiederholung effizient genutzt, um eine höhere Itemanzahl länger zu behalten. Neben der Erhöhung der Itemanzahl und der schnelleren und systematischeren Nutzung des Rehearsals wird auch der Zugriff auf gespeicherte Items schneller und die Ergänzung aus dem Langzeitgedächtnis effektiver [Gathercole, 1999].

Im Alter von 14–15 Jahren [Gathercole u. Packiam Alloway, 2006] wird die Entwicklung dieser Teilfunktion als abgeschlossen betrachtet. Ab diesem Alter wird eine Speicherkapazität von 7 ± 2 Items zugrunde gelegt. Dabei ist zu berücksichtigen, in welcher Situation die Itemanzahl gemessen wird. Bei einer eher unbewussten Verarbeitung ist von einer Behaltensleistung von 5 Items auszugehen, während bei Hinlenkung der Aufmerksamkeit auf die Speicheraufgabe eine Merkleistung von 7 Items oder mehr zu erwarten ist.

Das Zahlengedächtnis stellt dabei einen validen Indikator für die Kapazität des Arbeitsgedächtnisses, speziell der phonologischen Schleife, dar. Bei Kindern mit einer spezifischen Sprachentwicklungsstörung liegt die Leistung durchschnittlich eine Einheit unter derjenigen der sprachunauffälligen Kinder und stagniert ab einem Lebensalter von 7–8 Jahren. Bei sprachgestörten Kindern ist zwar auch eine Zunahme der Gedächtniskapazität zu beobachten, diese bleibt aber hinter der Kapazitätszunahme sprachunauffälliger Kinder zurück [Schöler u. Schakib-Ekbatan, 2001].

2.5.2 Entwicklung auditiver Teilfunktionen

Generell zeigt sich bei der Entwicklung auditiver Teilfunktionen eine Altersabhängigkeit, aber keine Geschlechtsabhängigkeit. Auch Musikalität und Verhaltensauffälligkeiten scheinen keinen Einfluss auf auditive Leistungen zu haben [Henger, 2003].

Die **Lokalisation** entwickelt sich bereits sehr früh. Ab dem 4.–7. Lebensmonat können seitlich platzierte Signale lokalisiert werden, ab dem 16.–21. Lebensmonat unter- und oberhalb platzierte Signale. Innerhalb des 1. Lebensjahres nimmt die Genauigkeit der Richtungsbestimmung der Schallquelle zu. Kühnle et al. untersuchten 64 hörgesunde 6- bis 12-jährige Kinder hinsichtlich ihres räumlichen Hörens [Kühnle et al. 2008]. Dabei versuchten sie, den kleinsten wahrnehmbaren Winkelbereich zu bestimmen. Gemessen wurden Winkel von −90° bis + 90° im Abstand von jeweils 30°. Insgesamt nahm der minimale Hörwinkel bei allen Kindern zur Peripherie hin ab. Die Winkel der 8–12-jährigen Kinder waren zudem signifikant kleiner als die der jüngeren Kinder. Das Erkennen der räumlichen Entwicklung bleibt bis ins Vorschulalter problematisch.

Die Entwicklung der **Diskriminationsfähigkeit** beginnt, wie bereits beschrieben, direkt nach der Geburt. Sie verläuft von einer ersten groben Diskrimination bis hin zur Diskrimination von Sprachlauten. Die Lautdiskrimination erfolgt zunächst unbewusst, später bewusst. Bei der bewussten Diskrimination von Lauten können zunächst Laute voneinander unterschieden werden, die sich in mehreren phonetischen Merkmalen unterscheiden (z. B. /p/ und /m/). Später können auch Laute diskriminiert werden, bei denen nur ein phonetisches Merkmal nicht übereinstimmt (z. B. /p/ und /t/).

Die **Selektion** entwickelt sich auf der Basis der Diskrimination und der selektiven Aufmerksamkeit. Bei gleichzeitiger Präsentation von Signal und Störgeräusch muss das Signal aus dem Hintergrundgeräusch herausgelöst werden. Im Alter von 5–6 Jahren gelingt laut Sprachaudiometrie im Störgeräusch das Verstehen von Wörtern bei einem Störgeräusch von 60 dB zu 70 %, wenn die Wörter mit einer Lautstärke von 65 dB angeboten werden.

Für die **dichotische Diskrimination** liegen keine differenzierten altersspezifischen Normen vor. Die im Rahmen des dichotischen Diskriminationstests von Uttenweiler [1996] erstellte Normkurve bezieht sich auf eine Untersuchung an 102 gesunden Kindern im Alter von 5 Jahren [Henger, 2003].

2.5.3 Entwicklung von Klassifikationsprozessen

Für die Entwicklung der Lautidentifikation und Positionsbestimmung von Phonemen finden sich in der Literatur keine genauen Altersangaben. Im Rahmen der phonologischen Bewusstheitsentwicklung sind Kinder im Vorschulalter zunächst in der Lage, Wörter in Silben zu unterteilen [Schnitzler, 2008]. Darauf aufbauend entwickelt sich die **Lautidentifikation** im Vorschulalter, also ab etwa 5 Jahren. Der bewusstere Umgang mit Phonemen gelingt in der Regel erst unter Anleitung im Rahmen des Schriftspracherwerbs. So stellt die **Positionsbestimmung** von Lauten in Wörtern eine deutlich höhere Anforderung dar, da nicht nur ein Erkennen eines Unterschiedes, sondern auch dessen genauere Bestimmung notwendig ist. Sie gelingt im Alter von ca. 7 Jahren, also im frühen Grundschulalter, und differenziert sich im Zusammenhang mit dem Schriftspracherwerb weiter aus.

Ebenso gelingt die **Synthese** ab einem Alter von 7 Jahren zunehmend besser. Die Fähigkeit zur **Ergänzung** von Lauten setzt bereits im Vorschulalter ein. Dabei steht zunächst die Aus- und Inlautergänzung im Vordergrund. Im frühen Grundschulalter ist auch die Anlautergänzung möglich. Ein gut entwickelter Wortschatz ist die Basis für die Möglichkeit zur auditiven Ergänzung.

3 Auditive Verarbeitungsstörungen

3.1 Definition

Definition

Auditive Verarbeitungsstörungen
Auditive Verarbeitungsstörungen (AVS) sind Störungen in der Verarbeitung auditiver Stimuli bei intaktem peripherem Hören. Dabei liegen audiologisch messbare Störungen auf der die akustischen Stimuli vorverarbeitenden Ebene der zentralen Hörbahn vor. Von einer AVS sollte nur dann gesprochen werden, wenn es sich um eine Störung handelt, die sich in mindestens 2 auditiven Teilfunktionen mit spezifischen standardisierten Testverfahren nachweisen lässt.

Der Begriff der auditiven Verarbeitungsstörung bezeichnet kein einheitliches Störungsbild, sondern eine **heterogene Gruppe spezifischer auditiver Störungen**, die sich in den unterschiedlichsten Teilfunktionsstörungen zeigen können [Chermak, 2002]. Liegt nur in einer auditiven Teilfunktion eine Störung vor, sollte diese bezogen auf die jeweils betroffene Teilfunktion, z. B. als Selektions- oder Diskriminationsstörung, benannt werden.

Aufmerksamkeits- oder Merkfähigkeitsstörungen sind nicht als auditive Teilfunktionen zu betrachten, sondern stellen Einflussfaktoren dar, die sich auf die auditive Verarbeitung und die Klassifikation akustischer Stimuli auswirken können. Ebenso ist die Ebene der Klassifikation von der Ebene der auditiven Verarbeitung zu trennen [Brunner, 2007]. Die **American Speech-Language-Hearing Association** [ASHA, 2005] zählt die auditive Aufmerksamkeit, das auditives Gedächtnis, die phonologische Bewusstheit, die auditive Synthese sowie das Verstehen und Interpretieren auditiver Information ausdrücklich nicht zur auditiven Verarbeitung [Ptok, 2006], [Brunner, 2007]. Laut ASHA umfasst die auditive Verarbeitung folgende Prozesse [ASHA, 2005], [Brunner, 2007], [Ptok, 2006]:

- auditive Lokalisation und Lateralisation
- auditive Diskrimination
- auditive Mustererkennung
- temporale Aspekte, einschließlich Zeitauflösung, Diskrimination, Integration, Maskierung, Sequenzierung
- auditive Leistung bei konkurrierenden (Sprach-) Signalen, inkl. dichotischem Hören
- auditive Leistung bei beeinträchtigter akustischer Signalqualität

Ähnlich wird die AVS auch von der **British Society of Audiology** [BSA, 2007] und der **American Academy of Audiology** [AAA, 2010] beschrieben.

In der deutschen S 1-Leitlinie der **Deutschen Gesellschaft für Phoniatrie und Pädaudiologie** [DGPP, 2010] zu auditiven Verarbeitungs- und Wahrnehmungsstörungen werden diese wie folgt definiert:

Definition

Auditive Verarbeitungs- und Wahrnehmungsstörungen
„Auditive Verarbeitungs- und Wahrnehmungsstörungen (AVWS) sind Störungen zentraler Prozesse des Hörens, die u. a. die vorbewusste und bewusste Analyse, Differenzierung und Identifikation von Zeit-, Frequenz- und Intensitätsveränderungen akustischer oder auditiv-sprachlicher Signale sowie Prozesse der binauralen Interaktion (z. B. zur Geräuschlokalisation, Lateralisation, Störgeräuschbefreiung und Summation) und der dichotischen Verarbeitung ermöglichen“ ([DGPP, 2010]: 6).

Laut DGPP stellt „die auditive Wahrnehmung (…) die zu höheren Zentren hin zunehmend bewusste Analyse auditiver Informationen dar.“ ([DGPP, 2010]: 6) Damit wird die Definition der ASHA erweitert. Allerdings ergänzt auch die DGPP ihre Definition in Bezug auf Aufmerksamkeits-, Merkfähigkeits- und kognitive Störungen: „Kann die gestörte Wahrnehmung akustischer Signale besser durch andere Störungen, wie z. B. Aufmerksamkeitsstörungen, allgemeine kognitive Defizite, modalitätsübergreifende mnestische Störungen o. Ä. beschrieben werden, sollte der Begriff auditive Verarbeitungs- und Wahrnehmungsstörung nicht verwendet werden. Dies gilt insbesondere dann, wenn durch normierte und standardisierte psychoakustische Tests eine Störung nicht nachgewiesen werden kann. Für das Vorliegen einer auditiven Verarbeitungs- und Wahrnehmungsstörung spricht, wenn sich durch normierte und standardisierte psychoakustische Tests Einschränkungen der auditiven Verarbeitung und Wahrnehmung nicht-sprachgebundener Signale oder sprachlicher Signale (i. S. von akustischen Signalen mit linguistischem Load) nachweisen lassen" ([DGPP, 2010]: 6–7).

Die Annahme einer totalen Modalitätsspezifität, also der Vorstellung, dass z. B. auditive und visuelle Merkfähigkeit voneinander völlig getrennte Funktionen sind, wird infrage gestellt [Kiese-Himmel, 2011]. Nach Kiese-Himmel [2011] stellt die Multimodalität ein grundlegendes Merkmal neuraler Kodierung und Aktivität dar. Es ist somit eher anzunehmen, dass bei Störungen der Speicherung und Sequenz ein übergeordnetes Merkfähigkeitsdefizit besteht und die Funktion der Merkfähigkeit nicht als Teilfunktion der auditiven Verarbeitung zu sehen ist.

3.2 Ätiologie

Die möglichen Ursachen für auditive Verarbeitungsstörungen sind in medizinische Faktoren und Umwelteinflüsse unterteilt:

3.2.1 Medizinische Faktoren

Es werden folgende **medizinischen Faktoren** diskutiert:

- Hirnreifungsverzögerungen [Wirth, 1983]
- frühkindliche Hirnschädigungen [Huber, 1978]
- genetische Ursachen [Kiese-Himmel, 2011]
- chronische Mittelohrentzündungen im frühen Kindesalter [Updike u. Thornburg, 1992], [Zinkus u. Gottlieb, 1980]

Bezüglich des Faktors frühkindlicher Hirnschädigungen stellt die American Academy of Audiology [AAA, 2010] fest, dass in der Regel keine Läsionen nachgewiesen werden können. Zudem führt sie auch degenerative Erkrankungen oder neurotoxische Substanzen als mögliche weitere Ursachen auditiver Verarbeitungsstörungen auf.

Der Faktor der chronischen Mittelohrentzündungen wurde in verschiedenen Studien genauer untersucht. Hoffman-Lawless et al. konnten feststellen, dass die Effektivität der Behandlung von Mittelohrentzündungen einen signifikanten Einfluss auf die Ausbildung von auditiven Verarbeitungsstörungen aufwies [Hoffman-Lawless et al. 1981]. Auch andere Autoren sehen chronische Mittelohrentzündungen im Kleinkindalter als Ursache von Defiziten in der Sprachkompetenz [Ruben, 1997], [Welsh et al. 1996]. Demgegenüber halten andere Autoren [von Suchodoletz, 2007] den Einfluss von Schallleitungsschwerhörigkeiten für weniger relevant. Von Suchodoletz [2006] führt die Ergebnisse von Längsschnittstudien an [Cranford, 1997], [Roberts et al. 2004], in denen Kinder mit und ohne wiederkehrende Mittelohrentzündungen beobachtet wurden. Die betroffenen Kinder zeigten keine oder nur leichte Defizite der auditiven Verarbeitung. Insofern erscheint es ratsam, dem Einflussfaktor der Mittelohrentzündungen keine zu große Bedeutung zuzumessen.

3.2.2 Umwelteinflüsse

Hinsichtlich der **Umwelteinflüsse** geht Wirth [1983] von einem fehlerhaften Lernangebot in der frühkindlichen Entwicklung aus, wodurch es zu einer verminderten Vernetzung des Zentralnervensystems kommt. Im Gegensatz dazu wäre auch eine Überforderung durch ein Überangebot akustischer Reize im frühen Kindesalter denkbar.

In der Praxis ist die Beurteilung der Ätiologie von auditiven Verarbeitungsstörungen schwierig, sodass man im Wesentlichen auf Vermutungen angewiesen ist. Dabei ist es relativ einfach, z. B. milieubedingte Faktoren zu erkennen und ggf. zu verändern. Der Nachweis von Hirnreifungsstörungen ist allerdings oft nicht zu erbringen. Chermak und Musiek vertreten die Annahme, dass 65–70 % aller Kinder mit diagnostizierter AVS eine entwicklungsneurologische Störung aufweisen könnten, die durch fehlende diagnostische Möglichkeiten nicht nachweisbar ist [Chermak u. Musiek, 1997].

Kiese-Himmel stellt dar, dass es bislang nicht gelungen ist, einen ätiologischen Faktor zu identifizieren, der eindeutig einer AVS zuzuordnen wäre: „In der Studie von Dawes et al. [2008] mit 32 AVWS-Kindern und 57 Non-AVWS-Kindern konnte kein ätiologischer Faktor die beiden Gruppen trennen" ([Kiese-Himmel, 2011]: 33).

3.3 Auftretenshäufigkeit

Zur Auftretenshäufigkeit von AVS geben Ptok et al. [2000] eine *Prävalenz von 2–3 %* bei Kindern an, wobei Jungen doppelt so häufig betroffen sind wie Mädchen [Kiese-Himmel, 2011]. Die Deutsche Gesellschaft für Sozialpädiatrie und Jugendmedizin [Grosse u. Skrodzki, 2001] unterstützt dies in ihrer

Leitlinie zu auditiven Wahrnehmungsstörungen und auch im angloamerikanischen Raum wird diese Auftretenshäufigkeit genannt [Bamiou et al. 2001].

Der in der Praxis zum Teil zu beobachtende sprunghafte Anstieg der Diagnosestellung AVS zeigt, dass der Problematik eine große Bedeutung zugemessen wird. Die AVS wurde auch als eigenes Störungsbild in den Behandlungskatalog logopädischer Störungsbilder aufgenommen. Fraglich ist aber, ob es sich immer um tatsächliche auditive Verarbeitungsstörungen im Sinne einer auditiven Teilleistungsstörung handelt oder vielmehr um Symptome, die anderen Störungsbildern zugeordnet werden können. So kommen Moav et al. [2009] auf eine Bezifferung von 30–50% auditiver Verarbeitungsstörungen bei Kindern mit Lernproblemen. Generell tritt eine AVS also selten isoliert auf, sondern häufig zusammen mit anderen Störungsbildern [Iliadou et al. 2009], [Sharma et al. 2009]. Ein sorgsamer Umgang mit der Diagnosestellung AVS ist notwendig, um die Behandlung tatsächlich betroffener Kinder zu unterstützen.

3.4 Klinische Symptome

3.4.1 Zentrale Hörstörungen

Definition

Zentrale Hörstörungen
Zentrale Hörstörungen sind Störungen auf der Ebene der zentralen Hörbahn.

Sie führen immer zu auditiven Verarbeitungsstörungen auf höheren zentralen Ebenen. Das periphere Hörvermögen und die Verarbeitung von Tönen unterschiedlicher Lautstärke bleiben unbeeinflusst, sodass die im Tonaudiogramm erstellte Hörschwelle unauffällig ist.

Abhängig von der Ausprägung der zentralen Hörstörung liegen unterschiedliche Beeinträchtigungen der auditiven Verarbeitung vor. Audiologische Untersuchungen geben erste Aufschlüsse über die Art und das Ausmaß der zugrunde liegenden zentralen Hörstörung. Im Folgenden werden die in diesem Zusammenhang auftretenden Teilfunktionsstörungen näher beschrieben.

3.4.2 Störungen von Aufmerksamkeit und Speicherung/Sequenz

Aufmerksamkeitsstörung

Stimuli werden nicht oder nur teilweise wahrgenommen. Es gelingt nicht, die Aufmerksamkeit kurzfristig (selektive Aufmerksamkeit) oder langfristig (Vigilanz) im Hinblick auf präsentierte Reize aufrechtzuerhalten. Dabei besteht ein enger Zusammenhang zwischen (selektiver) Aufmerksamkeit und Konzentration [Sturm, 2002].

In der neueren amerikanischen Literatur wird die Beziehung zwischen auditiven Verarbeitungsstörungen (AVS; auditory processing disorders, APD) und einer spezifischen Aufmerksamkeitsstörung (attention deficit disorder, ADD, oder auch Aufmerksamkeitsdefizit-/Hyperaktivitätsstörung, ADHS) näher betrachtet. Trotz verschiedener Studien [Cook et al. 1993], [Moss u. Sheiffele, 1994], [Riccio et al. 1994] bleibt offen:

- ob die beiden Störungsbilder unabhängig voneinander vorkommen können,
- ob sie immer gemeinsam auftreten oder
- ob die Aufmerksamkeitsstörung als Ursache für auditive Verarbeitungsstörungen zu sehen ist.

Kinder mit Aufmerksamkeitsstörungen können sich oft nicht lange genug auf dargebotene Reize konzentrieren, um diese aufzunehmen und zu verarbeiten. Auffälligkeiten in der Verarbeitung auditiver Stimuli, die allein durch eine Aufmerksamkeitsstörung erklärbar sind, sind von einer AVS abzugrenzen.

Speicherungsstörung

Stimuli können nicht oder nur teilweise kurzfristig gespeichert werden. Die Menge der aus dem Arbeitsspeicher verfügbaren Stimuli ist reduziert, d. h. die Merkspanne ist verkürzt. Ein altersgemäßer Abruf von Informationen ist auch ohne Berücksichtigung der Reihenfolge der einzelnen Items nicht möglich. Die betroffenen Kinder sind z. B. nicht in der Lage, eine altersentsprechende Menge von vorgesprochenen Zahlen oder Silben wiederzugeben oder sich verbale Anweisungen zu merken.

Speicherungsstörungen wirken sich sowohl auf die auditive Verarbeitung als auch auf Klassifikationsprozesse aus, da es für auditive Teilfunktionen, aber auch für die Mustererkennung vielfach erforderlich ist, Stimuli über einen gewissen Zeitraum zu behalten, um sie weiterverarbeiten zu können.

Sequenzstörung

Es gelingt nicht, die präsentierten Stimuli in der vorgegebenen Reihenfolge zu reproduzieren. Die Menge der Stimuli kann evtl. wiedergegeben werden. Die Betroffenen sind aber nicht in der Lage, beispielsweise Silben in der vorgegebenen Reihenfolge zu wiederholen oder mehrteilige Anweisungen in der entsprechenden Reihenfolge auszuführen.

3.4.3 Störungen der auditiven Verarbeitung

Lokalisationsstörung

Bei einer gestörten Schalllokalisation werden die Richtung und Entfernung auditiver Reizquellen nicht richtig erkannt. Kinder mit Störungen der Lokalisationsfähigkeit haben Schwierigkeiten, den Entstehungsort eines Schallereignisses zu erkennen. Sie brauchen oft lange, um eine Schallquelle zu entdecken, was nicht nur für die Aufnahme relevanter auditiver Stimuli nachteilig ist, sondern auch ihr Verhalten im Straßenverkehr beeinträchtigen kann.

Diskriminationsstörung

Auditive Stimuli können nicht richtig voneinander unterschieden werden. Damit gelingt die Diskrimination sprachlicher Stimuli aufgrund phonologischer Merkmale nicht altersgemäß. Beispielsweise werden Minimalpaarwörter miteinander verwechselt. Probleme bei der Lautdiskrimination können eine mögliche Ursache für Lautverwechslungen sein (Beispiel: [k]-[t]-Verwechslung).

Selektionsstörung

Akustisch relevante Informationen können von Neben- bzw. Hintergrundgeräuschen nicht effektiv getrennt werden. Dadurch ist es für die Betroffenen schwierig, die für sie relevanten Stimuli kontinuierlich aufzunehmen, ohne von den Umgebungsgeräuschen abgelenkt zu werden. Dies spielt im schulischen Kontext eine wichtige Rolle, wo Umgebungsgeräusche einen großen Einfluss auf die Lernleistungen der Kinder haben können.

Dichotische Diskriminationsstörung

Bei einer gestörten dichotischen Diskrimination können beiden Ohren gleichzeitig angebotene relevante Stimuli nicht als gleich bzw. unterschiedliche wahrgenommen werden. Darauf aufbauend gelingt es nicht oder nur fehlerhaft, die angebotenen Stimuli zu erkennen und wiederzugeben. Beispielsweise werden 2 unterschiedliche Wörter, die dem linken bzw. rechten Ohr dargeboten werden, miteinander vermischt oder nur eines der beiden Wörter wird erkannt und wiedergegeben.

3.4.4 Störungen der Klassifikation

Analysestörung

Das Extrahieren akustischer Elemente (Laute, Silben und Wörter) aus größeren Einheiten (Silben, Wörtern und Sätzen) ist beeinträchtigt. Kinder mit Analysestörungen können z. B. Einzellaute in Wörtern nicht identifizieren oder die Position von Lauten in Wörtern (An-, In-, Auslaut) nicht korrekt bestimmen. Die bedeutungsunterscheidende Funktion von Sprachlauten wird nicht wahrgenommen.

Synthesestörung

Das Synthetisieren, also das Zusammensetzen von Einzellauten oder Silben zum Wort, ist gestört. Dadurch kann dem Zusammengesetzten nicht der entsprechende Sinn zugeordnet werden. Dies hat einen bedeutsamen Einfluss auf das Lesenlernen.

Ergänzungsstörung

Die Fähigkeit, akustisch fragmentarische Äußerungen (z. B. Wort- oder Satzfragmente) zu sinnvollen bzw. verstehbaren Äußerungen zu ergänzen, ist beeinträchtigt.

3.4.5 Zusammenhänge mit anderen Störungsbilder

Eine auditive Verarbeitungsstörung kann isoliert, aber auch gemeinsam mit anderen Störungsbildern, wie z. B. Sprachentwicklungsstörungen, Hörstörungen, Aufmerksamkeitsstörungen, kognitiven Defiziten oder Lese-Rechtschreibstörungen, auftreten [Miller, 2011], [Kiese-Himmel u. Kruse, 2006]. Ungeklärt ist, ob AVS als Ursache oder Folge der Störungen zu betrachten ist, mit denen sie häufig gleichzeitig auftritt [Ptok et al. 2010].

Sprachentwicklungsstörungen

Es ist in der Fachliteratur umstritten, ob auditive Verarbeitungsstörungen ein Symptom einer Sprachentwicklungsstörung (SES) darstellen (z. B. [Wirth, 1983]) oder ob sie als eigenständiges Störungsbild zu begreifen sind und somit als eine mögliche Ursache von Sprachentwicklungsstörungen infrage kommen [Ludlow, 1980], [Tallal u. Stark, 1980] [Günther u. Günther, 1991], [Bird u. Bishop, 1992]. Schöler und Schakib-Ekbatan weisen darauf hin, dass Sprachentwicklungsstörungen in der Regel keine sprachspezifischen Störungen sind, sondern Lern- und Verarbeitungsstörungen, die sich im sprachlichen Bereich zeigen [Schöler u. Schakib-Ekbatan, 2001]. Dabei spielt insbesondere die auditive Verarbeitungsstörung eine große Rolle.

Einigung besteht darin, dass die häufige Komorbidität von auditiven Verarbeitungs- und Sprachentwicklungsstörungen die Diagnosestellung deutlich erschwert. Hier kommt der auditiven Merkspanne eine besondere Bedeutung zu, da diese eine erste Abgrenzung zwischen Kindern mit spezifischen Sprachentwicklungsstörungen und normal entwickelten Kindern ermöglicht [Keilmann et al. 2004], [von Suchodoletz, 2002]. Rocha-Muniz et al. stellten fest, dass sich bei einer durch verbale Stimuli evozierten Stimulation des auditorischen Hirnstamms Unterschiede zwischen Kindern mit AVS und Kindern mit Sprachentwicklungsstörungen zeigen [Rocha-Muniz et al. 2012]. Ferguson et al. konnten bei einem Vergleich von Elterneinschätzungen und Testergebnissen bei Kindern mit AVS und Kindern mit spezifischer Sprachentwicklungsstörung (SSES) keinen Unterschied zwischen den Charakteristika und Testergebnissen beider Gruppen feststellen [Ferguson et al. 2011]. Daraus folgerten sie, dass die Diagnosestellung AVS oder SSES eher durch den Überweisungsweg zustande kommt als durch tatsächliche Unterschiede beider Diagnosegruppen. Kiese-Himmel [2011] zitiert diverse Autoren, die in ihren Untersuchungen von Kindern mit spezifischer SES keine herausragenden auditiven Defizite feststellen konnten, die der SSES zugrunde liegen könnten.

Nickisch und Schönweiler empfehlen den Vergleich von Hörverarbeitungstests mit Sprachverständnistests, um zu einer Differenzialdiagnose zwischen AVS und SSES zu kommen [Nickisch u. Schönweiler, 2011]. Liegt das Sprachverständnis deutlich unterhalb der auditiven Leistungen ist an das Vorliegen einer Sprachverständnisstörung zu denken. Kinder mit einer deutlichen AVS haben demgegenüber meist geringere Sprachverständnisstörungen.

Störungen der phonologischen Bewusstheit

Definition

Phonologische Bewusstheit

Die phonologische Bewusstheit ist die metalinguistische Fähigkeit, die bedeutungsunterscheidende Funktion von Sprachlauten zu erkennen.

Nach Skowronek und Marx [1989] teilt sich diese Fähigkeit in die Bewusstheit für größere Einheiten und einzelne Laute (▶ Abb. 3.1). Nach Stackhouse und Wells nimmt der Grad der Analyse- und Synthesefähigkeit in der kindlichen Entwicklung zu, während die Größe der zu analysierenden Einheiten abnimmt [Stackhouse u. Wells, 1997]. Zunächst werden auf der suprasegmentalen Ebene Silben zu Wörtern zusammengesetzt oder Reimpaare erkannt, ohne dass hierbei auf lautlicher Ebene bewusst ist, wie sich diese zusammensetzen. Später können Wörter in einzelne Laute zerlegt bzw. aus diesen zusammengesetzt werden. Auch im Rahmen therapeutischer Konzepte zur Behandlung expressiv-phonologischer Störungen bei Kindern bilden Übungen zur Lautanalyse und

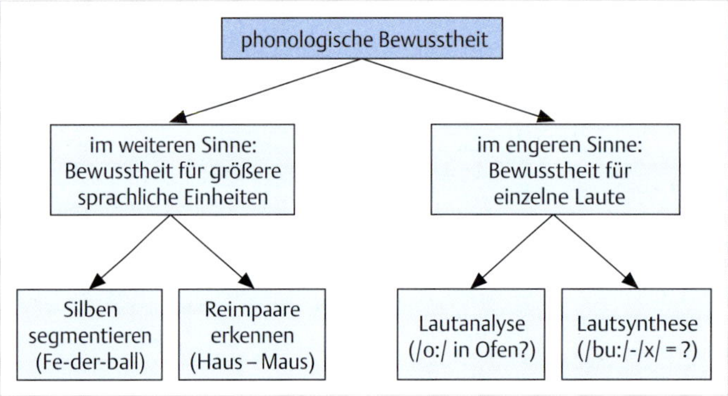

Abb. 3.1 Phonologische Bewusstheit (modifiziert nach Skowronek u. Marx 1989 [Eingeschränkte Nutzungsrechte]).

-synthese … tliche Grundlage [Jahn, 2000], [Fc …

Eine intakte auditive Analyse- und Synthesefähigkeit bildet die Grundlage für die Ausbildung der phonologischen Bewusstheit, die wiederum eine wichtige Voraussetzung für den Lese-Recht-schreib-Erwerb darstellt [Jansen u. Marx, 1999].

Nach dem Sprachverarbeitungsmodell von Stackhouse und Wells stellt die auditive Verarbeitung die Basis der phonologischen Bewusstheit dar [Stackhouse u. Wells, 1997]. Dieser Zusammenhang ist allerdings empirisch nicht belegt [Schnitzler, 2008], sodass es sich auch um dissoziierte Leistungen handeln könnte. Buller und Ptok [2006] führten eine Untersuchung durch, bei der sie Korrelationen zwischen Defiziten in der phonologischen Bewusstheit und basalen auditiven Verarbeitungsstörungen berechneten. Sie kommen zu dem Ergebnis, dass „ein korrelativer Zusammenhang beobachtet werden" konnte, „allerdings zeigen die Ergebnisse auch, dass eine auffällige basale auditorische Verarbeitung nicht zwangsläufig mit einer schlechten phonologischen Bewusstheit einhergeht" ([Buller u. Ptok, 2006]: 720). Somit deuten Korrelationen zunächst darauf hin, dass beide Störungsbilder häufig gemeinsam auftreten, ein ursächlicher Zusammenhang kann aber nicht nachgewiesen werden.

Nach Kiese-Himmel [1996] und Schnitzler [2008] geht die phonologische Bewusstheit dem Schriftspracherwerb, insbesondere dem Lesenlernen, ursächlich voraus. Die phonologische Bewusstheit ist bereits im Vorschulalter messbar [Fricke et al. 2007]. Obwohl davon ausgegangen wird, dass die Entwicklung lautsynthetischer Leistungen erst in Interaktion mit dem Lesenlernen stattfindet, stellten Fricke et al. fest, dass den untersuchten Kindern das Identifizieren schwerer fiel als das Synthetisieren [Fricke et al. 2007]. Die Bedeutung der Phonemanalyse und -synthese für den Schriftspracherwerb wird von vielen Autoren übereinstimmend betont [Frith, 1983] [Magnusson u. Nauclér, 1990], [Bee-Göttsche, 1992], [Klicpera et al. 1994], [Nicolay, 1994], [van Bon u. van Leeuwe, 2003]. Im Hinblick auf die Rechtschreibleistungen zeigt sich, dass der Schriftsprachprozess auch gegen Ende der Grundschulzeit von der phonologischen Bewusstheit noch entscheidend beeinflusst wird, während kein Einfluss mehr auf das Lesenlernen beobachtet wurde [Berendes et al. 2010].

Zur Förderung der phonologischen Bewusstheit im Vorschulalter und gezielten Vorbereitung auf den Schriftspracherwerb wurde von Küspert und Schneider [2006] ein Trainingsprogramm für den Einsatz in Kindergärten entwickelt. In Längsschnittstudien konnte die Effektivität des Trainingsprogramms nachgewiesen werden. Das Risiko der Entwicklung von Lese-Rechtschreibschwierigkeiten ließ sich durch das spezifische Training erheblich reduzieren [Schneider et al. 1998]. Die Wirksamkeit eines phonologischen Trainings bei Vorschulkindern wurde von weiteren Autoren bestätigt (z. B. [Rückert et al. 2010]).

Studien von Hartmann [2002] zeigen, dass durch ein zeitlich begrenztes Training der phonologischen Bewusstheit nur kurzfristige Effekte im Hinblick auf den Schriftspracherwerb zu beobachten sind. Seiner Meinung nach sollten kontinuierliche, den Schriftspracherwerb begleitende Interventionen stattfinden, um langfristige Erfolge zu ermöglichen. Diese sollten nicht nur Übungen zur phonologischen Bewusstheit beinhalten, sondern auch Übungen zur morphologischen Bewusstheit, lexikalischen Elaboration und syntaktischen Antizipation, um die linguistischen Kompetenzen der betroffenen Kinder umfassend zu erweitern.

In einer Metaanalyse von Ise et al. [2012] konnte die Wirksamkeit eines Trainings phonologischer Leistungen im Hinblick auf den Schriftspracherwerb nicht bestätigt werden. Allerdings besuchten die in die Analyse einbezogenen Kinder die 2.–4. Klasse, sodass die phonologische Bewusstheit möglicherweise bereits ausreichend ausgeprägt war. Während also ein Training phonologischer Fähigkeiten im Vorschulalter hilfreich sein kann, nimmt ab Beginn des Erstleseunterrichts die Wirksamkeit eines solchen Trainings deutlich ab [Ise et al. 2012]. Studien bei Erstklässlern verdeutlichen, dass sich die Lese-Rechtschreibleistungen von Kindern mit oder ohne Training der phonologischen Bewusstheit nicht voneinander unterscheiden [Mannhaupt et al. 1999], [Einsiedler et al. 2002].

Lese-Rechtschreibschwierigkeiten

Merke

M!

Lese-Rechtschreibschwierigkeiten (LRS) gehören mit einer Prävalenz von 4–8 % [Katusic et al. 2001] zu den häufigsten Entwicklungsstörungen im Kindes- und Jugendalter und können zu schulischen Schwierigkeiten sowie zu emotionalen Problemen und Verhaltensstörungen führen [Arnold et al. 2005], [Ise et al. 2012].

Auditive Verarbeitungsstörungen werden im Hinblick auf den Schriftspracherwerb intensiv diskutiert. Lange Zeit wurde angenommen, dass die visuell-räumliche Verarbeitung die entscheidende Bedingung für den Schriftspracherwerb darstellt. Später wurde der auditiven Verarbeitung von verschiedenen Autoren ein weitaus größerer Einfluss auf den Schriftspracherwerb beigemessen [Dermody et al. 1983], [Vellutino, 1987], [Pinkerton et al. 1989], [Oerlemans u. Dodd, 1993] [Watson u. Miller, 1993].

Von Suchodoletz et al. halten die AVS allerdings nur bei einer Subgruppe der Betroffenen mit LRS für ursächlich relevant [Suchodoletz et al. 2004]. Auch Nickisch und Schönweiler beschreiben, dass ein Teil der Kinder mit AVS eine LRS zeigen [Nickisch u. Schönweiler, 2011]. Dabei fällt insbesondere eine temporale Verarbeitungsschwäche auditiver Reize auf, bei der kurze, schnell dargebotene akustische Reize schlechter diskriminiert werden können [Tallal, 1980], [Tallal et al. 1985], [Reed, 1989]. Matulat et al. [1999a, 1999b] sehen eine AVS nicht als Hauptursache einer LRS. Vielmehr fanden sie bei vielen der von ihnen untersuchten Kinder mit LRS eine Störung der Merkfähigkeit. Diverse Untersuchungen bestätigen, dass ein direkter Zusammenhang zwischen AVS und LRS nicht angenommen werden kann [DGPP, 2010]. Auch wenn Kinder mit LRS auch eine AVS aufweisen können, müssen Kinder mit einer AVS nicht zwangsläufig eine LRS entwickeln [Kiese-Himmel, 2011]. In einer Untersuchung zur schnellen auditiven Verarbeitung (rapid auditory processing) ließ sich beobachten, dass die auditive Verarbeitung keinen direkten Einfluss auf die phonologische Bewusstheit und die Lesefähigkeit hatte [Johnson et al. 2009].

Bei Verdacht auf eine LRS ist eine standardisierte Diagnostik der Lese- und Rechtschreibleistungen zwingend erforderlich. Liegt zusätzlich eine AVS vor, ist ein auditives Training angeraten, das auf die individuell gestörten Funktionen ausgerichtet ist. Während ein Training zur Lautdiskrimination bei Worttrennschärfefehlern hilfreich sein kann, ist bei Wortdurchgliederungsfehlern ein Training der auditiven Merkspanne und Sequenzierung sinnvoller. Auch bei Regelfehlern ist nicht zu erwarten, dass ein auditives Training hilfreich ist [Nickisch u. Schönweiler, 2011]. Es ist also für jedes Kind mit LRS individuell festzustellen, ob auditive Übungen in die Behandlung integriert werden sollten oder nicht.

In einer Metaanalyse zur W[illegible]eit therapeutischer Ansätze bei LRS [Ise et al. 2012] zeigt sich, dass symptomspezifische Förderprogramme zu signifikanten Verbesserungen des Lesens und Schreibens führen. Sie sind Funktions- und Wahrnehmungstrainings, die ihrerseits statistisch nicht abgesichert sind, deutlich überlegen. Dabei bezogen die Autoren in ihre Metaanalyse insbesondere Trainingsprogramme mit ein, die zu den alternativen Therapiemethoden zu rechnen sind und häufig auf sprachfreien Trainings fokussieren, wie z. B. das Ordnungsschwellentraining. Insgesamt kommen sie zu der Empfehlung, dass bei LRS eine Förderung am Lesen und Schreiben direkt ansetzen muss. Die Behandlung sollte im Einzel- oder Gruppensetting mindestens 20 Wochen dauern und verhaltenstherapeutische Maßnahmen einschließen [Ise et al. 2012].

Visuelle Verarbeitungsstörungen

Verschiedene Autoren (z. B. [Wurm-Dinse, 1992]) weisen darauf hin, dass Kinder mit auditiven Verarbeitungsstörungen ihre Probleme über den Kanal der visuellen Verarbeitung zu kompensieren versuchen. Deuster und Kley (1981) haben in einer Studie festgestellt, dass sich die visuelle Verarbeitung bei den untersuchten Kindern umso beeinträchtigter zeigte, je stärker die auditive Verarbeitung gestört war. Auch Ptok et al. stellen fest, dass eine AVS gemeinsam mit visuellen Verarbeitungsstörungen auftreten kann [Ptok et al. 2010].

Andere Autoren berichten, dass visuelle Verarbeitungsstörungen bei sprachauffälligen Kindern nicht so häufig auftreten wie früher angenommen [Schöler et al. 1998], sodass die visuelle Verarbeitung als unterstützende Komponente genutzt werden kann. In einer Untersuchung von Kiese-Himmel und Reeh fanden sich keine Auffälligkeiten der visuellen Verarbeitung bei Kindern mit AVS, unabhängig davon, ob diese isoliert oder kombiniert mit anderen Störungsbildern auftrat [Kiese-Himmel u. Reeh 2009]. Auch wenn die visuellen Leistungen der Kinder mit AVS bzw. AVS und Sprachentwicklungsstörung signifikant niedriger waren als die einer Vergleichsgruppe mit Kindern ohne AVS, lagen die Leistungen aller Gruppen im Durchschnittsbereich.

Es ist somit individuell zu klären, ob visuelle Aspekte auditive Leistungen, wie z. B. die Speicherung und Sequenz, im Sinne von Merkstrategien unterstützen können oder ob sie im individuellen Fall kompensatorisch nicht nutzbar sind.

Aufmerksamkeitsdefizit-/ Hyperaktivitätsstörung

Definition

Aufmerksamkeitsdefizit-/ Hyperaktivitätsstörung
Eine **Aufmerksamkeitsdefizit-/Hyperaktivitätsstörung** (ADH/ADHS) liegt vor, wenn unaufmerksames und impulsives Verhalten mit oder ohne deutliche Hyperaktivität ausgeprägt ist, die Aufmerksamkeit nicht dem Alter und Entwicklungsstand entspricht und es zu Störungen in den sozialen Bezugssystemen, der Wahrnehmung und im Leistungsbereich von Schule und Beruf kommt (Leitlinie der Deutschen Gesellschaft für Sozialpädiatrie und Jugendmedizin [Grosse u. Skrodzki, 2001]).

Das Auftreten der Störung wird auf 9,2 % bei Jungen und 2,9 % bei Mädchen geschätzt. Die Prävalenz liegt bei 6 % in der Altersgruppe der 6- bis 10-jährigen Kinder [Brühl et al. 2000]. Jungen sind beim vorherrschend unaufmerksamen Subtyp doppelt so häufig betroffen wie Mädchen, beim hyperaktiv-impulsiven Subtyp sogar 5-mal häufiger.

ADHS und AVS treten häufig zeitgleich auf [Keller u. Tillery, 2002]. Manche Autoren halten die AVS für die Folge eines Aufmerksamkeitsdefizits [Moore et al. 2010], andere beschreiben sie als 2 unterschiedliche Störungsbilder, die sich in ihrer Symptomatik ähneln und damit die Diagnosestellung erschweren [Riccio u. Hynd, 1996], [Chermak et al. 1998], [Henger, 2003], [Kiese-Himmel, 2011]. Bei Vorliegen einer ADHS sind spezifische Maßnahmen einzuleiten, die eine symptomatische und ggf. medikamentöse Therapie beinhalten. Die Einnahme von Methylphenidat führte bei Kindern, mit denen eine AVS-Diagnostik durchgeführt wurde, zu Verbesserungen der Aufmerksamkeit ohne Einfluss auf die AVS-Untersuchung [Tillery et al. 2000]. Daher empfehlen Nickisch und Schönweiler bei Kindern mit ADHS die Einnahme von Medikamenten zur Aufmerksamkeitssicherung vor Durchführung der AVS-Diagnostik [Nickisch u. Schönweiler, 2011]. Auch weisen sie darauf hin, dass Untersuchungen der auditiven Verarbeitung bei Kindern mit verkürzter Aufmerksamkeitsspanne vorzugsweise vormittags durchgeführt werden sollten, wenn die Kinder besonders ausgeruht sind. Ebenso ist es notwendig, mehr Pausen, positive Verstärkung und eine Aufmerksamkeitslenkung zur Untersuchungssituation hin vorzunehmen [Nickisch u. Schönweiler, 2011].

Insgesamt ist an das Vorliegen eines generellen Aufmerksamkeitsdefizits zu denken, wenn viele auditive Testungen auffällig sind. Nicht selten nimmt die Aufmerksamkeitsspanne im Verlauf der Testung deutlich ab. Gibt es hingegen einzelne auditive Tests, die auffällig sind und andere, im Untersuchungsverlauf sogar später durchgeführte Testverfahren im Normbereich, spricht dies eher gegen das Vorliegen oder zumindest einen Einfluss einer ADHS auf die Testergebnisse und für das Vorliegen einer AVS [CSHA, 2007].

Liegen trotz ADHS die Ergebnisse des Sprachverstehens im Störgeräusch deutlich unter denen ohne Störgeräusch, weist dies ebenso auf das Vorliegen einer AVS hin, auch spricht eine Störung der Lautdiskrimination für das Vorliegen einer AVS [Chermak et al. 1999], [Ptok et al. 2005]. Auffällige Testergebnisse sollten bei Bestehen einer ADHS durch eine Wiederholungstestung abgesichert werden.

Kiese-Himmel und Reeh [2008] sprechen sich dafür aus, bei Kindern mit gesicherter LRS- oder ADHS-Diagnose ab einem Alter von mehr als 9 Jahren auf eine AVS-Diagnostik ganz zu verzichten, da eine Testnormierung für Kinder ab diesem Alter fehlt und keine therapeutischen Konsequenzen über die bereits bestehenden Behandlungen hinaus zu erwarten sind.

Merkfähigkeitsstörungen

Störungen der Merkfähigkeit werden bei Kindern mit Sprachentwicklungsstörungen und Lese-Rechtschreibschwierigkeiten [Matulat et al. 1999a, 1999b] ebenso beschrieben, wie bei Kindern mit einer AVS [Kiese-Himmel, 2011]. Ungeklärt ist, ob die Merkfähigkeit als Ursache der genannten Entwicklungsstörungen zu sehen ist oder zusätzlich auftritt. In jedem Fall erschwert sie die vorliegenden Entwicklungsstörungen und deren Behandlung. Dem Mottier-Test wird bei der Unterscheidung von gleichaltrigen Kindern mit und ohne AVS eine hohe Trennschärfe zugeschrieben [Kiese-Himmel, 2008], [Nickisch u. Kiese-Himmel, 2009].

Im Gegensatz zur Annahme einer Modalitätsspezifität der auditiven Merkfähigkeit und ihrer Einordnung in die auditive Verarbeitung [Ptok et al. 2010], weisen Cacace und McFarland [1998] darauf hin, dass eine auf die auditive Sinnesmodalität begrenzte Störung der Merkfähigkeit weder neurophysiologisch begründbar noch psychometrisch nachweisbar ist. „Das auditive Gedächtnis (...) wird international dem Konstrukt der Intelligenz zugerechnet und üblicherweise mit Intelligenztests (...) erfasst" ([Brunner, 2007]: 242). Daher sollte die Merkfähigkeit als Einflussfaktor der auditiven Verarbeitung, aber nicht als Teil derselben betrachtet werden.

Die hohe Trennschärfe des Mottier-Tests spricht nicht zwangsläufig dafür, dass die auditive Merkspanne einen Teil der auditiven Verarbeitung darstellt. Sie könnte auch dadurch zustande kommen, dass viele Kinder mit AVS zusätzlich eine auffällige Merkfähigkeit aufweisen. Zudem testet der Mottier-Test nicht nur die Merkfähigkeit, sondern auch die Fähigkeit zur Lautdiskrimination [Renner et al. 2008]. Diese kann bei Kindern mit AVS beeinträchtigt sein und trägt möglicherweise zur hohen Trennschärfe des Mottier-Tests bei.

Autismus-Spektrum-Störungen

Auch bei Vorliegen von Autismus-Spektrum-Störungen ist es schwierig, eine begleitend auftretende AVS zu erkennen. Kinder mit einer ausgeprägten autistischen Störung zeigen generell schwere Sprachverstehensstörungen und u. U. auch eine Geräuschüberempfindlichkeit. Bei leichteren autistischen Störungen und normaler Intelligenz, wie beispielsweise beim Asperger-Syndrom, kann eine AVS eventuell diagnostiziert werden [Nickisch u.Schönweiler, 2011]. Dawes und Bishop [2010] stellen dar, dass sich 1 Drittel der Kinder mit einer AVS-Diagnose in einem Screening auf Asperger-Autismus auffällig zeigten [Kiese-Himmel, 2011].

Die Deutsche Gesellschaft für Phoniatrie und Pädaudiologie [DGPP, 2010] rät dazu, bei Kindern mit Autismus-Spektrum-Störungen mit der Diagnosestellung AVS vorsichtig zu sein, da auditive Auffälligkeiten, wie oben beschrieben, ggf. ausschließlich auf die vorliegende autistische Störung zurückzuführen sein können.

Kognitive Störungen

Beim Verdacht auf kognitive Beeinträchtigungen ist eine Differenzialdiagnostik zwischen kognitiven Störungen und AVS vorzunehmen. Dazu ist der Einsatz standardisierter Verfahren notwendig, um die verbalen und nonverbalen kognitiven Leistungen zu erfassen [Nickisch et al. 2007], den Grad der kognitiven Beeinträchtigungen anhand von Normwerten einzuschätzen und auditive Defizite als Teil der kognitiven Beeinträchtigungen oder gesondertes Störungsbild einzuordnen. In einer Untersuchung bei Kindern mit und ohne AVS stellten Rosen et al. fest, dass das Vorhandensein eines auditiven Defizits keinen bedeutsamen Einfluss auf die verbalen und nonverbalen kognitiven Leistungen hatte [Rosen et al. 2010].

AVS bei Mehrsprachigkeit

Bei mehrsprachigen Kindern ist zu beachten, dass Störungen der auditiven Verarbeitung in beiden bzw. allen Sprachen des Kindes vorliegen müssen, um von einer AVS sprechen zu können [DGPP, 2010], [CSHA, 2007]. Die Testverfahren zur Untersuchung der auditiven Verarbeitung sollten, wenn möglich, auf das Sprachniveau des Kindes ausgerichtet werden.

AVS und weitere Störungsbilder

Neben den o. g. Störungsbildern und Einflussgrößen ist die AVS von weiteren Störungsbildern abzugrenzen. Dazu zählen nach Nickisch und Kollegen psychogene Hörstörungen, zentrale Schwerhörigkeiten, frühkindliche Persönlichkeitsstörungen, emotionale Störungen und Verhaltensstörungen [Nickisch et al. 2007]. Auch psychosoziale Störungen konnten bei Kindern mit AVS häufiger festgestellt werden als bei Kindern ohne AVS [Kreisman et al. 2012].

Olakunbi et al. führten eine erste systematische Studie zu der Fragestellung durch, ob Kinder mit AVS auch musikalische Defizite zeigen, da dies häufiger in Elternfragebogen angegeben wurde [Olakunbi et al. 2010]. Acht Kinder mit AVS und 8 Kinder ohne AVS wurden hinsichtlich ihrer musikalischen Fähigkeiten getestet. Die Kinder mit AVS zeigten bei der Beurteilung metrischer Aufgaben signifikant schlechtere Leistungen als die Kinder der Kontrollgruppe.

4 Diagnostik

Nach der Vorstellung eines Diagnoserasters zur Erfassung auditiver Verarbeitungsstörungen wird ein Überblick über die bestehenden Möglichkeiten zur audiologischen und psychometrischen Diagnostik gegeben sowie ein Screening zur ersten orientierenden Untersuchung vorgestellt.

In Anlehnung an das von Günther und Günther [1992] erstellte Diagnoseraster zur Erfassung von Hörauffälligkeiten bei Sprachstörungen bzw. Lese-Rechtschreibschwierigkeiten zeigt ▶ Abb. 4.1 ein modifiziertes Schema zur Erfassung auditiver Verarbeitungsstörungen.

Um das dargestellte Modell zu verwirklichen, individuelle auditive Verarbeitungsprobleme zu ermitteln und Abgrenzungen zu Begleitstörungen vornehmen zu können, ist eine Diagnosestellung durch ein interdisziplinäres und multiprofessionelles Team notwendig [Witton, 2010] [Dawes u. Bishop, 2009]. Die medizinische Abklärung des peripheren und zentralen Hörens ist durch Phoniater, Pädaudiologen oder spezialisierte HNO-Ärzte vorzunehmen. Logopäden können über Verhaltensbeobachtung und die gezielte Durchführung psychometrischer Verfahren die auditive Verarbeitung, Einflussfaktoren sowie höhere kognitive Funktionen im Sinne der phonologischen Bewusstheit untersuchen. Zur differenzialdiagnostischen Abklärung von Aufmerksamkeits- und Gedächtnisstörungen oder Intelligenzdefiziten sind weitere Disziplinen, wie z. B. Psychologen, einzubinden.

Kim et al. [2009] stellten in einer Studie fest, dass Neuroimaging bei der Abgrenzung von AVS zu anderen kognitiven Entwicklungsstörungen hilfreich sein kann und unterstreichen die Relevanz der multidisziplinären Diagnosestellung. Die Deutsche Gesellschaft für Phoniatrie und Pädaudiologie (DGPP, [Gross et al. 2010]) und die American Speech-Language-Hearing Association ([ASHA, 2005]) befürworten eine multiprofessio-

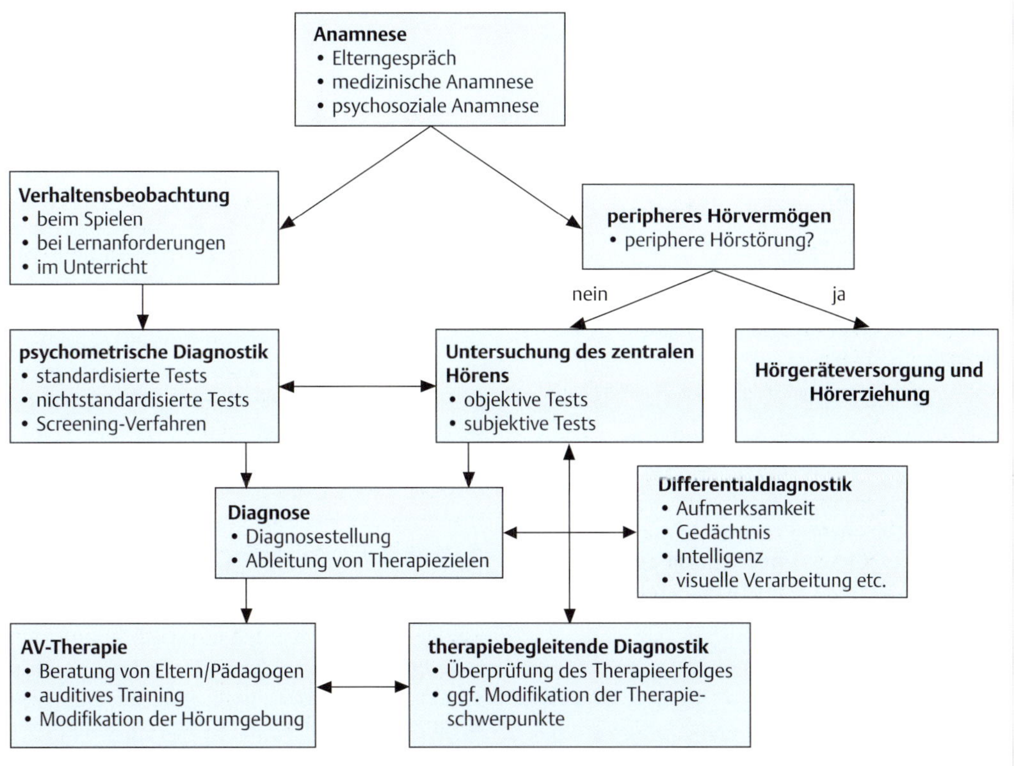

Abb. 4.1 Diagnoseraster zur inter- und multidisziplinären Erfassung auditiver Verarbeitungsstörungen.

nelle Zusammenarbeit, „behalten jedoch die Diagnosestellung ‚AVWS' dem (Päd)Audiologen vor" ([Kiese-Himmel, 2011]: 35). Eine multidisziplinäre Diagnosestellung unter Berücksichtigung aller Testergebnisse würde allerdings beinhalten, dass diese von den beteiligten Disziplinen tatsächlich gemeinsam vorgenommen wird.

Nach einigen Informationen zur Anamnese steht die Betrachtung der audiologischen und psychometrischen Testverfahren im Mittelpunkt des Diagnostikteils, der mit der Vorstellung eines Screeningverfahrens schließt.

4.1 Anamnese und Elternfragebögen

Die American Academy of Audiology [AAA, 2010] benennt folgende Inhalte, die in einer Anamnese zur AVS-Diagnostik enthalten sein sollten:

- auditive und kommunikative Defizite des betroffenen Kindes
- Familienanamnese bezüglich Hörstörungen und/oder auditiven Verarbeitungsstörungen
- medizinische Anamnese, inklusive Informationen zu Geburt, frühkindlicher Entwicklung, v. a. Hörentwicklung, Krankheitsgeschichte und Medikamenten
- Entwicklung von Sprache und Sprechen
- vorschulische und/oder schulische Entwicklung
- begleitende Erkrankungen oder Entwicklungsstörungen (z. B. kognitive Defizite)
- soziale Entwicklung
- linguistischer und kultureller Hintergrund
- frühere und/oder aktuelle Behandlungen von kognitiven, linguistischen oder sensorischen Störungen oder Behinderungen

Neben einer direkten Befragung der Eltern in Form eines Anamesegesprächs sind Fragebögen für Eltern und Erzieher einsetzbar. Ein spezieller *Anamnesebogen zur Erfassung auditiver Verarbeitungs- und Wahrnehmungsstörungen (AVWS)* ist über die Deutsche Gesellschaft für Phoniatrie und Pädaudiologie (DGPP) im Internet abrufbar (www.dgpp.de).

Allerdings sollten die erhaltenen Informationen zurückhaltend interpretiert werden, da sich die anamnestischen Angaben, die über die Befragung der Eltern erfasst werden können, bei der Diagnosestellung oft als wenig hilfreich erweisen [von Suchodoletz, 2002]. Dies bestätigt auch eine Studie von Larsen [2007]. Dabei wurden Elternfragebögen von 103 Kindern, die mit dem Verdacht auf eine AVS in der Poliklinik für Hör-, Stimm- und Sprachheilkunde des Universitätsklinikums Hamburg-Eppendorf zur Diagnostik vorgestellt wurden, statistisch ausgewertet. Das Ziel war die Untersuchung des prädiktiven Werts eines Elternfragebogens zur AVS bzw. einzelner darin enthaltener Fragen und die Einschätzung einer dadurch möglichen Optimierung der AVS-Diagnostik. Es zeigte sich kein signifikanter Zusammenhang zwischen Einzelfragen oder Gesamtergebnissen des Fragebogens und dem Vorliegen einer AVS der Kinder. Der Fragebogen selbst zeigte zwar eine hohe Spezifität und wird von Larsen als Zusatz zur klinischen Diagnostik empfohlen, es ließ sich aber kein Teil der AVS-Diagnostik identifizieren, der sich durch den Fragebogen ersetzen lässt. Auch ein Screeningverfahren erscheint aufgrund der Studienergebnisse nicht möglich, um eine ausführliche AVS-Diagnostik zu reduzieren oder zu ersetzen [Larsen, 2007].

Zu einem vergleichbaren Ergebnis kommen Preclik et al. [2008]. Sie untersuchten den Stellenwert des Anamesebogens des DGPP bei Vorschulkindern und stellten fest, dass der Fragebogen nicht ausreicht, um Untersuchungsverfahren zu ersetzen. Auch als Screeningtest ist er nicht geeignet, auch wenn er eine strukturierte und ökonomische Ergänzung der Anamnese und Diagnostik darstellt.

> **Merke** M!
>
> Die über einen Elternfragebogen erhaltenen anamnestischen Informationen sollten nicht überbewertet werden. Sie können dazu dienen, die Eltern für mögliche Probleme ihres Kindes zu sensibilisieren, sie in die Diagnostik einzubeziehen und mit ihnen über die von ihnen festgestellten Probleme des Kindes ins Gespräch zu kommen.

4.2 Audiometrische Testverfahren

Vor Überprüfung der auditiven Verarbeitung anhand psychometrischer Testverfahren sind gezielte audiologische Untersuchungen notwendig, da auditiven Verarbeitungsstörungen immer eine zentrale Hörstörung bei normaler Hörschwelle zugrunde liegt [Nickisch, 1988], [Kiese u. Henze,

1990], [Uttenweiler, 1996]. Außerdem sollte eine Intelligenzminderung (IQ < 85) ausgeschlossen werden [Nickisch u. Kiese-Himmel, 2009]. Zur Diagnostik sollten möglichst standardisierte und normierte Testverfahren von erfahrenen bzw. geschulten Untersuchern eingesetzt werden [Ptok, 2006], [AAA, 2010].

Im Folgenden werden wesentliche audiometrische Testverfahren, die derzeit im deutschen Sprachraum zur Untersuchung zentraler Hörstörungen im Kindesalter eingesetzt werden, kurz skizziert. Ein Überblick über die genannten Verfahren zur Diagnostik zentraler Hörstörungen, auditiver Wahrnehmungs- und Verarbeitungsstörungen sowie weitere Untersuchungsmöglichkeiten findet sich bei Nickisch [1988, 2005] und Uttenweiler [1996].

Vor Einsatz der Verfahren zur Überprüfung der zentralen Hörfähigkeit muss das *periphere* Hören über Ton- und Sprachaudiometrie, otoakustische Emissionen und Messung der Hirnstammpotenziale (brainstem evoked response audiometry, BERA) abgeklärt sein. Das Vorliegen einer auditiven Verarbeitungsstörung kann nur dann eindeutiger geklärt werden, wenn das periphere Hören intakt ist und das zentrale Hören geprüft werden kann. Aus einem peripheren Hörschaden kann aber durchaus bereits eine zentrale Hörstörung entstehen [Klinke, 2007].

Tab. 4.1 Audiometrische Testverfahren (in Anlehnung an Nickisch et al. [2005])

Audiometrische Verfahren	Getestete auditive Leistung
Objektive Verfahren	
• Stapediusreflexschwellenmessung	Schutzfunktion
• kortikale evozierte Potenziale (CERA)	N1, P2, P3; mismatch negativity
Subjektive Verfahren	
• Richtungshörmessung	Lokalisation
• Sprachaudiometrie mit Störgeräusch	Selektion
• binauraler Summationstest	binaurale Summation
• dichotische Diskriminationstests	Separation
• zeitkomprimierter Sprachtest	Zeitauflösung
• Gap-Detection-Test	Musteranalyse
• Ordnungsschwellenmessung	Musteranalyse
• Hörfeldskalierung	Hördynamik
• Unbehaglichkeitsschwelle	Hördynamik

▶ Tab. 4.1 zeigt eine Übersicht über die **objektiven und subjektiven Testverfahren** zur Messung zentraler Hörstörungen, die auch in Leitlinien angegeben werden [ASHA, 2005], [Ptok, 2006], [DGPP, 2010]. Während bei objektiven Testverfahren im Gegensatz zu subjektiven Testverfahren keine Reaktion des Kindes auf die präsentierten Stimuli verlangt wird, ist es dennoch erforderlich, dass das Kind während der Messungen motorisch besonders ruhig ist, da sonst Testergebnisse verfälscht werden.

4.2.1 Stapediusreflexschwellenmessung

Kontrahiert der M. stapedius (Steigbügelmuskel), so kommt es normalerweise zu einer Impedanzänderung des Trommelfells. Dieser Effekt wird mittels der Stapediusreflexschwellenmessung überprüft. Dabei werden *Pegeldifferenzen zwischen Ton- und Rauschreflexschwellen* ermittelt. Der Stapediusreflex wird immer bei der etwa gleichen empfundenen Lautheit ausgelöst und dient als Schutz des Mittelohres vor mechanischer Beschädigung durch hohe Schallpegel. Die aktive Mitarbeit des Patienten ist bei diesem objektiven Verfahren nicht erforderlich. Die Messung kann schon ab dem dritten Lebensmonat durchgeführt werden.

Im Gegensatz zu Normalhörenden, bei denen der Abstand zwischen Ton- und Rauschreflexschwellen im Frequenzbereich zwischen 500 und 6 000 Hz etwa 10 dB beträgt, sind nach Esser et al. die Abstände bei Patienten mit zentraler Hörstörung häufig vergrößert [Esser et al. 1987]. Die Patienten empfinden Geräusche bei gleicher Lautstärke lauter als Sinustöne. Deshalb wird der Stapediusreflex bei Geräuschen bei einer im Vergleich zu Sinustönen niedrigeren Lautstärke ausgelöst, wodurch es zu einem größeren Abstand zwischen den Ton- und Rauschreflexschwellen kommt. Anderen Untersuchungen zufolge ist die Vorhersagbarkeit von auditiven Verarbeitungsstörungen durch die Stapediusreflexschwellenmessung eher als schlecht zu bezeichnen [Schorn, 1999].

4.2.2 Ableitung akustisch evozierter Potenziale

Ein weiteres objektives Verfahren ist die Ableitung akustisch evozierter Hirnrindenpotenziale (cortical evoked response audiometry, CERA). Sie dient der Überprüfung der *zeitlichen Verarbeitungskapazität* des Gehörs. Dazu werden die Patienten im Wachzustand mit Tonimpulsen verschiedener Frequenzen beschallt, während ein EEG abgeleitet wird. Anhand der Ergebnisse wird beurteilt, ob Abweichungen vom normalen Kurvenverlauf vorliegen.

Untersuchungen von Jirsa und Clontz [1990] zur Bedeutung der späten Potenziale bei der Diagnostik von auditiven Verarbeitungsstörungen zeigten, dass sich vor allem die P3-Amplitude signifikant zwischen normal hörenden Kindern und Kindern mit AVS unterscheidet. Sie wurde von Jirsa [1992] auch eingesetzt, um signifikante Therapieeffekte bei der Behandlung auditiv verarbeitungsgestörter Kinder zu messen. In einer Studie von Warrier et al. [2004] konnten Verbesserungen der auditiven Verarbeitung nach spezifischer Therapie anhand der Normalisierung der N2-Amplitude nachgewiesen werden, die im Vortest bei Testung mit Störgeräusch deutlich reduziert war. Alonso und Schochat fanden signifikante Unterschiede bei der elektrophysiologischen Messung der P300-Amplitude bei Kindern vor und nach einem auditiven Training mit dem PC-Programm Earobics [Alonso u. Schochat, 2009].

Rocha-Muniz et al. beschreiben, dass aufgrund sprachevozierter Hirnstammreaktionen zwischen Kindern mit AVS und sprachgestörten Kindern unterschieden werden kann [Rocha-Muniz et al. 2012]. Sie untersuchten 57 Kinder im Alter von 6–12 Jahren, die in 3 Gruppen aufgeteilt wurden: eine Gruppe mit Kindern ohne Auffälligkeiten, eine Gruppe mit Kindern mit AVS und eine Gruppe mit sprachentwicklungsgestörten Kindern. In den Gruppenvergleichen zeigten sich charakteristische Unterschiede in den Potenzialen der jeweiligen Gruppen. Krishnamurti et al. konnten bei der Untersuchung mit sprachevozierten Hirnstammreaktionen vor und nach einem Training mit dem PC-Programm Fast ForWord signifikante Veränderungen der neuronalen Aktivität feststellen [Krishnamurti et al. 2013]. Ebenso berichten Russo et al. von nachweisbaren Änderungen der neuronalen Aktivität durch ein auditives Training [Russo et al. 2005].

Eingeschränkt wird die Aussagekraft akustisch evozierter Potenziale durch die beobachtbare große Varianz der Ergebnisse. Die Form und Latenzzeiten der Wellen der kortikal evozierten Potenziale ändern sich im Kindes- bzw. Jugendalter und zeigen sich erst um das 16. Lebensjahr in ihrer endgültigen Form und kürzesten Latenzzeit [Eggermont u. Ponton, 2003]. Studien zur Mismatch Negativity werden derzeit als methodisch zu uneinheitlich betrachtet, um Rückschlüsse auf die auditive Verarbeitung und eventuelle Zusammenhänge mit sprachlichen oder schriftsprachlichen Leistungen ziehen zu können [Bishop, 2007].

4.2.3 Richtungshörmessung

Über eine Richtungshöranlage kann die *Lokalisationsfähigkeit im Freifeld* überprüft werden. Die Kinder werden aufgefordert, zum aktiven Lautsprecher zu sehen oder auf ihn zu zeigen. Da bei dieser Untersuchung nur 5 Richtungen (vorne rechts/links, hinten rechts/links und vorne in der Mitte) überprüft werden, dient das Verfahren zur groben Einschätzung des Richtungshörens.

4.2.4 Sprachaudiometrie mit Störgeräusch

Zur Überprüfung der *Selektionsfähigkeit* eignet sich die Durchführung des Mainzer Kindersprachtests bei gleichzeitiger Beschallung mit einem Störgeräusch. Die Testung erfolgt binaural. Das Störgeräusch ist konstant mit einer Lautstärke von 60 dB hörbar, während die Sprachlautstärke in 3 Stufen von 65 über 62,5 bis hin zu 60 dB reduziert wird. Bei gleicher Lautstärke von Störgeräusch und Sprache ist bei 5- bis 6-jährigen Kindern eine Mindestleistung von 30 % zu erwarten [Nickisch, 1988]. Der Test liefert nach dem Mottier-Test die stärkste Trennkraft zwischen Kindern mit und ohne AVS [Nickisch u. Kiese-Himmel, 2009] und somit gute Ergebnisse bei der Erkennung auditiver Verarbeitungsstörungen.

4.2.5 Binauraler Summationstest

Zur Überprüfung der binauralen Summation werden die Frequenzen eines Wortes in hohe und tiefe Frequenzanteile aufgeteilt. Während einem Ohr über Kopfhörer die hohen Frequenzanteile des Wortes angeboten werden, erhält das andere Ohr zeitgleich die tiefen Frequenzanteile. Ziel ist die *Fusion der Frequenzen* zum korrekten Wort. Nach Nickisch et al. wird so die Integrität des unteren Hirnstamms überprüft [Nickisch et al. 2005].

4.2.6 Dichotische Diskriminationstests

Bei dichotischen Diskriminationstests werden beiden Ohren gleichzeitig unterschiedliche Schallreize (Wörter) dargeboten, die der Patient wiederholen muss. Normalhörende sind in der Lage, beide Reize gleichermaßen zu verstehen.

- *Feldmann* [1965, 1967] entwickelte einen dichotischen Diskriminationstest für Erwachsene, bei dem den Patienten dichotisch dreisilbige Substantive angeboten werden, die diese wiederholen sollen. Normalhörende können, nach einer Vorübung mit monotisch gegebenen Testwörtern, mindestens 80 % der dichotisch dargebotenen Wortpaare (insgesamt 10) wiederholen. Dieser Test kann normalerweise ab dem 8. Lebensjahr, eventuell bereits ab dem 6. Lebensjahr, eingesetzt werden.
- Das dichotische Testverfahren nach *Uttenweiler* [1980, 1981] ist bereits bei 5-Jährigen einsetzbar. Auf diese Weise ist schon im Vorschulalter die Untersuchung der getrennten Funktionsfähigkeit beider Hörbahnen bei gleichzeitiger Beschallung möglich. Kinder, deren auditive Verarbeitung beeinträchtigt ist, sind nicht oder nur mit deutlichen Einschränkungen in der Lage, die dichotisch dargebotenen Wortpaare zu verstehen.

Die dichotischen Diskriminationstests haben sich als besonders sensitiv für die Erfassung zentraler Hörstörungen erwiesen [Schorn, 1999].

4.2.7 Zeitkomprimierter Sprachtest

Der Hörtest mit zeitkomprimierter Sprache von Nickisch und Biesalski [1984] erlaubt die Überprüfung des *Sprachverständnisses bei erhöhter Sprechgeschwindigkeit* (stufenweise bis maximal um den Faktor 2,2 gesteigert) bei einer Lautstärke von 60 dB. Der Test eignet sich bereits für 5-Jährige. Die Kinder werden im Test über zeitkomprimierte sprachliche Äußerungen zu Spielhandlungen mit vorgegebenem Material aufgefordert, deren Ausführung bewertet wird.

4.2.8 Gap-Detection-Test und Ordnungsschwellenmessung

Beide Testverfahren dienen der Musteranalyse nonverbaler Stimuli. Umstritten ist, ob die *sprachfreie auditive Zeitanalyse* eine entscheidende Grundlage für die Lautdifferenzierung darstellt [Barth et al. 2000].

Beim **Gap-Detection-Test** wird geprüft, ob in einem fortlaufenden Signal immer kürzer werdende Lücken erkannt werden können. Bei Pausen unter 2–5 ms werden Lücken im Signal nicht mehr erkannt [Böhme u. Welzl-Müller, 2005]. Nach Matulat et al. können normalerweise Lücken von ca. 10 ms erkannt werden [Matulat et al. 1999a, 1999b].

Definition

Ordnungsschwelle
Die Ordnungsschwelle ist definiert als Zeitspanne, die zwischen 2 Signalen vergehen muss, damit diese als voneinander getrennt wahrgenommen werden.

Die Ordnungsschwelle ist von der nonverbalen Intelligenz unabhängig [Berwanger et al. 2000], korreliert aber signifikant mit der phonologischen Bewusstheit [Barth et al. 2000]. Während die bisherigen Angaben eine Ordnungsschwelle von 30–40 ms als normal bezeichnen, haben neuere Untersuchungen [Meister et al. 2000] gezeigt, dass die Normwerte, die bislang erst an einem kleinen Patientenkollektiv untersucht wurden, auf Werte von 20–100 ms korrigiert werden müssen. Ursächlich für die größere Bandbreite der Werte ist die hohe interindividuelle Variabilität der Daten.

Für die Bedeutung der Ordnungsschwelle als diagnostisches Mittel ergibt sich daraus, dass deren Erfassung zurzeit wenig sinnvoll erscheint. Die empirischen Befunde von Barth et al. [2000] belegen, dass hohe Ordnungsschwellenwerte nicht automatisch mit sprachlichen Beeinträchtigungen verknüpft sind. Auch für die Vorhersage einer Lese-Rechtschreibproblematik stellt die Ordnungsschwelle keinen zuverlässigen Prädiktor dar.

Aufgrund der hohen Varianz und der fraglichen Vorhersagbarkeit nonverbaler Messungen für verbale Leistungen ist die Messung der Ordnungsschwelle kritisch zu betrachten. Insbesondere für Kinder im Vorschulalter erscheint sie nicht geeignet.

4.2.9 Hörfeldskalierung und Unbehaglichkeitsschwelle

Bei der **Hörfeldskalierung** sollen die Patienten Töne unterschiedlicher Lautstärke entsprechend der subjektiven Empfindung verschiedenen Kategorien (z. B. sehr leise – leise – mittellaut – laut – sehr laut) zuordnen. Über diese Einordnung kann die Wirkung von Lautstärken auf einzelne Personen nachvollzogen werden.

Die Überprüfung der **Unbehaglichkeitsschwelle** dient zur Beurteilung, ob diese für verbale und/oder nonverbale Stimuli individuell generell erniedrigt ist.

4.3 Psychometrische Testverfahren

Die psychometrischen Testverfahren werden den einzelnen Funktionen auf den Ebenen Einflussfaktoren, auditive Verarbeitung und höhere kognitive Funktionen zugeordnet. Es werden Testverfahren benannt, mit deren Hilfe sich die jeweilige Funktion überprüfen lässt. Die ▶ Tab. 4.2 enthält eine alphabetische Aufstellung der Tests und Testbatterien mit Autoren, Abkürzungen und Altersangaben, die zur Diagnostik verschiedener Funktionen herangezogen werden können. In der ▶ Tab. 4.3 werden die Tests bzw. Untertests aus Testbatterien anhand ihrer Abkürzungen den jeweils zu überprüfenden Funktionen zugeordnet.

Tab. 4.2 Übersicht über Tests und Testbatterien zur psychometrischen Diagnostik

Test	Autoren	Abkürzung	Alter
Arbeitsgedächtnisbatterie für Kinder von 5–12 Jahren	**[Hasselhorn et al. 2013]**	**AGTB 5–12**	**5–12 Jahre**
Basiskompetenzen für Lese-Rechtschreibleistungen	[Stock et al. 2003]	BAKO 1–4	1 –4. Klasse
Bildwortserie zur Lautagnosieprüfung und zur Schulung des phonematischen Gehörs	[Schäfer, 1986]	–	ab 4 Jahren
Bielefelder Screening zur Früherkennung von Lese- und Rechtschreibschwierigkeiten	[Jansen et al. 2002]	BISC	Beginn oder Mitte letztes Vorschuljahr
Bremer Lautdiskriminationstest	[Niemeyer, 1976]	BLDT	2. Klasse
Hamburg-Wechsler Intelligenztest für Kinder – IV	[Petermann u. Petermann, 2010]	HAWIK-IV	6–16 Jahre
Heidelberger Auditives Screening in der Einschuldiagnostik	[Brunner u. Schöler, 2008]	HASE	4–6 Jahre
Heidelberger Lautdifferenzierungstest	[Brunner et al. 2002]	H-LAD	2./4. Klasse
Heidelberger Sprachentwicklungstest	[Grimm u. Schöler, 1991]	HSET	3–9 Jahre
Heidelberger Vorschulscreening	[Brunner et al. 2001]	HVS	3–7 Jahre
Intelligence and Development Scales	[Grob et al. 2009]	IDS	5–10 Jahre
Kaufman Assessment Battery for Children	[Kaufman et al. 2012]	K-ABC	3–12 Jahre
Knuspels Leseaufgaben	[Marx, 1998]	KNUSPEL-L	1.–4. Klasse
Mottier-Test aus dem Zürcher Lesetest	[Grissemann, 1991]	ZLT	4–16 Jahre
Münchner Auditiver Screeningtest für Verarbeitungs- und Wahrnehmungsstörungen	[Nickisch et al. 2004]	MAUS	1.–4. Klasse
Psycholinguistischer Entwicklungstest	[Angermaier, 1977]	PET	3–9 Jahre
Test für Phonologische Bewusstheitsfähigkeit	[Fricke u. Schäfer, 2011]	TPB	4 Jahre – Ende der 1. Klasse
Test zur Erfassung von Konzentration und Aufmerksamkeit im Kindergartenalter	[Jäger u. Sebastian, 2011]	TEA-Ch-K	4–6 Jahre
Verbaler Lern- und Merkfähigkeitstest	[Helmstaedter et al. 2001]	VLMT	ab 6 Jahren

Tab. 4.3 Zuordnung psychometrischer Testverfahren zu Funktionen der auditiven Verarbeitung, Einflussfaktoren und höheren kognitiven Leistungen

Funktionen	Psychometrische Testverfahren
Einflussfaktoren	
Aufmerksamkeit	Vigilanzprüfung über das PC-Programm AudioLog Beobachtung der Aufmerksamkeit und Vigilanz bei Durchführung anderer Tests TEA-Ch-K
Speicherung und Sequenz	Zahlen: AGTB 5–12, HASE, HAWIK-IV, HVS, IDS, K-ABC, PET Silben/Pseudowörter: AGTB 5–12, BISC, HASE, IDS, MAUS, Mottier-Test Wörter: AGTB 5–12, K-ABC, VLMT Sätze: HASE, HSET Texte: HSET, IDS
Auditive Verarbeitung	
Lokalisation	Richtungshörmessung über AudioLog oder SMILEY ONE (▶ Tab. 6.2)
Diskrimination	Unterscheidung gleich – verschieden: BLDT, MAUS phonologische Differenzierung: Bildwortserie zur Lautagnosieprüfung, H-LAD, HVS, MAUS
Selektion	Wörter im Störgeräusch: MAUS Wörter, Silben oder Laute im Störgeräusch über AudioLog (▶ Tab. 6.2)
Dichotische Diskrimination	Wörter, Silben oder Laute über AudioLog (▶ Tab. 6.2)
Klassifikation	
Analyse	Silbensegmentierung: BISC, HVS, TPB Lautidentifikation: BAKO 1–4, BISC, H-LAD, HVS, KNUSPEL-L, MAUS, TPB Lautkategorisierung, -ersetzung und -vertauschung: BAKO 1–4, TPB Reimen: BISC, HVS, TPB
Synthese	Laute verbinden: BISC, PET Wortumkehr: BAKO 1–4
Ergänzung	Wörter ergänzen: PET

Für einzelne Funktionen gibt es mehrere normierte Testverfahren oder Untertests, die für die Diagnostik zur Verfügung stehen. Bei anderen Funktionen fehlen standardisierte und v. a. normierte Tests. Manche Tests wurden nicht primär zur Erfassung auditiver Verarbeitungsstörungen entwickelt, sondern bereits bestehenden Testverfahren zur Beurteilung der sprachlichen und kognitiven Entwicklung entnommen. Die in den Tabellen zu psychometrischen Testverfahren genannten Tests stellen nur einen Auszug möglicher Verfahren dar. Gerade im Bereich der Untersuchung der phonologischen Bewusstheit gibt es mittlerweile eine große Anzahl von Testverfahren, sodass hier nur einige genannt werden.

4.3.1 Testverfahren für Aufmerksamkeit und Speicherung/Sequenz

Aufmerksamkeit

Eine *generelle Verhaltensbeobachtung* kann erste Anhaltspunkte zur Beurteilung der Aufmerksamkeitsfähigkeit liefern. Dabei ist insbesondere zwischen der selektiven Aufmerksamkeit und der Vigilanz zu unterscheiden. Sowohl das Zuwenden der Aufmerksamkeit auf einen spezifischen Reiz (selektive Aufmerksamkeit) als auch das Aufrechterhalten der Aufmerksamkeit (Vigilanz) sind für die Durchführung auditiver Verarbeitungsaufgaben erforderlich.

Typische Tests zur Aufmerksamkeitsdiagnostik sind sogenannte Durchstreichtests oder andere visuell orientierte Verfahren. Eine diesen Verfahren ähnliche Testung zur Erfassung der auditiven Aufmerksamkeit ist die Aufmerksamkeitsprobe nach Petermann [1979]. Dabei müssen die Kinder aus 130 vorgesprochenen Sprachlauten alle [t]-Laute heraushören. Problematisch ist, dass auf diese Weise die Diskriminationsfähigkeit mit überprüft wird, auch wenn sich die Laute sehr deutlich voneinander unterscheiden.

Der Test zur Erfassung von Konzentration und Aufmerksamkeit im Kindergartenalter für Kinder von 4–6 Jahren (TEA-Ch-K, [Jäger u. Sebastian, 2011]) bietet demgegenüber ein breiteres Spektrum zur Beurteilung der Aufmerksamkeit. Er wird als Einzelfalluntersuchung durchgeführt und beinhaltet Aufgaben zur selektiven Aufmerksamkeit, Konzentration und Daueraufmerksamkeit, Aufmerksamkeitskontrolle und Reaktionshemmung und geteilten Aufmerksamkeit. Basis des Tests ist eine kindgerechte Geschichte, auf der die Untertests thematisch aufbauen. In der Testung werden nicht nur visuelle, sondern auch auditive Stimuli getestet. Die Ermüdbarkeit hat keinen Einfluss auf die Testergebnisse, und der TEA-Ch-K lässt sich auch bei mehrsprachigen Kindern einsetzen.

Eine gezielte Untersuchung der auditiven Vigilanz kann über das PC-Programm AudioLog vorgenommen werden. Zusätzlich kann beobachtungsdiagnostisch festgestellt werden, ob es im Verlauf der sonstigen Untersuchungen zu einem Leistungsabfall durch Aufmerksamkeitsstörungen kommt und ob sich das Kind leicht ablenken lässt.

Speicherung und Sequenz

Die Bereiche Speicherung und Sequenz werden zusammengefasst, da die Bewertung der Testverfahren in der Regel sowohl eine vollständige Itemanzahl als auch eine korrekte Reihenfolge bei der Wiedergabe verlangen. Aus diesem Grund können die genannten diagnostischen Verfahren zur Überprüfung beider Teilfunktionen eingesetzt werden. Über eine zusätzliche qualitative Auswertung kann erfasst werden, ob trotz falscher Sequenz eine korrekte Speicherung mit passender Anzahl und Art der Items möglich war.

Je nach Verfahren wird die Speicherung/Sequenz bei Zahlenfolgen, Silbenfolgen bzw. Pseudowörtern, Wortfolgen, Sätzen und/oder Texten überprüft. Dabei nimmt die Anzahl der zu wiederholenden Items oder die Länge der Sätze schrittweise zu. Der Vorteil des Nachsprechens von Zahlen- oder Silbenfolgen ist, dass dabei kein Zugriff zu lexikalischem Wissen im Langzeitgedächtnis stattfindet [Kiese-Himmel u. Reeh, 2007]. Auch Artikulationsstörungen haben auf die Bewertung von Zahlenfolgen weniger Einfluss als auf die Bewertung von Silbenfolgen. Für das Nachsprechen von Zahlen ist der Untertest **Zahlennachsprechen** aus der **Kaufman Assessment Battery for Children** (K-ABC, [Kaufman et al. 2012]) besser geeignet als der Untertest **Zahlenfolgengedächtnis** aus dem **Psycholinguistischen Entwicklungstest** (PET, [Angermaier, 1977]). Der Untertest der K-ABC zeigt eine hohe Korrelation mit dem Untertest des PET, ist aber kürzer und basiert auf aktuelleren Normdaten als der PET [Kiese-Himmel, 2007].

Der bekannteste und älteste Test zur Merkfähigkeit von Silbenfolgen ist der **Mottier-Test** [Mottier, 1951], der einen Teil des Zürcher Lesetests [Grissemann, 1991] darstellt. Dabei wird die Leistungsfähigkeit des phonetischen Speichers und des subvokal artikulatorischen Kontrollprozesses (internes Wiederholen) über das Nachsprechen von Silbenfolgen (Pseudowörter) gemessen [Hasselhorn u. Grube, 2003]. Uneindeutig ist bei der Durchführung des Mottier-Tests, welche Art der Itemvorgabe bei der Erhebung der Normwerte eine Rolle spielte. Möglich sind verschiedene Vorgabearten, wie z. B. die Betonung der vorletzten Silbe (Penultima-Betonung), die gleichmäßige Betonung aller Silben oder das silbische Sprechen der Wörter. Fischer und Jakob [2010] konnten bei einer Überprüfung aller 3 Vorgabearten bei Kindern feststellen, dass sich die Ergebnisse nach Vorgabe mit Penultima-Betonung und silbischer Vorgabe signifikant unterschieden. Es gab dagegen keinen Unterschied zwischen Penultima-Betonung und einer gleichförmigen Betonung aller Silben. Die Werte der beiden letztgenannten Vorgabearten entsprachen am ehesten den Werten von Welte [1981] und Renner et al. [2008]. Daher lässt sich schlussfolgern, dass keine Pausen zwischen den Silben gemacht wurden. Fischer u. Jakob [2010] raten dazu, die Items mit Penultima-Betonung vorzugeben, da diese von den Kindern am besten angenommen wurde. Zudem empfehlen sie den Abbruch des Tests nach inkorrekter Reproduktion aller Items einer Silbenanzahl und das Zulassen von 1–2 Wiederholungen, sofern Störgeräusche auftreten. Der Mottier-Test überprüft allerdings nicht nur die Merkfähigkeit, sondern auch die auditive Differenzierungsfähigkeit [Renner et al. 2008]. Da die Normwerte des Mottier-Tests aus dem Jahr 1981 veraltet sind und aktuelle Vergleichswerte schlechtere Ergebnisse bei Kindern zeigen [Risse u. Kiese-Himmel, 2009], ist eine aktuelle Normierung erforderlich [Renner et al. 2008] [Risse u. Kiese-Himmel, 2009]. Silbenfolgen lassen sich aber auch durch andere, in der ▸ Tab. 4.3 angegebene Testverfahren überprüfen.

Die **Arbeitsgedächtnisbatterie für Kinder von 5–12 Jahren** (AGTB 5–12, [Hasselhorn et al. 2013]) ermöglicht eine umfangreiche Überprüfung des zentral-exekutiven, phonologischen und visuell-räumlichen Arbeitsgedächtnisses über 12 Subtests. Für die Testung des phonologischen Arbeitsgedächtnisses stehen 4 Testverfahren zur Verfügung: Ziffernspanne, Wortspanne einsilbig, Wortspanne dreisilbig und Kunstwörter. Im Testmanual wird allerdings der Bezug zwischen Arbeitsgedächtnis und Sprachentwicklung nicht thematisiert [Eiermann u. Ritterfeld, 2013].

Bestehen erhebliche Probleme beim Nachsprechen von Zahlen oder Pseudowörtern, kann neben den Untertests zur Wortspanne der AGTB 5–12 auch das Nachsprechen von Wortreihen über den **K-ABC** oder den **Verbalen Lern- und Merkfähigkeitstest** (VLMT, [Helmstaedter et al. 2001]) geprüft werden. Der lexikalische Zugriff kann die Merkfähigkeit vereinfachen. Dies gilt auch für Sätze, wie im Untertest **Imitieren grammatischer Strukturen (IS)** aus dem **Heidelberger Sprachentwicklungstest** (HSET, [Grimm u. Schöler, 1991]), der zur Überprüfung der Merkfähigkeit von Sätzen verwendet wird. Er ist nicht primär auf die Merkfähigkeitsprüfung ausgerichtet, sondern auf die Überprüfung der Grammatik. Daher erscheint der Untertest **Nachsprechen von Sätzen (NS)** aus dem **Heidelberger Auditiven Screening in der Einschuldiagnostik** (HASE, [Brunner u. Schöler, 2008]) besser geeignet. Ähnliches gilt für den Untertest **Textgedächtnis (TG)** aus dem HSET, bei dem eine vorgelesene Geschichte möglichst wortgetreu wiedergegeben werden muss. Obwohl es eine Bildunterstützung als Hilfe gibt, hat sich dieser Test als sehr schwer erwiesen. Auch hier beeinflussen morphologisch-syntaktische Störungen das Testergebnis. Bei der Überprüfung des Textgedächtnisses über den HSET oder die **Intelligence and Development Scales** (IDS, [Grob et al. 2009]) sind auch das Langzeitgedächtnis und Sprachverstehen stark gefordert.

4.3.2 Testverfahren für die auditive Verarbeitung

Lokalisation

Zur Überprüfung der Lokalisationsfähigkeit gibt es, abgesehen von der audiologischen Richtungshörmessung, kein spezielles Prüfmittel. In der Literatur wird darauf verwiesen, Kinder mit geschlossenen Augen zeigen zu lassen, aus welcher Richtung auditive Stimuli kommen. Wurst [Wurst, 1986] nennt außerdem die Möglichkeiten, versteckte, Geräusch erzeugende Gegenstände von den Kindern suchen oder sie mit geschlossenen Augen einer Person durch den Raum folgen zu lassen, die Geräusche oder Töne erzeugt. Dabei ist zu beachten, dass das Schließen der Augen eine für die Kinder Angst auslösende Situation darstellen kann, wenn ihnen das dazu notwendige Vertrauen in den Prüfer noch fehlt. Mithilfe des PC-Programms AudioLog und 4 Lautsprechern können die Richtungen rechts vorne/hinten und links vorne/hinten überprüft werden. Dies lässt allerdings, wie die audiologische Richtungshörmessung mit 5 geprüften Richtungen, ebenfalls nur eine grobe Aussage zur Lokalisationsfähigkeit zu.

Diskrimination

Die Diskriminationsfähigkeit stellt eine wichtige Teilfunktion der auditiven Verarbeitung dar und bezieht sich insbesondere auf die Lautdiskrimination. Es stehen mehrere Verfahren zur Überprüfung zur Verfügung.

Unter diesen ist der **Bremer Lautdiskriminationstest** (BLDT, [Niemeyer, 1976]), für den allerdings nur Normen für Kinder der 2. Grundschulklasse vorliegen. Bei diesem Test müssen vorgesprochene Wortpaare (Minimalpaare) nach „gleich“ oder „ungleich“ unterschieden werden. Die Itemauswahl ist allerdings nicht gut genug auf die im logopädischen Alltag anzutreffenden typischen Probleme auditiv auffälliger Kinder mit Sprachstörungen abgestimmt. Es bietet sich daher an, eine eigene Liste von Minimalpaaren in Anlehnung an den genannten Test zu erarbeiten, um alle relevanten Phonemkontraste in ausreichender Anzahl zu überprüfen. Auch im **Münchner Auditiven Screeningtest für Verarbeitungs- und Wahrnehmungsstörungen** (MAUS, [Nickisch et al. 2004] ist eine Aufgabe zur Unterscheidung nach gleich oder ungleich enthalten.

Schäfer [1986] erstellte eine **Bildwortserie zur Lautagnosieprüfung** – ebenfalls ein weit verbreitetes Diagnostikverfahren. Hierbei muss sich das Kind bei Vorlage von Bildern zu Minimalpaaren entscheiden, welches Minimalpaarbild vom Untersucher benannt wurde. Weitere Untertests zur Überprüfung der Diskrimination finden sich im **Heidelberger Lautdifferenzierungstest** für Kinder der 2. und 4. Klasse (H-LAD, [Brunner et al. 2002]), dem **Heidelberger Vorschulscreening** für 3–7-Jährige (HVS, [Brunner et al. 2001]) und dem **Münchner Auditiven Screeningtest für Verarbeitungs- und Wahrnehmungsstörungen** für Kinder der 1.–4. Klasse (MAUS, [Nickisch et al. 2004]. Der Heidelberger Lautdifferenzierungstest prüft im Gegensatz zum Bremer Lautdiskriminationstest logopädisch relevante Lautpaare. Dialektale Varianten, wie z.B. die Anlautverhärtung bei der Überprüfung von Lautverbindungen wie /gr/ vs. /kr/ können jedoch das Testergebnis beeinflussen, wenn das Kind dazu neigt, die Aufgabe nicht rein auditiv, sondern mithilfe des eigenen taktil-kinästhetischen Feedbacks zu lösen.

Die Differenzierungsprobe nach Breuer u. Weuffen [1994], bei der die 5 Bereiche optisch-grafomotorische, akustisch-phonematische, kinästhetisch-artikulatorische, melodische und rhythmische Differenzierung mit wenigen Items überprüft werden, ist aktuell nicht zu empfehlen. In einer Studie stellte sich heraus, dass viele Kinder, die später Lese-Rechtschreibschwierigkeiten entwickelten, nicht als Risikokinder erkannt wurden. Demgegenüber entwickelte nur 1 Viertel der als Risikokinder eingestuften Probanden später Leseschwierigkeiten. Daher fehlt dem Verfahren die notwendige Vorhersagegüte [Steinbrink et al. 2010].

Einschränkend ist festzustellen, dass nicht alle genannten Tests die Diskriminationsleistung im Sinne der auditiven Verarbeitung überprüfen. Die auditive Diskrimination bedeutet auf der Ebene der auditiven Verarbeitung zunächst nur die Unterscheidung in gleiche oder ungleiche Stimuli, ohne dass entschieden werden muss, um welchen Stimulus eines Minimalpaares es sich handelt. Die Aufgabe des Identifizierens eines oder mehrerer benannter Stimuli ist bereits eine analytische Aufgabe und geht damit über die Aussage zur hier definierten auditiven Diskriminationsfähigkeit hinaus. BLDT und MAUS wären daher am ehesten geeignet, die Diskrimination in dem in diesem Buch verwendeten Sinne zu überprüfen.

Mühlhaus et al. [2007] konnten in einer Studie mittels eines Testverfahrens zur Diskrimination und Identifikation mit ambivalenten akustischen Stimuli (/ba/ vs. /da/) nach Serniclaes et al. [2001] zeigen, dass sich signifikante Gruppenunterschiede zwischen unauffälligen Kindern und Kindern mit Verdacht auf eine AVS im Alter von 6;6 und 10;7 Jahren zeigten. Sie stellen dar, dass bei gestörter Diskriminationsfähigkeit auch die Leistung der Identifikation beeinträchtigt ist, sodass diese als darauf aufbauende Leistung zu verstehen ist. Auch Nickisch et al. [2005] weisen auf die Bedeutung der auditiven Diskrimination hin, und Brunner u. Hornberger [2007] geben an, dass die Fähigkeit zur Lautdifferenzierung im frühen Grundschulalter hoch signifikant mit der Rechtschreibleistung korreliert.

Selektion

Bei der Beurteilung der Selektionsfähigkeit ist man vor allem auf die Ergebnisse der *audiologischen Verfahren* angewiesen. Andere Tests, wie z.B. der „Test of Auditory Discrimination" von Goldman et al. [1970] oder der Untertest „Sprach-Geräusch-Diskrimination" aus dem „Test auditiver Wahrnehmung (TAW)" von Fritze [1979] sind kritisch zu betrachten, da nicht nur die Selektionsleistung, sondern auch die Fähigkeit zur Diskrimination in das Testergebnis mit einfließt. Bei dem Test von Fritze führt außerdem eine hohe Ratewahrscheinlichkeit bei geringer Itemzahl zu schlecht interpretierbaren Ergebnissen.

Am sinnvollsten erscheint die Überprüfung der Selektion mithilfe des PC-Programms AudioLog. Hier kann das Störgeräusch auf unterschiedlichen Ebenen (Laut-, Silben- oder Wortebene) angeboten werden, indem das Lautstärkeverhältnis von Störgeräusch zu Zielitem systematisch kontrolliert wird. Das Störgeräusch sollte zunächst deutlich leiser (mind. 10 dB) als das Zielitem angeboten werden. Nach und nach kann die Lautstärke des Störgeräuschs der Lautstärke des Zielitems angepasst werden. Bei der audiologischen Testung von Sprache im Störgeräusch bei 5–6-jährigen Kindern hat sich gezeigt, dass bei einem Lautstärkeunterschied von 5 dB (Signal 65 dB bei Störgeräusch 60 dB) eine Mindestleistung von 70 % bei der Unterscheidung von Signal und Störgeräusch möglich ist, während bei gleicher Lautstärke (Signal und Störgeräusch 60 dB) nur noch eine Mindestleistung von 30 % erwartet werden kann [Nickisch, 1988]. Diese Werte können zur ersten Orientierung herangezogen werden und neben den Ergebnissen der audiometrischen Verfahren genutzt werden. Vor allem ist es mittels AudioLog möglich, die Testung auf verschiedenen Stimulusebenen (Laute, Silben, Wörter) durchzuführen.

Dichotische Diskrimination

Zur Überprüfung der dichotischen Diskrimination ist die Nutzung eines Computers mit Kopfhörer notwendig, um auditive Stimuli zeitgleich dem rechten und linken Ohr anbieten zu können. Auch hier können neben den Ergebnissen der audiometrischen Verfahren eigene Überprüfungen mittels des Programms AudioLog stattfinden. Es können Wörter, Silben oder Laute als Stimuli genutzt werden. Hierbei erscheint es sinnvoll, zunächst deutlich unterschiedliche Stimuli (z.B. ein kurzes vs.

ein langes Wort) anzubieten, um die Diskrimination zu erleichtern. Betrachtet man allerdings die dichotische Diskrimination ausschließlich als Funktion der die Klassifikation vorbereitenden auditiven Verarbeitung, müsste streng genommen nur gefordert werden, dass beide gleichzeitig dargebotenen Stimuli als gleich oder verschieden erkannt werden müssen. Die üblichen Verfahren zur dichotischen Diskrimination sehen allerdings gleich eine Identifikationsleistung vor, indem anzugeben ist, welcher Stimulus rechts und/oder links gehört wurde.

4.3.3 Testverfahren für Klassifikationsprozesse

Für die Untersuchung der Klassifikationsfunktionen Analyse und Synthese können Verfahren zur Beurteilung der phonologischen Bewusstheit herangezogen werden. Zwei der erwähnten Testverfahren, das **Bielefelder Screening** (BISC, [Jansen et al. 2002]) und das **Heidelberger Vorschulscreening** (HVS, [Brunner et al. 2001]), wurden entwickelt, um das mögliche Auftreten einer Lese-Rechtschreibproblematik vorherzusagen und eine rechtzeitige Intervention zu ermöglichen. In beiden Verfahren finden sich Untertests zu den Teilfunktionen Analyse und Synthese, die als gute Prädiktoren für Störungen des Lesens und Rechtschreibens gelten. Zur Beurteilung der phonologischen Bewusstheit stehen mittlerweile weitere Verfahren zur Verfügung, wie z. B. der **Test für Phonologische Bewusstheitsfähigkeiten** (TPB, [Fricke u. Schäfer, 2011]) oder der **Test zur Erfassung der phonologischen Bewusstheit und der Benenngeschwindigkeit** (TEPHOBE, [Mayer, 2011]). Der MAUS [Nickisch et al. 2004] wurde als einziger Test speziell für die Untersuchung von Kindern mit auditiven Verarbeitungsstörungen konzipiert und prüft auch die Funktion der Analyse.

Analyse

Die Leistung der Analyse ist vielschichtig und beinhaltet z. B. das Erkennen der Silbenanzahl eines Wortes oder der Lautanzahl einer Silbe bzw. eines Wortes. Sie umfasst die Identifikation von kleineren Einheiten innerhalb größerer Strukturen, wie z. B. die Identifikation von Wörtern in Sätzen, Silben in Wörtern oder Lauten in Wörtern oder Silben. Das Reimen basiert als Teil der phonologischen Bewusstheit auf analytischen Fähigkeiten. Im Zentrum der Untersuchung der Analysefähigkeit steht die Überprüfung der Lautidentifikation und Positionsbestimmung von Lauten in Wörtern. Die Kinder werden aufgefordert, einen Laut im Wort zu identifizieren (z. B.: „Ist ein [f] in dem Wort ‚Foto'?") bzw. dessen Position im Wort zu bestimmen (z. B.: „Ist das [f] in dem Wort ‚Foto' am Anfang oder am Ende?"). Dabei spielt die Position des Lautes im Wort eine für das Erkennen entscheidende Rolle, da An- und Auslautpositionen eher als Laute in Inlautposition identifiziert werden [Blässer, 1994]. Verschiedene Tests, in denen eine Überprüfung der Analysefähigkeit vorgenommen wird, finden sich in ▶ Tab. 4.2.

Synthese

Im Bereich der Synthese kann der Untertest **Laute verbinden (LV)** des Psycholinguistischen Entwicklungstests (PET, [Angermaier, 1977]) durchgeführt werden. Dabei müssen aus einzeln vorgesprochenen Lauten Wörter zusammengesetzt werden (Beispiel: [m]-[ɪ]-[l]-[ç] = Milch). Weitere Tests, die Untertests zur Prüfung der Synthese bieten, sind der BISC [Jansen et al. 2002] und die **Basiskompetenzen für Lese-Rechtschreibleistungen** (BAKO 1–4; [Stock et al. 2003]).

Ergänzung

Für die Überprüfung der Ergänzungsfähigkeit steht der Untertest **Wörter ergänzen (WE)** aus dem PET [Angermaier, 1977] zur Verfügung. Er dient zur Beurteilung der auditiven Ergänzung. Wortfragmente müssen hier zu ganzen Wörtern ergänzt werden (Beispiel: Scho/olade = Schokolade).

4.4 Bewertung der audio- und psychometrischen Testverfahren

4.4.1 Kombination von Testverfahren

In der klinischen Praxis gibt es verschiedene Testbatterien, die von einzelnen Untersuchern oder Kliniken angewendet werden. Aufgrund des inhomogenen Patientenkollektivs kann die Diagnose einer zentralen Hörstörung erst als gesichert gelten, wenn mehrere audiologische Testverfahren übereinstimmend auf eine solche Störung hinweisen [Schorn, 1999] [Ptok et al. 2000] [von Suchodoletz, 2002]. Es besteht somit Konsens darin, dass ein einzelner Test nicht zur Diagnosestellung der AVS geeignet ist [AAA, 2010], [DGPP, 2010], [Leurpendeur, 2006].

> **Merke**
>
> Es gibt bislang keine Übereinstimmung dazu, welche Tests zur Diagnostik obligatorisch anzuwenden sind.

Ein übereinstimmender Einsatz von Testverfahren wäre notwendig, um eine Vergleichbarkeit der Testergebnisse untersuchter Kinder zu ermöglichen. Bei einer hohen Anzahl eingesetzter Tests innerhalb einer Testbatterie erhöht sich zwar die *Sensitivität* der Verfahren, dies wirkt sich aber wiederum negativ auf die *Spezifität* aus [AAA, 2010].

Kiese-Himmel [2011] kritisiert, dass für verschiedene audiometrische Verfahren altersnormierte Mittelwerte und *Reliabilitäts- und Konstruktvaliditätsprüfungen* fehlen sowie *Interkorrelationen* von audiometrischen, psychometrischen und psychoakustischen Testverfahren unbekannt sind. Zur Diagnosestellung der AVS wird eine gute inter- und multidisziplinäre Zusammenarbeit gefordert [Witton, 2010], [Dawes u. Bishop, 2009], um auf der Basis differenzierter Ergebnisse eine adäquate Therapieplanung vornehmen zu können.

Generell lässt sich feststellen, dass die Ergebnisse von Testverfahren mit nonverbalen Stimuli wie Stapediusreflexschwellenmessung, CERA und Ordnungsschwellenmessung einer hohen Varianz unterliegen und somit zur Erfassung zentraler Hörstörungen weniger geeignet sind. Auch konnte nachgewiesen werden, dass nicht alle Kinder mit AVS in sprachfreien auditiven Testverfahren Auffälligkeiten aufweisen [Kiese-Himmel, 2011], [Nickisch u. Massinger, 2005]. Daher empfiehlt die DGPP [DGPP, 2010] den Einsatz *nonverbaler und verbaler Tests*, während im angloamerikanischen Raum *nonverbale Tests* bevorzugt werden [ASHA, 2005].

Wohlleben et al. erhoben an 142 Zweit- und Drittklässlern im Alter von 8–9 Jahren erste Normwerte zur standardisierten Diagnostik der AVS, die eine zuverlässige Diagnosestellung ermöglichen sollen [Wohlleben et al. 2007]. Auch Nickisch und Kiese-Himmel haben erste Daten zur Sensitivität und Spezifität von Testverfahren bei 8–10-jährigen Kindern erhoben [Nickisch u. Kiese-Himmel, 2009]. Bei den audiometrischen Testverfahren zeigte sich das Sprachverstehen im Störgeräusch als wichtiger Test zur Identifikation der AVS. Dies wird auch von Ptok et al. gestützt [Ptok et al. 2005]. Daneben zeigten auch der Mottier-Test und der H-LAD-Subtest zur Phonemdifferenzierung eine hohe Trennkraft. Die Trennung zwischen Kindern mit und ohne AVS anhand der 3 genannten Verfahren gelang zu 94% bzw. nach Kreuzvalidierung zu 91% [Nickisch u. Kiese-Himmel, 2009]. Wohlleben et al. erstellten anhand eigener Untersuchungen eine *Rangfolge von Tests mit hoher Trennschärfe* und empfehlen den Einsatz des Heidelberger Lautdifferenzierungstest zur Untersuchung von Diskrimination und Gedächtnis, einen dichotischen Hörtest und einen Test mit zeitkomprimierter Sprache [Wohlleben et al. 2003]. Mit diesen 3 Testverfahren ließen sich 87% der Kinder als eindeutig auffällig oder unauffällig klassifizieren.

Bei einer Evaluation von Testverfahren zur Diagnostik der AVS von Henger [2003] zeigte sich, dass die Tests nicht geschlechtsabhängig, aber altersabhängig waren. Weder Musikalität noch Verhaltensauffälligkeiten hatten einen Einfluss auf das Vorliegen einer AVS, was den Daten von Olakunbi et al. [2010] widerspricht. Es zeigte sich keine oder nur eine geringe Korrelation zwischen verbalen Tests oder zwischen verbalen und nonverbalen Tests [Henger, 2003].

4.4.2 Einflussfaktoren

Auch wenn Testverfahren mit verbalen Stimuli, wie dichotische Diskriminationstests und die Sprachaudiometrie im Störgeräusch, gute Ergebnisse bei der Erkennung zentraler Hörstörungen zeigen, sind die Ergebnisse verbaler Tests mit Vorsicht zu interpretieren. Die Prüfitems der dichotischen Diskriminationstests sind vor allem für jüngere Kinder ungünstig und die Bewertung bei vorliegenden Speicherstörungen ist schwierig. Das Vorliegen von Sprachentwicklungsstörungen kann die Ergebnisse von Testverfahren mit sprachlichen Stimuli erheblich beeinflussen. Störungen des phonologischen Arbeitsgedächtnisses können die Diagnosestellung weiter erschweren [von Suchodoletz, 2006], [Kiese-Himmel, 2011].

> **Merke**
>
> Viele psychometrische Testverfahren, die für Kinder mit AVS genutzt werden, sind bereits bestehenden Testverfahren zur Beurteilung der sprachlichen und kognitiven Entwicklung entnommen und dienen somit primär nicht der Erfassung auditiver Verarbeitungsstörungen. Zudem müssen Testverfahren mit älteren Normierungen regelmäßig überarbeitet werden.

Beim Einsatz und der Interpretation audiologischer Testverfahren ist zu beachten, dass diese oft erst ab einem Alter von etwa 7 Jahren zuverlässige Werte bieten. Zur Testung wird daher ein Mindestalter von 7–8 Jahren empfohlen [AAA, 2010]. Ab einem Alter von 10 Jahren fehlen notwendige Altersnormen zur Erfassung der AVS, sodass Eltern bei ihrem Kind stattdessen eine Intelligenztestung durchführen lassen sollten [Kiese-Himmel u. Reeh, 2008].

4.4.3 Diagnosestellung

> **Merke**
>
> Nach den Leitlinien der DGPP [2010] liegt eine AVS dann vor, wenn die Testverfahren „übereinstimmend bedeutsame Schwächen in mindestens 2 AVWS-Tests (zeigen), die wiederum nicht durch andere Faktoren erklärbar sind (z. B. Aufmerksamkeit, Kognition, peripheres Hörvermögen). Es sollte angestrebt werden, dass Testergebnisse 2 Standardabweichungen oder mehr vom kognitiven Leistungsniveau des Kindes abweichen, um als ‚bedeutsam' interpretiert zu werden" ([DGPP, 2010]: 25–26).

Brunner u. Hornberger [2007] halten dagegen eine einfache Summierung auffälliger Testverfahren nicht für sinnvoll, da die einzelnen Verfahren eine unterschiedliche Bedeutung für die Diagnosestellung haben, sodass eine Gewichtung der Tests relevant wäre. Insgesamt kommt die DGPP bei der Bewertung von Testverfahren für die Untersuchung der auditiven Verarbeitung in ihrer Leitlinie zu dem Schluss: „Bislang ermöglicht die spezifische Erfassung der zu beobachtenden Probleme noch keine Etablierung eines „Gold-Standards" (...), da für viele der genannten Tests Orientierungswerte normalentwickelter Kinder fehlen, die als Bezugsgröße für (eine) abweichende auditive Entwicklung herangezogen werden können" ([DGPP, 2010]: 17).

Die Diagnosestellung ist von besonderer Bedeutung, wenn die Beschulung eines Kindes ansteht. Sie ist genau zu spezifizieren, da die Diagnose AVS als Sammelbegriff für verschiedene Störungskombinationen und -ausprägungen zu verstehen ist [DGPP, 2010], [Ptok et al. 2010]. Daher muss deutlich werden, welche spezifischen Auffälligkeiten festgestellt werden konnten und inwieweit diese zu Beeinträchtigungen des Kindes im Alltag führen, um darauf ausgerichtete Interventionen vornehmen zu können. Im schulischen Kontext kann z. B. neben einer Beratung von Eltern und Lehrern sowie einem spezifischen Hörtraining auch das Verschreiben einer Frequenzmodulationsanlage notwendig sein.

4.5 Screeningverfahren zur orientierenden Untersuchung

Die beiden vorliegenden Screeningvarianten wurden zur orientierenden Untersuchung der auditiven Fähigkeiten von Kindern ab 5 Jahren entworfen:

- Das 1. Screening ist für Kinder im Alter von 5;0–6;11 Jahren (**Vorschulalter**) konzipiert,
- das 2. Screening für Kinder im Alter von 7;0–8;11 Jahren (**frühes Grundschulalter**).

Jüngere Kinder werden nicht im Screening berücksichtigt, da eine Diagnosestellung vor dem 5. Lebensjahr als nicht sicher genug gilt. In beiden Screeningvarianten werden die Einflussfaktoren Aufmerksamkeit und Speicherung/Sequenz, die auditiven Teilfunktionen Lokalisation, Diskrimination, Selektion und dichotische Diskrimination sowie die kognitiven Funktionen Analyse, Synthese und Ergänzung anhand weniger Items überprüft.

Die Screeningvarianten stellen lediglich eine grob orientierende Untersuchung in Form einer Aufgabensammlung zu den verschiedenen Funktionen dar. In der logopädischen Praxis ist es vielfach notwendig, anhand weniger Aufgaben einen ersten Überblick über die Fähigkeiten eines Kindes zu bekommen und aus den erhaltenen Hinweisen die weiteren Diagnostikschritte zu planen. Die Aussagekraft des Screenings ist gegenüber der eines ausführlichen, standardisierten Testverfahrens deutlich begrenzt. Es bietet aber die Möglichkeit einer ersten Beobachtung auditiver Fähigkeiten, der sie beeinflussenden Faktoren und kognitiver Funktionen. Die Screeningvarianten werden nachfolgend näher beschrieben. Die zugehörigen Untersuchungsbögen finden sich im Anhang.

4.5.1 Material

Zur Durchführung der Screenings wird folgendes Material benötigt:

- Screening für 5;0–6;11-Jährige:
  - 5 Bilder: Kuh (mu), Vogel (piep), Hund (wau), Junge (Tom), Mädchen (Ann)
  - Bild eines Flohs
  - Muggelsteine o. Ä.
  - AudioLog 4
  - Kopfhörer
  - 4 Lautsprecher
  - Untersuchungsbogen
  - Stift
- Screening für 7;0–8;11-Jährige:
  - Bild einer Lokomotive mit 2 anhängenden Wagen
  - Muggelsteine o. Ä.
  - AudioLog 4
  - Kopfhörer
  - 4 Lautsprecher
  - Blatt
  - Untersuchungsbogen
  - Stift

4.5.2 Aufbau des Screenings

Es werden die Funktionen Aufmerksamkeit, Speicherung und Sequenz, Lokalisation, Diskrimination, Selektion, dichotische Diskrimination, Analyse, Synthese und Ergänzung untersucht. Bei jeder Funktion wird mit Übungsitems begonnen, um die Aufgabenstellung zu verdeutlichen. Die Durchführung einiger Aufgaben wird mit Bildmaterial unterstützt. Bei Kindern von 5–6 Jahren werden unter anderem 5 Bilder verwendet, denen Einsilber zugeordnet werden: Kuh: ‚mu', Vogel: ‚piep', Hund: ‚wau', Junge: ‚Tom', Mädchen: ‚Ann'. Die Bilder werden unter Nennung der entsprechenden Einsilber vor Durchführung des Screenings vorgestellt. Sie dienen dazu, in einzelnen Untertests zu vermeiden, dass die auditiven Leistungen aufgrund verbal-expressiver Probleme nicht beurteilt werden können. Bei den Kindern von 7–8 Jahren werden diese 5 Bilder nicht eingesetzt, da eine Bildunterstützung in diesem Alter nicht mehr unbedingt erforderlich ist und sich verbal-expressive Reaktionen besser bewertet lassen. Zur Prüfung der auditiven Teilfunktionen Lokalisation, Selektion und dichotischen Diskrimination ist der Einsatz des Computerprogramms AudioLog erforderlich. Zudem werden 1 Kopfhörer und zur Durchführung der Lokalisationsaufgabe 4 Lautsprecher benötigt.

Bei allen Überprüfungen mit Vorgaben durch den Untersucher ist sicherzustellen, dass das Kind das Mundbild des Untersuchers nicht sieht. Die genauen Instruktionen zu jedem Untertest sind im Anhang enthalten.

Einflussfaktoren

Aufmerksamkeit

► **5–6-Jährige.** Dem Kind wird das Bild der Kuh vorgelegt. Dann werden, in einem zeitlichen Abstand von ca. 1 s pro Item, alle Items (insgesamt 30) mit gleichbleibender Prosodie vorgelesen. Das Kind soll, wenn es die Silbe ‚mu' hört, auf das Kuhbild zeigen. Das Zielitem ist 10-mal vorhanden. Die Ablenkersilben bestehen aus Plosiv-Vokal-Verbindungen, in denen der Vokal /u/ nicht enthalten ist, um die Ablenkersilben so deutlich von der Zielsilbe abzugrenzen, dass keine zu große Diskriminationsleistung gefordert wird.

► **7–8-Jährige.** Im Gegensatz zum Screening für 5–6-Jährige werden 40 Items vorgelesen, in denen das Zielitem ebenfalls 10-mal vorkommt. Als Reaktion soll das Kind einen Strich auf 1 Blatt malen. Auf den zusätzlichen Einsatz von Bildmaterial wird verzichtet.

Speicherung und Sequenz

► **5–6-Jährige.** Die 5 Bilder (Kuh, Vogel, Hund, Junge, Mädchen) werden in zufälliger Reihenfolge vorgelegt. Anschließend werden 2 bis maximal 5 Silben mit einem Abstand zwischen den einzelnen Silben einer Silbenfolge von ca. 0,5 s vorgesprochen. Das Kind soll in der erinnerten Reihenfolge auf die genannten Bilder zeigen. Werden die richtigen Bilder in falscher Abfolge gezeigt, wird die Speicherung als korrekt (+), die Sequenz als falsch (–) eingetragen. Gelingt das Zeigen der richtigen Auswahl von Items in der richtigen Reihenfolge, wird auch die Sequenz als korrekt bewertet. Bei 5-jährigen Kindern ist eine Merkspanne von bis zu 4

Silben, bei 6-jährigen Kindern von bis zu 4–5 Silben zu erwarten.

▸ **7–8-Jährige.** Das Kind soll bei dieser Testvariante nicht auf Bildkarten zeigen, sondern die vom Untersucher vorgesprochenen Silbenfolgen nachsprechen. Auch hier wird mit Silbenfolgen aus 2 Silben begonnen, die ohne Abstand zwischen den einzelnen Silben einer Silbenfolge vorgesprochen werden. Beim Vorsprechen der Silbenfolgen wird die jeweils vorletzte Silbe betont (Penultima-Betonung). Es werden maximal 6 Silben präsentiert. 7-jährige Kinder sollten eine Merkspanne von bis zu 5 Silben, 8-jährige Kinder von bis zu 5–6 Silben aufweisen.

Auditive Verarbeitung

Lokalisation

Zur Durchführung des Untertests wird das Computerprogramm AudioLog genutzt. Zusätzlich werden 4 Lautsprecher benötigt. Alternativ ist möglich, dass das Kind die Augen verbunden bekommt und der Untersucher über Fingerschnipsen die Positionen rechts-vorne, links-vorne, rechts-hinten und links-hinten überprüft. Beim Einsatz von AudioLog werden die Richtungen durch das Programm automatisch vorgegeben. Die zu identifizierenden Positionen können durch den Untersucher im Untersuchungsbogen eingetragen werden.

▸ **5–6-Jährige.** Bei Nutzung von AudioLog wird aus dem Bereich „Wörter“ die Aufgabe „Richtungshören“ mit der Objektliste „Einsilber“ ausgewählt. Im Raum werden 4 Lautsprecher (rechts-vorne, links-vorne, rechts-hinten, links-hinten) positioniert. Im Programm werden 12 Übungseinheiten eingestellt. Das Kind soll mittels Klicken auf den Lautsprecher am PC angeben, aus welchem Lautsprecher das Wort zu hören war. Die ersten beiden Items sind Übungsitems zur Veranschaulichung der Aufgabe. Die Items 3–12 sind die Testitems. Der Untersucher notiert die Korrektheit der Angabe bei allen Items. Wird die Lokalisation alternativ über Fingerschnipsen überprüft, soll das Kind in die Richtung zeigen, aus der es das Schnipsen gehört hat.

▸ **7–8-Jährige.** Die Aufgabe entspricht der für jüngere Kinder, wird aber mit Silben durchgeführt, um eine kurze Darbietungszeit zu erhalten. Dazu werden im Programm Audiolog im Bereich „Silben“ die Aufgabe „Richtungshören“ und die Liste „Konsonant + A“ gewählt. Zusätzlich wird die Anzahl der Übungseinheiten auf 22 erweitert. Die ersten beiden Items dienen der Einführung in die Aufgabe, die Items 3–22 stellen die Testitems dar.

Diskrimination

In diesem Untertest werden Minimalpaarsilben überprüft, die relevante Laute beinhalten. Die paarweise mit gleichbleibender Prosodie vorgesprochenen Silben soll das Kind als gleich (g) oder verschieden (v) beurteilen.

▸ **5–6-Jährige.** Falls den jüngeren Kindern das Konzept „gleich – verschieden“ unklar ist, kann Bildmaterial (2 gleich aussehende Katzen versus 2 verschieden aussehende Katzen, ▸ Abb. 9.3) zur Verdeutlichung eingesetzt werden.

▸ **7–8-Jährige.** Den 7–8-jährigen Kindern werden doppelt so viele Minimalpaarsilben vorgesprochen wie den jüngeren Kindern. Dabei können relevante Laute einander wiederholt gegenübergestellt werden.

Selektion

Bei der Überprüfung der Selektion ist ebenfalls ein Computerprogramm einzusetzen. Mithilfe von AudioLog und einem Kopfhörer werden Items im Störgeräusch präsentiert. Allerdings muss bei der Überprüfung mittels AudioLog nicht nur erkannt werden, wann ein Signal parallel zu einem Geräusch auftritt, sondern es ist anzugeben, was gehört wurde. Damit handelt es sich zusätzlich um eine analytische Aufgabe. Um die Anforderung an die Analyse möglichst gering zu halten, sollen Realwörter statt Silben selektiert werden. Die zu selektierenden Wörter kann der Untersucher im Untersuchungsbogen festhalten.

▸ **5–6-Jährige.** Zur Testung der Selektion bei 5–6-jährigen Kindern wird aus dem Bereich „Wörter“ die Aufgabe „Signal-Rausch-Wahrnehmung“ mit der „Themenliste: Tiere“ und dem Störgeräusch „Schulhof“ ausgewählt. Die Auswahlmenge der Bilder wird auf 4 Items reduziert. Bei den Audioeinstellungen wird unter der Signal-Rausch-Wahrnehmung eine Dämpfung des Signals von 0 dB und eine Dämpfung des Rauschens von −10 dB eingestellt. Damit unterscheiden sich Signal und Rauschen um 10 dB. Im Programm werden 12 Übungseinheiten eingestellt. Das Kind erhält einen Kopfhörer aufgesetzt und soll die im Störgeräusch präsentierten Wörter anklicken. Die ersten beiden Items sind Übungsitems und die weiteren Items stellen die Testitems dar.

▶ **7–8-Jährige.** Bei den 7–8-jährigen Kindern werden im Bereich „Wörter" die Itemliste „Wortlänge: Einsilber" und das Störgeräusch „Cocktailparty" genutzt. Die Auswahlmenge wird auf 6 Items festgelegt. Die Dämpfung des Rauschens wird auf –5 dB eingestellt, während die Dämpfung des Signals bei 0 dB bleibt, sodass ein Lautstärkeabstand von 5 dB zwischen Signal und Störgeräusch besteht. Es werden 12 Items getestet, von denen die ersten 2 Items der Übung und die weiteren Items der Testung dienen.

Dichotische Diskrimination

Zur Testung der dichotischen Diskrimination werden erneut das Programm AudioLog sowie 1 Kopfhörer benötigt. Wie bei der Selektion ist auch bei der dichotischen Diskrimination eine zusätzliche Analyseleistung enthalten, da beide gehörten Wörter ausgewählt werden müssen. Zur Erleichterung der Aufgabe für jüngere Kindern werden Tierbegriffe verwendet. Bei den älteren Kindern werden zweisilbige Wörter ohne Themeneingrenzung genutzt. Durch die Verwendung von Wortmaterial soll die zusätzlich nötige Analyseleistung nicht zu anspruchsvoll gestaltet werden. Die Wortpaare können im Untersuchungsbogen notiert werden.

▶ **5–6-Jährige.** Im Bereich „Wörter" werden die Aufgabe „Dichotisches Gehör" und die Objektliste „Themenliste: Tiere" gewählt. Die Audioeinstellungen werden nicht verändert (re./li. keine Dämpfung). Die Auswahlmenge der Bilder wird auf 4 Items reduziert. Es werden 12 Übungseinheiten eingestellt, von denen die ersten beiden Items der Übung dienen.

▶ **7–8-Jährige.** Bei den 7–8-jährigen Kinder wird die Aufgabe mit der Objektliste „Wortlänge: Zweisilber" durchgeführt. Die Audioeinstellungen werden nicht verändert (re./li. keine Dämpfung). Die Auswahlmenge wird auf 6 Items eingestellt. Es werden 12 Items präsentiert.

Klassifikationsprozesse

Analyse

▶ **5–6-Jährige.** Die Überprüfung der analytischen Fähigkeiten ist in die Bereiche „Lautidentifikation" und „Positionsbestimmung" unterteilt:

- Da sich die Überprüfung auf die Lautanalyse beziehen soll, werden Wörter präsentiert, bei denen hinsichtlich der *Lautidentifikation* bestimmt werden soll, ob ein zuvor genannter Laut im Wort enthalten ist oder nicht.
- Bei der *Positionsbestimmung* soll das Kind entscheiden, ob der genannte Laut im An- oder Auslaut des Wortes vorkommt.

Zur Unterstützung eignet sich das Bild eines Flohs, um die Aufgabenstellung zu verdeutlichen und auf dessen Anfang bzw. Ende das Kind jeweils zeigen oder ein kleines Objekt legen kann. In beiden Untertests werden die Leistungen anhand des Frikativs [f] überprüft, das als Phonem bereits vor einem Alter von 5 Jahren als sicher erworben gilt. Die Auswahl des Testlautes ist beispielhaft zu sehen und kann je nach Kind und individuellem Störungsbild variiert werden. Als Testitems wurden Einsilber gewählt, um zusätzliche Hinweise über die Silbenanzahl auszuschließen. Die Ablenker im Bereich der Lautidentifikation enthalten keine Frikative. Bei der Positionsbestimmung ist der Ziellaut im An- oder Auslaut, nicht aber in der Inlautposition zu identifizieren.

▶ **7–8-Jährige.** Im Untertest für ältere Kinder werden Lautidentifikation und Positionsbestimmung über den Frikativ [ʃ] überprüft. Um auch Inlautpositionen bestimmen zu lassen, wurden im Untertest für ältere Kinder Zweisilber als Testitems und Ablenker gewählt. Sowohl bei der Lautidentifikation als auch bei der Positionsbestimmung ist der Ziellaut im An-, In- oder Auslaut enthalten. Zur Positionsbestimmung kann das Bild einer Lokomotive mit 2 anhängenden Wagen verwendet werden, um alle Lautpositionen darstellen zu können. Die Ablenker im Bereich der Lautidentifikation enthalten ebenfalls Frikative.

Synthese

▶ **5–6-Jährige.** Dieser Untertest ist am Psycholinguistischen Entwicklungstest (PET) von Angermaier [1977] orientiert. Es wurden jedoch andere Items gewählt, um eine spätere Durchführung des entsprechenden Untertests aus dem PET nicht zu beeinflussen. Die lautierend vorgelesenen Phoneme soll das Kind als zusammengesetztes Wort wiederholen (Übungsitem: [ʃ]-[iː] = Schi). Eine Bildunterstützung ist grundsätzlich möglich, da die Items gut abbildbare Objekte bezeichnen. Die zusammenzusetzenden Wörter bestehen aus 2–4 Lauten. Als Übergang zur Verbindung von 3 Lauten werden 2 Items (Ball, Mann) nur teilweise in Einzellauten präsentiert.

▶ **7–8-Jährige.** Die Wörter bestehen aus 3–5 Lauten. Das Übungsitem lautet [t]-[ɪ]-[ʃ] = Tisch. Eine Bildunterstützung ist nicht vorgesehen. Zusätzlich wurden für ältere Kinder (8 Jahre) Pseudowörter integriert, deren Synthese ohne Semantik geleistet werden muss, sodass hierüber eine Aussage über die reine Syntheseleistung möglich ist.

Ergänzung

▶ **5–6-Jährige.** Auch hier wurden parallel zum entsprechenden PET-Untertest neue Items zusammengestellt, die das Kind zu einem vollständigen Wort ergänzen muss (z. B.: Fla/e = Flasche). Um dem Kind mehr Informationen zur Vervollständigung zu bieten, wurde mit Nomina Komposita begonnen. Die Länge der Wörter nimmt stetig ab. Bei kürzeren Wörtern sind ggf. mehrere Ergänzungsvarianten möglich, die alle als korrekt gelten (z. B.: So/a = „Sofa", aber auch „Soda"). Zunächst fehlen Laute in In- oder Auslautposition. Nur bei dem letzten Item wurde der Anlaut weggelassen, da dies als besonders schwierig gilt.

▶ **7–8-Jährige.** Die Länge der Wörter nimmt in dieser Testvariante schneller ab. Ein Kompositum wird zum Einstieg verwendet, in den anderen, am Ende des Tests präsentierten Nomina Komposita fehlen jeweils 2 Laute. Die kürzeren Wörter lassen in der Ergänzung mehrere Varianten zu, die alle als korrekt gelten. Für 7–8-jährige Kinder kann der Schwierigkeitsgrad dadurch erhöht werden, dass zusätzlich das Benennen der/s fehlenden Laute/s gefordert wird.

4.5.3 Auswertung

Die Leistungen des Kindes werden jeweils mit richtig (+) oder falsch (–) bewertet. Zur Auswertung wird der Prozentsatz der korrekt gelösten Aufgabenitems eingetragen. Legt man dem Screening ein auf dem *Binomialmodell* basierendes 30-%-Kriterium zugrunde, gilt:

- Alle Kinder mit Leistungen von ≤ 30 % (= maximal 3 von insgesamt 10 Items pro Funktion) sind deutlich auffällig und somit dringend weiter zu untersuchen, wobei möglichst standardisierte Testverfahren einzusetzen sind.
- Bei Leistungen zwischen 30 und 70 % kann keine eindeutige Aussage über die tatsächliche Leistung des Kindes getroffen werden. Hier sind ebenfalls weitere Tests anzuschließen, um Auffälligkeiten der getesteten Funktion sicher auszuschließen.
- Von einem wirklich sicheren Beherrschen der Leistung kann bei der geringen Itemzahl von 10 Items erst ab einer Leistung von 90 % (9 von 10 Items), besser noch 95 % gesprochen werden. Dies bedeutet allerdings nur, dass das Kind auf der getesteten Ebene die geprüfte Leistung beherrscht.

Auch wenn versucht wurde, den unterschiedlichen Altersstufen der Kinder und den damit verbundenen Leistungsunterschieden durch die Entwicklung zweier Screeningvarianten Rechnung zu tragen, ist unbedingt zu berücksichtigen, dass deutliche Leistungsunterschiede innerhalb einer Altersgruppe zu erwarten sind. Eine Leistung, die bei einem 6-Jährigen als auffällig eingestuft wird, kann bei einem 5-Jährigen noch im Normbereich liegen. Die ansatzweise Bewältigung der Aufgaben zu kognitiven Funktionen ist erst ab einem Alter von 7 Jahren zu erwarten.

Das Screening kann sowohl als erste orientierende Überprüfung als auch als Verlaufskontrolle verwendet werden. Die getesteten Items sind nicht in die Behandlung zu integrieren, um Übungseffekte zu vermeiden. Daher wäre es sinnvoll, bei den über AudioLog geprüften Funktionen statt der randomisierten Darbietung jeweils Testlisten pro Untertest und Altersgruppe zu erstellen, während die gleichen Items bei der Behandlung mit AudioLog aus der Übungsliste zu entfernen wären.

5 Heilmittelrichtlinie, ICD-10 und ICF

5.1 Heilmittelrichtlinie

Merke

Heilmittelrichtlinie (HMR)

Im Heilmittelkatalog zu den Heilmitteln der Stimm-, Sprech- und Sprachtherapie [IntelliMed, 2011] wird der Bereich der auditiven Verarbeitungsstörung im Bereich 2 „Störungen der Sprache" mit dem Indikationsschlüssel „SP2 – Störungen der Sprache vor Abschluss der Sprachentwicklung: Störungen der auditiven Wahrnehmung" (▸ Tab. 5.1) aufgeführt. Die Leitsymptomatik ist eine *funktionelle bzw. strukturelle Schädigung mit Störungen der zentralen Hörfunktionen.*

Als Therapieziel wird die Verbesserung bzw. Normalisierung der sprachlichen und kommunikativen Fähigkeiten aufgeführt. Die Therapie dauert je nach Belastbarkeit des Patienten 30 oder 45 Minuten und sollte 2-mal pro Woche durchgeführt werden. Sie kann nur aufgrund einer neuropsychologischen Untersuchung und zentralen Hördiagnostik verordnet werden. Bei der Erstverordnung können bis zu 10 Therapieeinheiten (TE) verschrieben werden. Eine Folgeverordnung mit bis zu 10 weiteren Therapieeinheiten ist möglich, sodass im Regelfall eine *Gesamtverordnungsmenge von 20 Therapieeinheiten* zur Verfügung steht. Nach 10 Therapieeinheiten ist eine weiterführende Diagnostik notwendig, bei der eine Entwicklungsdiagnostik und eine Untersuchung des zentralen Hörens durchzuführen sind. Damit soll geprüft werden, ob eine Folgeverordnung notwendig ist oder ob die Therapie beendet werden kann.

5.2 ICD-10

Nach der Internationalen statistischen Klassifikation der Krankheiten und verwandter Gesundheitsprobleme in der 10. Revision, der ICD-10-GM Version 2011 [DIMDI, 2011], werden auditive Verarbeitungsstörungen dem Bereich der rezeptiven Sprachstörung zugeordnet und seit 2007 unter dem Code F80.20 aufgeführt.

Merke

[F80.2 Rezeptive Sprachstörung]

„Eine umschriebene Entwicklungsstörung, bei der das Sprachverständnis des Kindes unterhalb des seinem Intelligenzalter angemessenen Niveaus liegt. In praktisch allen Fällen ist auch die expressive Sprache deutlich beeinflusst, Störungen in der Wort-Laut-Produktion sind häufig."

F80.20 Auditive Verarbeitungs- und Wahrnehmungsstörung (AVWS)

([DIMDI, 2011]: 218)

Tab. 5.1 SP2 – Störungen der Sprache vor Abschluss der Sprachentwicklung: Störungen der auditiven Wahrnehmung

Bereich	Erläuterungen
Indikationsschlüssel	SP2
Leitsymptomatik	Störungen der zentralen Hörfunktionen
Verordnungsvoraussetzung	neuropsychologische Untersuchung und zentrale Hördiagnostik
Therapieziel	Verbesserung bzw. Normalisierung der sprachlichen und kommunikativen Fähigkeiten
Therapiedauer	30–45 Minuten
empfohlene Therapiefrequenz	2 TE pro Woche
Verordnungsmenge	Erstverordnung: 10 TE Folgeverordnung: 10 TE Gesamtmenge: bis zu 20 TE
Hinweise	weiterführende Diagnostik nach 10 TE • Entwicklungsdiagnostik • zentrale Hördiagnostik zur Abklärung der Rehabilitationsnotwendigkeit und Beendigung der Therapie oder Begründung der Fortsetzung der Verordnung

TE: Therapieeinheit

5.3 ICF und Therapieziele

Die Internationale Klassifikation der Funktionsfähigkeit, Behinderung und Gesundheit [DIMDI, 2005] basiert auf der 2001 von der Weltgesundheitsorganisation (WHO) veröffentlichten International Classification of Functioning, Disability and Health (ICF, [WHO, 2001]). Sie erweitert die frühere auf die Beschreibung von Strukturschäden und Funktionseinschränkungen bezogene Sichtweise eines *Gesundheitsproblems* um die Betrachtung der Auswirkungen dieser Einschränkungen auf *Aktivitäten* und *Teilhabe* der betroffenen Menschen. Zudem berücksichtigt sie den Einfluss von *personbezogenen Faktoren* und *Umweltfaktoren* auf ein Gesundheitsproblem.

5.3.1 Körperstrukturen

Gemäß der ICF liegt bei einer auditiven Verarbeitungsstörung eine *Strukturschädigung* des Gehirns vor, die mit dem übergeordneten Code s110 bezeichnet wird. Sie kann sich auf die Strukturen des Hirnstamms (s1105) beziehen, aber auch auf Strukturen oberhalb des Hirnstamms.

5.3.2 Körperfunktionen

Innerhalb der Funktionscodes wird die auditive Verarbeitung als auditive Wahrnehmung bezeichnet und unter den *Funktionen der Wahrnehmung* (b156) mit dem Code b1560 aufgeführt (▶ Tab. 5.2).

Auch unter den *Hör- und Vestibularfunktionen* (b230–b249) finden sich Hinweise auf die auditive Verarbeitung. Diese beziehen sich auf die unter b230 beschriebenen Funktionen des Hörens. Sie sind in ▶ Tab. 5.3 zusammengefasst.

In der Beschreibung der Funktionen des Hörens wird darauf hingewiesen, dass die zuvor beschriebenen Funktionen der Wahrnehmung (b156) exkludiert sind. Dennoch weisen Begriffe, wie z. B. Richtungshören oder Spracherkennung, deutlich auf die auditive Verarbeitung hin. Somit zeigt sich auch in der Codierung und Beschreibung der ICF die Problematik der Untrennbarkeit von Verarbeitungs- und Wahrnehmungsfunktionen.

Tab. 5.2 Funktionen der auditiven Wahrnehmung

Code	Beschreibung
b1560	**Auditive Wahrnehmung** mentale Funktionen, die an der Unterscheidung von Geräuschen, Tönen, Tonhöhe und anderen auditiven Reizen beteiligt sind

([DIMDI, 2005]: 56)

Tab. 5.3 Funktionen des Hörens

Code	Beschreibung
b230	**Funktionen des Hörens (Hörsinn)** Sinnesfunktionen bezüglich der Wahrnehmung von Tönen oder Geräuschen und der Unterscheidung von deren Herkunftsort, Tonhöhe, Lautstärke und Qualität Inkl.: Funktionen des Hörens, akustische Differenzierung, Ortung der Geräuschquelle, Richtungshören, Spracherkennung; Funktionsstörungen wie Taubheit, Schwerhörigkeit, Einschränkung des Hörvermögens, Hörverlust Exkl.: Funktionen der Wahrnehmung (b156); Kognitiv-sprachliche Funktionen (b167)
b2300	**Schallwahrnehmung** Sinnesfunktionen, die die Wahrnehmung von Tönen oder Geräuschen betreffen
b2301	**Auditive Differenzierung** Sinnesfunktionen, die die Wahrnehmung von Tönen oder Geräuschen betreffen, deren Abgrenzung von Hintergrundgeräuschen, die Zusammenführung auf beide Ohren getrennt einwirkenden Schalls zu einem Ganzen (binaurale Synthese) sowie die Trennung und Mischung von Tönen und Geräuschen betreffen
b2302	**Ortung der Schallquelle** Sinnesfunktionen, die die Feststellung der örtlichen Herkunft eines Tones oder Geräusches betreffen
b2303	**Richtungshören** Sinnesfunktionen, die die Unterscheidung, ob ein Ton oder Geräusch von rechts oder von links kommt, betreffen
b2304	**Sprachdifferenzierung** Sinnesfunktionen, die das Erkennen gesprochener Sprache und die Unterscheidung dieser von anderen Tönen oder Geräuschen betreffen

([DIMDI, 2005]: 62)

Tab. 5.4 Beispiele für betroffene Bereiche von Aktivität und Partizipation bei auditiven Verarbeitungsstörungen (AVS)

Code	Beschreibung
d1	**Lernen und Wissensanwendung**
d110–d129	Bewusste sinnliche Wahrnehmungen, z. B. d115: Zuhören
d130–d159	Elementares Lernen
d160–d179	Wissensanwendung
d3	**Kommunikation**
d310	Kommunizieren als Empfänger gesprochener Mitteilungen
d350–d369	Konversation und Gebrauch von Kommunikationsgeräten und -techniken, z. B. d3 504: Eine Unterhaltung mit mehreren Personen führen
d355	Diskussion, z. B. d3 551: Diskussion mit vielen Menschen
d7	**Interpersonelle Interaktionen und Beziehungen**
d730–d779	Besondere interpersonelle Beziehungen, z. B. d760: Familienbeziehungen
d8	**Bedeutende Lebensbereiche**
d810–d839	Erziehung und Bildung, z. B. d815: Vorschulerziehung oder d820: Schulbildung
d9	**Gemeinschafts-, soziale und staatsbürgerliche Leben**
d920	Erholung und Freizeit, z. B. d9 200: Spiel oder d9 205: Geselligkeit

([DIMDI, 2005]: 97–121)

5.3.3 Aktivitäten und Teilhabe

Im Zentrum der ICF-orientierten Betrachtung von Aktivitäten und Teilhabe stehen die *Leistungs- und Handlungsfähigkeit* der Betroffenen und ihr *Einbezogensein in Lebenssituationen*. Die beschriebenen Funktionsstörungen wirken sich in unterschiedlicher Art und Ausprägung auf die Möglichkeiten des Kindes zur Durchführung von Aktivitäten und der daraus resultierenden Teilhabe aus. Besonders betroffen ist der Bereich „Lernen und Wissensanwendung“. Eine Beeinträchtigung der Aktivität des Zuhörens (d115) als bewusste Nutzung des Hörsinns stellt eine wesentliche Grundlage für das Lernen dar. Auch das „Kommunizieren als Empfänger gesprochener Mitteilungen“ (d310) baut auf einer funktionierenden auditiven Verarbeitung auf. Bei Selektionsstörungen und Störungen der dichotischen Diskrimination ist insbesondere eine Unterhaltung (d3 504) oder Diskussion (d355) mit mehreren Personen erschwert. Es sind Auswirkungen auf Erziehung und Bildung (d810–d839), interpersonelle Interaktionen und Beziehungen (d730–d779), insbesondere Familienbeziehungen (d760), ebenso zu erwarten wie auf das Gemeinschafts-, soziale und staatsbürgerliche Leben, z. B. im Rahmen von Freizeitaktivitäten (d920).

5.3.4 Kontextfaktoren

Umweltfaktoren und personbezogene Faktoren gehören zu *Kontextfaktoren* (► Tab. 5.5), die sich positiv oder negativ auf ein Gesundheitsproblem auswirken können. Positive Einflussfaktoren werden als Förderfaktoren, negative Faktoren als Barrieren bezeichnet. Die ► Tab. 5.5 erhebt wie die zuvor dargestellten Tabellen keinen Anspruch auf Vollständigkeit, sondern soll einige wesentliche Beispiele für zu berücksichtigende Faktoren bieten.

Umweltfaktoren

Zu den *Umweltfaktoren* gehören beispielsweise die Frequenzmodulationsanlagen (FM-Anlagen), die das Hören im schulischen Kontext unterstützten können und im Therapiekapitel genauer beschrieben werden. Sie können dem ICF-Bereich „Hilfsprodukte und unterstützende Technologien für Bildung/ Ausbildung (e1301)“ zugeordnet werden. Von entscheidender Bedeutung ist die Unterstützung, die Kinder mit AVS von ihrer Umwelt erfahren, insbesondere vom engsten Familienkreis (e310), aber auch mittels therapeutischer Unterstützung durch Fachleute der Gesundheitsberufe (e355). So kann der Therapieerfolg beispielsweise davon beeinflusst werden, ob Eltern die Therapie ihrer Kinder unterstützen, aber auch, ob eine notwendige Diagnosestellung und Therapiedurchführung durch

Tab. 5.5 Beispiele für relevante Kontextfaktoren bei auditiven Verarbeitungsstörungen (AVS)

Code	Beschreibung
Umweltfaktoren	
e1	Produkte und Technologien
e125	Produkte und Technologien zur Kommunikation, z. B. e125: Hilfsprodukte und unterstützende Technologien für die Kommunikation (z. B. Hörgeräte)
e130	Produkte und Technologien für Bildung/Ausbildung, z. B. e1301: Hilfsprodukte und unterstützende Technologien für Bildung/Ausbildung (z. B. Frequenzmodulationsanlageanlagen in Schulen)
e2	Natürliche und vom Menschen veränderte Umwelt
e250	Laute und Geräusche, z. B. e2500: Laut-/Geräuschintensität oder -stärke oder e22 501: Laut-/Geräuschqualität (z. B. Hintergrundlärm)
e3	Unterstützung und Beziehungen
e310	Engster Familienkreis
e355	Fachleute der Gesundheitsberufe
e5	Dienste, Systeme und Handlungsgrundsätze
e515	Dienste, Systeme und Handlungsgrundsätze des Architektur- und Bauwesens, z. B. e5 152: Handlungsgrundsätze des Architektur- und Bauwesens (z. B. bauliche Möglichkeiten zur Optimierung des akustischen Umfelds, insbesondere in Schulen)
e580	Dienste, Systeme und Handlungsgrundsätze des Gesundheitswesens, z. B. e5 800: Dienste des Gesundheitswesens (z. B. diagnostische und therapeutische Angebote bei AVS)
e585	Dienste, Systeme und Handlungsgrundsätze des Bildungs- und Ausbildungswesens, z. B. e5 850: Dienste des Bildungs- und Ausbildungswesens (z. B. kleine Klassengrößen für Kinder mit AVS)
Personbezogene Faktoren	
z. B. Alter, Geschlecht, Charaktereigenschaften, persönliche Erfahrungen, Antrieb, Motivation, Interessen, ethnische Zugehörigkeit, allgemeine Verhaltensmuster, soziale Kompetenz, Komorbiditäten, individuelles Leistungsvermögen, Flexibilität usw.	

(nach [DIMDI, 2005]: 126–141)

Fachleute rechtzeitig und adäquat erfolgt. Über die „Dienste, Systeme und Handlungsgrundsätze des Gesundheitswesens (e580)“ und die „Dienste, Systeme und Handlungsgrundsätze des Bildungs- und Ausbildungswesens (e585)“ wird u. a. geregelt, welche therapeutischen und schulischen Unterstützungsmaßnahmen angeboten werden. So steht für die Behandlung nach den Heilmittelrichtlinien im Regelfall eine bestimmte Anzahl an Behandlungen zur Verfügung, die ggf. nicht für jedes Kind ausreichend ist. Oder es gibt in der Nähe des Wohnortes keine geeigneten schulischen Unterstützungsmaßnahmen für Kinder mit AVS.

Personbezogene Faktoren

Unter *personbezogenen Faktoren* versteht man Eigenschaften einer Person, wie Alter, Geschlecht, persönliche Eigenschaften oder Erfahrungen, die einen Einfluss auf ein Gesundheitsproblem ausüben. Zum Beispiel können negative Erfahrungen im Umgang mit Problemen bei der Hörverarbeitung die Motivation für ein auditives Training herabsetzen oder ältere Kinder haben mehr kognitive Möglichkeiten, kompensatorische Strategien zu nutzen. Für jedes Kind ist festzustellen, welche individuellen Kontextfaktoren mit positiver oder negativer Gewichtung vorliegen.

Für die Therapie sind Ziele festzulegen, die sich daran orientieren, welche Teilhabe erreicht werden soll und welche Aktivitäten bei dieser Teilhabe ausgeübt werden müssen. Funktionsorientierte Ziele sind den Aspekten der Aktivität und Teilhabe unterzuordnen. Beim Training von Funktionen ist der Blick immer auf die Handlungsperspektiven und Teilhabemöglichkeiten auszurichten, die das Training eröffnen soll. Bei der Formulierung von Therapiezielen ist die **SMART-Regel** (▶ Tab. 5.6) mit Festlegung von Zeitraum und Messbarkeit der Zielerreichung zu beachten.

Tab. 5.6 SMART-Regel (in Anlehnung an Whitmore [1992])

Abkürzung	Begriff	Übersetzung	Erläuterung
S	specific	spezifisch	Ausrichtung des Ziels auf die zu verbessernde Funktion/Aktivität/Teilhabe
M	measurable	messbar	Angabe des Verfahrens, mit dem die Zielerreichung gemessen wird
A	achievable	erreichbar	Abstimmung des Ziels auf die Fähigkeiten des Kindes, um sicherzustellen, dass es im definierten Zeitraum erreicht werden kann
R	relevant	bedeutsam	Auswahl eines für die Teilhabe des Kindes relevanten Ziels
T	timed	zeitlich bestimmt	Festlegung des Zeitraumes, in dem das Ziel erreicht werden soll

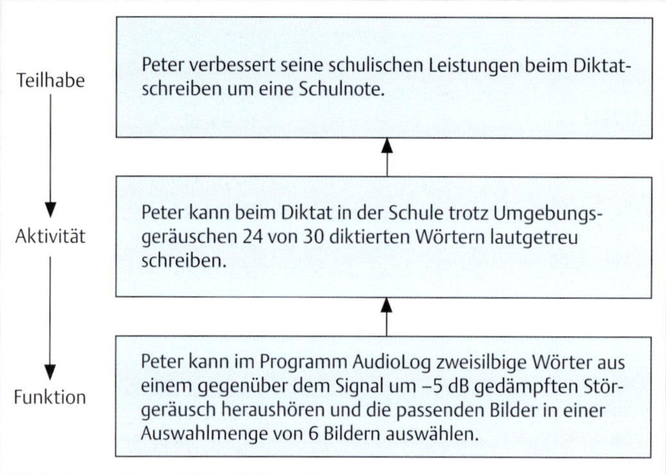

Abb. 5.1 Zielsetzungsbeispiel für die AVS-Therapie.

Zielsetzungsbeispiel

Die ▶ Abb. 5.1 zeigt ein Zielsetzungsbeispiel für die Behandlung der auditiven Teilfunktion „Selektion“. Es verdeutlicht die verschiedenen Stufen der ICF-orientierten Zielsetzung. Ausgangspunkt ist ein Kind (Peter) mit schlechten Leistungen im Diktatschreiben und einer nachgewiesenen Störung der auditiven Verarbeitung, unter anderem im Bereich der Selektion. Peter berichtet, dass es ihm besonders schwer fällt, ein Diktat in der Schule zu schreiben, wenn Umgebungsgeräusche auftreten. Das übergeordnete Ziel der Teilhabe ist in diesem Fall die Verbesserung der schulischen Leistungen im Diktatschreiben. Um diese Verbesserung zu bewirken, ist es im Bereich der Aktivitäten notwendig, dass mehr Wörter korrekt bzw. lautgetreu geschrieben werden, auch wenn Umgebungsgeräusche auftreten. Um die dafür nötigen Voraussetzungen zu schaffen, kann auf Funktionsebene daran gearbeitet werden, systematisch Wörter bei einem begleitend angebotenen Störgeräusch heraushören. Das Hörtraining soll dazu führen, dass Wörter trotz Störgeräusch besser wahrgenommen werden. Bei einem reinen Hörtraining geht es nicht darum, orthografische Regeln zu vermitteln. Daher wurde als Aktivitätsziel eine lauttgetreue Schreibweise angegeben.

Während also die Therapieplanung an der Teilhabe ansetzt und über die Aktivitäten zu den zu verbessernden Funktionen führt, wird in der Therapiedurchführung auf der Funktionsebene begonnen. Der Übergang von der Funktions- zur Aktivitätsebene sollte über weitere Zwischenschritte erfolgen. In diesem Beispiel wäre es sinnvoll, das Diktatschreiben bei Umgebungsgeräusch in der Therapie zu üben, bevor die Aktivität im schulischen Kontext ausgeführt wird.

6 Therapie

In der Therapie auditiver Verarbeitungsstörungen sind 3 wesentliche Handlungsfelder zu berücksichtigen (▶ Abb. 6.1). Neben der *Beratung von Eltern und Pädagogen* wie Erziehern oder Lehrern und einem *auditiven Training* sollte auch die häusliche und vor allem schulische *Hörumgebung* des betroffenen Kindes auf mögliche Veränderungen hin überprüft werden. Die 3 Handlungsfelder werden im Folgenden näher betrachtet. Im Anschluss daran werden alternative Therapiemethoden vorgestellt und kritisch diskutiert.

6.1 Beratung von Eltern und Pädagogen

Um Eltern bzw. Erziehungsberechtigte, Erzieher und Pädagogen über das Störungsbild AVS zu informieren und im Umgang mit Kindern mit AVS zu schulen, sind persönliche Beratungen durchzuführen. Eine erste Beratung sollte nach Abschluss der Diagnosestellung durch den Phoniater bzw. Pädaudiologen und die Logopädin erfolgen. Hinweise dazu finden sich in den Praxishilfen für Eltern und Lehrer, die im Rahmen der Leitlinie zur AVS der DGPP [DGPP, 2010] erhältlich sind. Zudem stehen *Elternratgeber* von Lupberger [2011] für Kinder mit AVS und Hammann [2012] für Schulkinder mit AVS zur Verfügung. Sie beschreiben in gut nachvollziehbarer Weise das Störungsbild AVS und geben Informationen zum Umgang mit der Problematik.

Die Selbsthilfe bietet ebenfalls eine Möglichkeit des Austauschs für Angehörige von betroffenen Kindern. Unter www.avws-selbsthilfe.de finden sich Informationen und Links zum Störungsbild sowie Hinweise auf Selbsthilfegruppen. Es wird auch ein Diskussionsforum angeboten. Die Aktivitäten der AVS-Selbsthilfe sind bislang deutlich regional geprägt. Im Internet finden sich des Weiteren in diversen Foren zu den Themen Erziehung und Schule Beiträge von Betroffenen und Angehörigen zum Thema AVS bzw. AVWS.

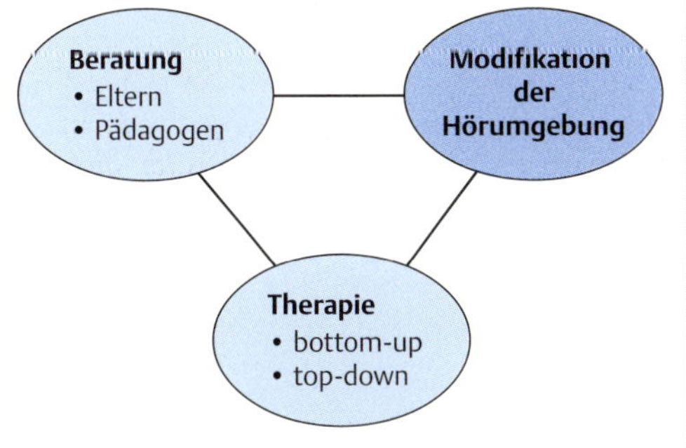

Abb. 6.1 Therapeutische Handlungsfelder bei AVS.

Die Beratung und Begleitung von Personen, die mit AVS-Kindern umgehen, sollte neben Erklärungen zum Störungsbild auch den Weg der Diagnostik und die Möglichkeiten der Therapie aufzeigen. Von besonderer Bedeutung für Eltern und Erziehungsberechtigte sind konkrete Tipps im häuslichen Umgang mit AVS-Kindern. Die DGPP [2010] rät Eltern dazu, die Kinder darüber zu informieren, welche Probleme bei ihnen vorliegen und wie geholfen werden kann. Kinder mit AVS sollen ermutigt werden, aktiv nachzufragen, wenn sie etwas nicht verstehen und mit dafür sorgen, dass Umgebungsgeräusche reduziert werden. Das Wissen um die eigene Störung kann auf das Kind entlastend wirken. Brunner [2007] hält es aus sozialpsychologischer Sicht für erforderlich, den Betroffenen ein Verständnis für die eigene Problematik näherzubringen, um negative Folgen wie eine Selbstwertminderung zu reduzieren.

Tipps für das Sprechverhalten von Eltern und Pädagogen stellen einen weiteren wichtigen Aspekt der Beratung dar. Konkrete Hinweise finden sich im Anhang zur AVWS-Leitlinie der DGPP [2010] und im Kap. 6.3 „Modifikation der Hörumgebung".

6.2 Auditives Training

In der Literatur findet sich eine Vielzahl von Förderprogrammen, die die auditive Verarbeitung einbeziehen. Zunächst gab es in der Literatur nur unzureichende Hinweise zur Systematisierung der vorliegenden Ansätze bzw. Erstellung eines strukturierten Übungsprogramms [Walther, 1977], [Wurst, 1986], [Troßbach-Neuner, 1991], [Günther u. Günther, 1992]. Kennzeichnend gerade für ältere Ansätze ist, dass nicht immer alle relevanten Funktionen einbezogen wurden bzw. unterschiedliche Vorstellungen bezüglich relevanter Funktionen bestehen (z. B. [Signer, 1979], [Sloan, 1986], [Bellis, 1996], [Cramer, 1990].

Auf der Basis des teilfunktionsorientierten Konzepts [Lauer, 1995] wurden Übungsprogramme konzipiert, die eine spezifische, funktionsorientierte Therapie ermöglichen, wie z. B. die Übungssammlung für Schulkinder von Nickisch et al. [2005] und die Übungssammlung für Vorschulkinder von Burger-Gartner u. Heber [2003]. Auch wenn die derzeit verfügbaren Übungssammlungen nicht die mittlerweile nötige Trennung von Einflussfaktoren der auditiven Verarbeitung, auditiven Teilfunktionen und höheren kognitiven Funktionen berücksichtigen, können sie bei gezielter Auswahl von Übungen zur Therapie spezifischer Funktionen genutzt werden.

Im Folgenden werden Interventionsprogramme bzw. Therapiematerialien, inklusive computerunterstützter Möglichkeiten, vorgestellt, die bei der Behandlung von AVS einsetzbar sind. Daran anschließend wird die Behandlung auf der Basis des in diesem Buch dargestellten modifizierten Modells der AVS (▶ Abb. 2.7) vorgestellt und ein alle Funktionen umfassendes Therapiekonzept für die Einzeltherapie beschrieben. Dabei wird das direkt an den gestörten Funktionen ansetzende auditive Training sowohl aus Bottom-up- als auch aus Top-down-Perspektive betrachtet. Ein bottom-up-orientiertes auditives Training setzt direkt an der Verbesserung der gestörten Funktionen an. So soll beispielsweise über ein schrittweises auditives Selektionstraining die Selektionsfähigkeit verbessert werden. Im Rahmen von Top-down-Prozessen werden Strategien vermittelt, mittels derer eine Kompensation vorgenommen werden kann. Beim Training der Merkfähigkeit als Einflussfaktor der auditiven Verarbeitung können Gedächtnisstrategien eingesetzt werden, die das Behalten unterstützen können, wie z. B. das interne Wiederholen des Gehörten. Die Berücksichtigung von bottom-up- und top-down-orientierten Behandlungsinhalten entspricht aktuellen evidenzbasierten Empfehlungen [Kiese-Himmel, 2011], [DGPP, 2010], [AAA, 2010], [Bartel-Friedrich, 2010], [ASHA, 2005].

Die funktionsorientierte Behandlung der AVS kann in Form von Einzel- und/oder Gruppentherapie stattfinden. Programme zur Förderung der phonologischen Bewusstheit finden häufig im Gruppensetting statt, da sie zumeist in Kindergartengruppen angeboten werden. Je spezifischer und störungsorientierter eine Intervention gestaltet werden soll, umso eher bietet es sich an, eine Einzeltherapie durchzuführen. Bei einer gezielten bottom-up-orientierten Behandlung ist der Einsatz von PC-Programmen zur Behandlung einzelner Funktionen unerlässlich. Im Folgenden werden die Behandlungskonzepte und Materialien für die Einzel- bzw. Gruppentherapie aufgelistet sowie PC-Programme vorgestellt, die in der Behandlung eingesetzt werden können. Die ▶ Tab. 6.1 fasst bestehende deutschsprachige Konzepte und Materialien

Tab. 6.1 Interventionsprogramme für die Einzel- bzw. Gruppentherapie

Autor/en (Jahr)	Materialien
Auditive Verarbeitung	
[Burger-Gartner u Heber, 2003]	Auditive Verarbeitungs- und Wahrnehmungsstörungen bei Vorschulkindern
[Brunner u. Waibel, 2011]	Sprachspiele zur auditiven Wahrnehmung und Sprachverarbeitung im Vorschulalter
[Lauer, 1995]	Die logopädische Behandlung zentral-auditiver Wahrnehmungsstörungen im Kindesalter
[Nickisch et al. 2005]	Auditive Verarbeitungs- und Wahrnehmungsstörungen bei Schulkindern
[Signer, 1979]	Hörtraining bei auditiv differenzierungsschwachen Kindern
[Spiel et al. 1985]	Lautwahrnehmung
[Wilhelm, 2007]	Hörschmaus
Phonologische Bewusstheit	
[Arends, 2005]	Holta di Polta. Förderung der phonologischen Bewussheit.
[Christiansen, 2002]	Fördephon
[Christiansen u. Stoltenberg, 2002]	Arbeitsblätter zur Förderung der phonologischen Bewusstheit am Schulanfang
[Christiansen, 2008]	WUPPIs Abenteuer-Reise durch die phonologische Bewusstheit
[Küspert u. Schneider, 2006]	Hören, lauschen, lernen
[Plume u. Schneider, 2004]	Hören, lauschen, lernen 2
[Scheerer-Neumann u. Schnitzler, 2007]	Café der Tiere

sowie die wichtigsten PC-Programme zusammen. Bei allen Konzepten ist zu berücksichtigen, dass sie nicht allein auf ein Training auditiver Teilfunktionen ausgerichtet sind, sondern entweder höhere kognitive Funktionen sowie Aufmerksamkeit und Speicherung/Sequenz einbeziehen oder teilweise ausschließlich auf höhere kognitive Funktionen ausgerichtet sind.

6.2.1 Einzel- und Gruppentherapie

Die Einzeltherapie stellt die spezifischste Möglichkeit dar, gezielt an der individuellen Problematik des jeweiligen Kindes zu arbeiten. Ein Training spezifischer Funktionen ist in der Gruppentherapie nur möglich, wenn die Leistungsprofile der Kinder sehr homogen sind. Da dies häufig nicht der Fall ist, ist eine gruppentherapeutische Behandlung eher als Ergänzung der Einzeltherapie zu sehen. Dabei erleben die Kinder, dass auch andere Kinder von derselben oder einer ähnlichen Problematik betroffen sind. Während ein Kind in einer Funktion mehr Hilfe als andere benötigt, kann es bei einer anderen Funktion wiederum unterstützend für andere Kinder sein. Dadurch ist gewährleistet, dass jedes Kind Erfolgserlebnisse erfährt. Unterscheidet sich ein Kind in seinem Leistungsprofil sehr deutlich von den anderen Gruppenmitgliedern, ist eine Einzeltherapie angeraten. Materialien gruppentherapeutischer Trainingsprogramme sind vielfach auch in der Einzeltherapie gut einsetzbar.

In ▶ Tab. 6.1 sind die Interventionsprogramme in Konzepte zum Training der auditiven Verarbeitung und Konzepte zum Training der phonologischen Bewusstheit unterteilt. Die Übungssammlung *Hörschmaus* [Wilhelm, 2007] und das Material von *Brunner und Waibel* [2011] berücksichtigen auditive Funktionen wie die Diskrimination, sind aber bereits deutlich auf die Förderung der phonologischen Bewusstheit ausgerichtet. Insofern ist eine klare Unterteilung der Interventionsprogramme nicht möglich. Die Zuordnung soll aber eine ansatzweise Gewichtung der Programmschwerpunkte verdeutlichen. Die Materialien von *Signer* [1979] sowie *Spiel et al.* [1985] beinhalten vor allem Diskriminations- und Analyseaufgaben. Das für Vorschulkinder erstellte Übungsprogramm von *Burger-Gartner und Heber* [2003] beinhaltet Übungen zu Funktionen der auditiven Verarbeitung, der Klassifikationsebene sowie Merkfähigkeits- und Aufmerksamkeitsaufgaben. Das Therapiekonzept zur einzeltherapeutischen Behandlung auditiver Verarbeitungsstörungen von *Lauer* [1995] beruht auf der bisherigen Modellvorstellung zur auditiven Verarbeitung. Es wird entsprechend des in diesem Buch modifizierten Modells in einer grundlegend überarbeiteten Fassung vorgestellt und berücksichtigt neben den Einflussfaktoren und höheren kognitiven Funktionen alle auditiven Teilfunktionen.

Für die Gruppentherapie werden hier exemplarisch die Konzepte von *Nickisch et al.* [2005] sowie von *Küspert und Schneider* [2006] und *Christiansen* [2002, 2008] genannt:

- Das Konzept von *Nickisch* und Mitarbeitern [Nickisch et al. 2005] ist vor allem für Schulkinder gedacht, bei denen sich neben auditiven Verarbeitungsstörungen auch Lese-Rechtschreibprobleme zeigen. Das von den Therapeutinnen zusammengestellte Übungsmaterial umfasst die Funktionen Aufmerksamkeit, Speicherung/Sequenz, Diskrimination, Analyse und Synthese und ist sowohl in der Einzel- als auch in der Gruppentherapie einsetzbar.
- *Küspert und Schneider* [2006] haben mit dem *Würzburger Trainingsprogramm* ein differenziertes und umfangreiches Förderprogramm für Kinder im Vorschulalter entwickelt. Über einen Zeitraum von 20 Wochen wird 2-mal täglich 5 Minuten lang in der Kindergartengruppe geübt. Dazu ist es notwendig, dass die Erzieherinnen, die diese Übungen durchführen sollen, eine spezielle Schulung erhalten, um die Übungen adäquat durchzuführen zu können. Auf diese Weise kann die phonologische Bewusstheit [Jansen u. Marx, 1999] so geschult werden, dass es signifikant seltener zur Ausbildung einer Lese-Rechtschreibproblematik kommt. Über das *Bielefelder Screening zur Früherkennung von Lese-Rechtschreib-Schwierigkeiten* (BISC) [Jansen et al. 2002] können Kinder identifiziert werden, bei denen die Ausbildung einer Lese-Rechtschreibproblematik wahrscheinlich erscheint und die von der Förderung besonders profitieren. Die Effektivität der Gruppenbehandlung konnte in 3 Längsschnittstudien nachgewiesen werden [Küspert u. Schneider, 2006]. *Plume und Schneider* haben einen 2. Teil des Übungsprogramms veröffentlicht, in dem es um die Verknüpfung von Buchstaben und Lauten geht [Plume u. Schneider, 2004].
- *Christiansen* [2002] hat auf der Basis des Programms von Küspert und Schneider den

Übungskatalog „Fördephon" erstellt, der die Sprachspiele näher erläutert und in einen spielerischen Kontext integriert. Außerdem betont sie die Relevanz des Einsatzes lauttreuer Wörter.
Um eine effektive Umsetzung des *Würzburger Trainingsprogramms* in Kindergärten zu gewährleisten, ist eine kontinuierliche logopädische bzw. sprachtherapeutische Begleitung unbedingt erforderlich [Geissler, 2003], [Mannhard u. Scheib, 2005]. Nach einer Studie von Keilmann u. Wintermeyer [2005] profitieren vor allem Kinder mit anamnestischen und/oder aktuell vorliegenden pathologischen Hörbefunden von einem spezifischen phonologischen Training im Rahmen des Würzburger Trainingsprogramms.
Ein zum Würzburger Trainingsprogramm konzipiertes computerunterstütztes Übungsprogramm wird im nächsten Abschnitt vorgestellt. Zudem gibt es von Christiansen [2008] das Material „WUPPIs Abenteuer-Reise durch die phonologische Bewusstheit", mit dem die spielerische Umsetzung phonologischer Übungen unterstützt werden kann.

Weitere Materialien können der ▸ Tab. 6.1 entnommen werden.

6.2.2 Computerunterstützte Therapie

Für ein gezieltes Training der auditiven Teilfunktionen ist es wichtig, computerunterstützte Möglichkeiten zu nutzen, um die Behandlung systematisch aufbauen oder wie im Bereich der Selektion überhaupt durchführen zu können. Die Programme enthalten nicht nur Aufgaben zu den spezifischen Funktionen der auditiven Verarbeitung, sondern auch für die Funktionen Aufmerksamkeit, Speicherung/Sequenz und höhere kognitive Funktionen.

Beispiele für einsetzbare PC-Programme sind

- AudioLog 4 [Flexoft Education, 2011],
- Hören-Sehen-Lernen [Coninx u. Stumpf, 2007],
- miniLÜK Hörspaß [Westermann, 2004],
- Multimedia-Spiele aus dem Würzburger Trainingsprogramm [Küspert et al. 2000] und
- SMILEYONE 2.0 [SMILEY Software, 2010].

Tab. 6.2 Computerprogramme zum Training auditiver Funktionen, ihrer Einflussfaktoren und höherer kognitiver Funktionen

	AudioLog 4	Hören-Sehen-Lernen (HSL)	miniLÜK Hörspaß	Multimedia-spiele – Würzburger Trainings-programm	SMILEY ONE 2.0
Nonverbale Stimuli	+	+	+	+	++
Verbale Stimuli	++	+	+	+	+
Basisfunktionen					
• Aufmerksamkeit	++	+	+	+	+
• Speicherung/Sequenz	++	–	o	+	+
Auditive Teilfunktionen					
• Lokalisation	+	-	-	-	+
• Diskrimination	++	++	+	+	+
• Selektion	++	–	o	+	–
• Dichotisches Hören	++	–	+	–	–
Höhere kognitive Funktionen					
• Analyse	++	++	+	+	+
• Synthese	++	++	+	+	–
• Ergänzung	–	–	+	+	–
Menüführung	++	+	o	o	+
Individuelle Einstellungen	++	o	o	–	+
Dokumentation	++	+	+	o	o

++ sehr gut, + gut, o befriedigend, – nicht enthalten

Die ▶ Tab. 6.2 bietet einen Überblick über die Computerprogramme im Hinblick auf die durch sie trainierbaren Funktionen, die Bewertung der Menüführung sowie Dokumentations- und Einstellungsmöglichkeiten. Das Programm „Detektiv Langohr“ [Trialogo, 2004] ist nicht in der Auflistung enthalten, da ein ausschließliches Training außersprachlicher Stimuli keine Verbesserungen der verbalen Verarbeitung erwarten lässt [von Suchodoletz, 2006].

AudioLog 4

Das Programm *AudioLog 4* [Flexoft Education, 2011] bietet eine Vielzahl von Aufgaben mit sprachlichen Stimuli auf Laut-, Silben- und Wortebene für ein intensives auditives Training. Die Übungskonzeption wird bei jeder neuen Programmversion kontinuierlich verbessert. Auch die Version 4 wurde bezüglich des Bild- und Tonmaterials deutlich überarbeitet. Die kindgerechten Bilder wurden von German Frank gezeichnet, der auch die Zeichnungen für die Ravensburger Sprachtherapiespiele erstellt hat. Es gibt außerdem die Möglichkeit, die Zeichnungen durch Fotos zu ersetzen, wodurch das Programm für den Einsatz bei Erwachsenen attraktiver geworden ist. Neben PC und Software mit USB-Key sind 1 Kopfhörer und, zur Übung der Lokalisation, 4 Lautsprecher notwendig. Die Übungen sind individuell einstellbar und können an den Leistungsstand des Kindes angepasst werden.

Die Aufgaben sind nach Stimulusart, also *Geräusche*, *Laute*, *Silben* und *Wörter*, unterteilt und beinhalten eine große Anzahl von Übungen mit linguistisch strukturierten Itemlisten. Die Menüführung ist klar, übersichtlich und orientiert sich an den verschiedenen Funktionen. Außer zum Bereich Ergänzung gibt es zu allen auditiven Teilfunktionen, ihren Einflussfaktoren sowie höheren kognitiven Funktionen Übungen. Neu sind in der Version 4 Übungen mit langen und kurzen Vokalen. Auf allen Stimulusebenen gibt es Übungen zu den Funktionen Aufmerksamkeit, Speicherung und Sequenz, Lokalisation, Diskrimination, Selektion, dichotische Diskrimination, Analyse und Synthese. Da der Erfolg von Übungen mit nichtsprachlichen Stimuli besonders fraglich ist, sollte direkt mit sprachlichen Stimuli geübt werden. Die Übungen sind ansprechend gestaltet und können für ältere Kinder über die Auswahl von Schriftbildern statt Objektbildern, oder ein Display als visuelles Feedback, ersetzt und angepasst werden. Verbale Feedbacks sind kurz und variieren, sodass sie auch auf Dauer nicht als sehr störend empfunden werden. Sie können zudem individuell angepasst werden.

Ein Üben der Aufmerksamkeit ist mittels eines Vigilanztrainings möglich. Im Rahmen der Speicherung und Sequenz gibt es neben den Gedächtnisübungen auf Wortebene, z. B. in semantischen Feldern, auch eine Übung mit Zahlenfolgen (Telefonspiel). Beim Telefonspiel und den freien Wortlisten ist die anzubietende Itemmenge sehr gut an die Leistungen des Kindes anpassbar. Beim Anziehspiel ist dies nicht der Fall, sodass es sich eher für ältere Kinder eignet. Bei den Diskriminationsübungen ist teilweise darauf zu achten, dass bereits analytische Fähigkeiten und nicht die Unterscheidung in „gleich“ oder „verschieden“ gefordert ist.

Besonders hilfreich ist das Programm zum Training von Lokalisation, Selektion und dichotischer Diskrimination. Im Rahmen der Lokalisation können die Richtungen rechts-vorne, links-vorne, rechts-hinten und links-hinten trainiert werden. Bei den Selektionsaufgaben erklingt das Störgeräusch wie im natürlichen Kontext kontinuierlich und lässt sich in seiner Lautstärke variieren. Ferner können verschiedene Qualitäten von Störgeräuschen zugeschaltet werden, die die Selektion systematisch erleichtern (z. B. Regenprasseln) oder erschweren (z. B. Stimmengewirr). Bei den Übungen zum dichotischen Hören kann die Lautstärke der angebotenen Stimuli getrennt voneinander variiert werden. Hier fällt allerdings auf, dass die Itempaare teilweise nicht ganz synchron abgespielt werden. Dieser Effekt erleichtert allerdings eher die zusätzlich geforderte Identifikation und wirkt nicht erschwerend. Zahlreiche Übungen zur Analyse, inklusive der Lautidentifikation und Positionsbestimmung von Lauten, und Synthese ermöglichen ein differenziertes und systematisches Üben dieser für den Schriftspracherwerb besonders relevanten Funktionen der phonologischen Bewusstheit.

In AudioLog 4 wurde mit der Übung „Selbsthören“ die zusätzliche Möglichkeit geschaffen, dass das Kind eigene Wörter beurteilen kann. Dazu müssen vorab die vom Kind gesprochenen Wörter aufgenommen werden und die Therapeutin beurteilt per Tastatur, ob die Wörter richtig oder falsch artikuliert wurden. Bei der Übung selbst werden die Wörter wiedergegeben und das Kind muss entscheiden, ob sie richtig oder falsch gesprochen wurden. Damit ist eine gute Möglichkeit des Übergangs vom Fremd- zum Eigenhören unter Einbezug produktiver Leistungen gegeben.

Fazit

Insgesamt bietet *AudioLog 4* vielfältige und variable Möglichkeiten zur computerunterstützten Behandlung der auditiven Verarbeitung, der sie beeinflussenden Funktionen sowie höherer kognitiver Funktionen. Lediglich für den Bereich der Ergänzung stehen keine Übungen zur Verfügung.

Zur Dokumentation der Übungsergebnisse beinhaltet das Programm eine Patientendatenbank, die sich auch in Microsoft Excel exportieren lässt und den individuellen Leistungsstand des Kindes differenziert erfasst. Mit einer speziellen Backup-Funktion können die Daten gesichert und komprimiert werden. Die Vollversion kann vor Kauf des Programms getestet werden. Für das Üben zu Hause kann eine preiswerte mehrmonatige Lizenz erworben werden.

Hören-Sehen-Lernen (HSL)

Das Programm Hören-Sehen-Lernen (HSL, [Coninx u. Stumpf, 2007]) ist speziell auf die Förderung der phonologischen Bewusstheit von 4–8-jährigen Kindern ausgerichtet und kann bei ein- und mehrsprachigen Kindern eingesetzt werden. Es wird als Programm für Kindergärten, Schulen, Therapeutinnen sowie häusliches Üben empfohlen. Die Struktur des Programms ist an das Konzept Hören-Lauschen-Lernen (HLL) von Küspert u. Schneider [2006] und Hören-Lauschen-Lernen 2 von Plume und Schneider angelehnt [Plume u. Schneider, 2004]. HSL kann daher parallel zu diesen Förderprogrammen eingesetzt werden.

Das Programm gliedert sich in die auditiven Übungsbereiche:

- Diskrimination
- Identifikation
- Reime
- Synthese
- Analyse Wort
- Analyse Silbe
- Analyse Phonem

Zusätzlich gibt es visuelle Aufgaben, die über das Erkennen von Formen das Erkennen von Buchstaben vorbereiten, das Erkennen von Buchstaben trainieren sowie die Zuordnung von Lauten zu Buchstaben (Phonem-Graphem-Zuordnung) üben.

Die Spielstruktur ist in allen Übungsbereichen identisch. Es werden sogenannte rote und blaue Waben präsentiert. Über rote Waben ist die Aufgabenstellung anklickbar, über blaue Waben wird eine Auswahl an Antworten gegeben. Wird die rote Wabe auf die passende blaue Wabe gezogen, wird ein Stück eines Hintergrundbilds freigelegt. Der Übungsfortschritt wird anhand der zunehmenden Füllung einer Wabe im oberen rechten Bildschirmbereich visualisiert. Nach ca. 15 Aufgaben erscheint ein Belohnungsbild, das ausgedruckt werden kann. Die Handhabung ist damit auch für jüngere Kinder sehr schnell erlernbar, für ältere Kinder kann das Programm durch die immer gleiche Darstellung weniger motivierend sein. Der Fortschritt des jeweiligen Kindes ist anhand der sukzessiv freigeschalteten Aufgaben erkennbar.

Das Programm ist systematisch aufgebaut und verlangt ein kontinuierliches Abarbeiten der Übungen der einzelnen Aufgaben. Erst wenn einfachere Übungen durchgeführt wurden, werden komplexere Aufgaben freigeschaltet. Dies ist für den Einsatz des Programms als Förderprogramm nützlich, da alle Übungsebenen systematisch durchlaufen werden müssen und gewährleistet ist, dass jedes Kind die gleichen Übungen durchläuft. Für den therapeutischen Einsatz müssen die vorhergehenden Übungen allerdings zunächst durchgespielt werden, um höhere Aufgaben freizuschalten und zielgerichtet auszuwählen.

Fazit

Hören-Sehen-Lernen eignet sich zur systematischen Förderung der phonologischen Bewusstheit. Ein auditives Training ist nur in Bezug auf die Diskrimination möglich. Lokalisation, Selektion und dichotische Diskrimination sind nicht enthalten, da diese keine Funktionen der phonologischen Bewusstheit darstellen.

miniLÜK Hörspaß

Das Programm *miniLÜK Hörspaß*von Westermann [2004] ist in einer Eltern- und einer Profiversion erhältlich. Die Profiversion beinhaltet Kontrollmöglichkeiten und ein Programmmodul zur Freischaltung einzelner Übungen. Über eine Statistik sind Übungsverlauf und -erfolg nachvollziehbar.

miniLÜK Hörspaß umfasst Übungen mit außersprachlichen und sprachlichen Stimuli. Die angebotenen Übungsbereiche sind: Detektion, Merkfähigkeit, Diskrimination, Identifikation, Selektion, Segmentierung (Positionsbestimmung), Synthese, Ergänzung, binaurale Summation und dichotisches Hören. Drei verschiedene Störgeräusche können bei manchen Übungen hinzugeschaltet werden. Innerhalb der genannten Gruppen befinden sich 3–9 Übungen auf verschiedenen Schwierigkeitsstufen. Mit „Detektion" ist das Erkennen des Vorhandenseins eines Geräuschs gemeint und dient der Verbesserung der Aufmerksamkeit.

Für eine schnellere Identifikation von Art und Schweregrad der jeweiligen Übung wären in der Profiversion zusätzliche Hinweise für Therapeutinnen nützlich. Die Art der Übungen ist in allen Bereichen sehr ähnlich. Meist müssen Zuordnungen oder Richtig/falsch-Entscheidungen vorgenommen werden. Nach Bewältigung von 3 Schwierigkeitsstufen gibt es für die Kinder ein Bonusspiel, bei dem z. B. Züge individuell bewegt oder auf Trommeln gespielt werden kann. Dies bietet einen Anreiz für das erfolgreiche Durchlaufen der Schwierigkeitsstufen.

Außer einer Vorauswahl bestimmter Übungen kann die Therapeutin keine individuellen Einstellungen vornehmen. Es ist also nicht möglich, die Auswahl der Übungsitems zu beeinflussen und die angebotene Itemmenge oder die Lautstärke von Störgeräusch und Signal systematisch zu variieren.

Fazit

Aufgrund des günstigen Preises empfiehlt sich *miniLÜK Hörspaß* als Möglichkeit für einen motivierenden Einstieg in das häusliche Üben auditiver Aufgaben. Für ein systematisches Üben ist das Programm wenig geeignet.

Multimedia-Spiele zum Würzburger Trainingsprogramm

Ergänzend zum *Würzburger Trainingsprogramm (WÜT)* zur phonologischen Bewusstheit [Küspert et al. 2000] wurden Multimedia-Spiele zur Vorbereitung einzelner Kinder auf den Schriftspracherwerb entwickelt. Das Gesamtprogramm besteht aus 4 Modulen:

1. Würzburger Trainingsprogramm zur phonologischen Bewusstheit,
2. Sprachprogramm zur Buchstaben-Laut-Verknüpfung,
3. Übungsprogramm Lauschen Reimen, Silben trennen (für Kinder ab 5 Jahre),
4. Übungsprogramm Sätze, Wörter, Laute (für Kinder von 6–7 Jahren).

Während die Teile 1 und 2 für das therapeutische Training bestimmt sind, dienen die Teile 3 und 4 dem selbstständigen bzw. durch die Eltern unterstützten Üben der Kinder.

Die Übungen werden in kindgerechter Weise dargestellt und beinhalten bis auf eine Einführung mit Geräuschen nur sprachliche Items. Sie beginnen mit größeren Einheiten wie Sätzen und Wörtern und gehen über Silben und Anlaute bis zu Phonemen in allen Positionen. Die Einführungstexte und Zwischenbemerkungen sind zum Teil sehr lang.

Das Programm ist auf das Training der phonologischen Bewusstheit ausgerichtet, sodass Übungen zur Lokalisation und dichotischen Diskrimination nicht enthalten sind. Damit empfiehlt es sich eher als Folgetraining nach einem Training auditiver Funktionen. Im Programm gibt es vielfältige Übungen zu den Bereichen Analyse und Synthese. Allerdings ist die Menüführung unübersichtlich und die Übungsbezeichnungen lassen oft nicht direkt erkennen, welche Funktion geübt wird. Einige Übungsitems wie Uhr, Bär oder Tier sind zudem phonetisch nicht sinnvoll ausgewählt.

Fazit

Die *Multimedia-Spiele zum Würzburger Trainingsprogramm* eignen sich auf Grund ihres Erscheinungsbildes eher für jüngere Kinder und dienen einer allgemeinen Förderung der phonologischen Bewusstheit. Der Leistungsstand wird zwar in Form eines Spielstands erfasst, ermöglicht aber keine linguistisch orientierte, qualitative Bewertung.

SMILEYONE 2.0

Das Programm *SMILEYONE* ist auf DVD erhältlich, seit 2010 aber auch als Online-Version verfügbar. Es ist auch für die Möglichkeit des Einsatzes eines Touchscreens vorbereitet. SMILEYONE ist stark an das Programm AudioLog angelehnt. Es gliedert sich ebenfalls in die Stimulusbereiche Geräusche, Laute, Silben und Wörter, beinhaltet aber deutlich weniger Aufgaben. In der Version 2.0 sind Übungen zur Prosodie hinzugekommen. Die Lokalisation, für die der Einsatz eines Kopfhörers notwendig ist, kann nur auf Geräuschebene geübt werden. Auf den anderen Ebenen stehen Diskriminations- und Analyseaufgaben (z. B. Silben- und Lautidentifikation, Positionsbestimmung, Silbensegmentierung) im Vordergrund, sodass der Schwerpunkt des Programms neben vielen Geräuschübungen, und auf auditiver Verarbeitungsebene möglichen Diskriminationsaufgaben, vor allem auf einem Training höherer kognitiver Funktionen liegt. Die Merkfähigkeit kann auf Wortebene trainiert werden. Die Prosodieübungen in der Version 2.0 gliedern sich in Vorübungen zu Rhythmus, Tonhöhen und Lautstärke sowie rezeptiven und expressiven Übungen mit dem Schwerpunkt von Satzfokus und Satzmodus.

Übungen zur Selektion und dichotischen Diskrimination sind nicht enthalten. Über das Zusatzprogramm *SMILEYTWO* können im Bereich „Maskierung“ verschiedene Hintergrundgeräusche parallel zum eigenen Sprechen abgespielt werden. Die Lautstärke des Störgeräuschs kann über die Plus- und Minustasten gesteuert werden. Die generelle Sprachausgabe in Form einer Frauenstimme mit stimmhaftem alveolarem Vibranten ist gewöhnungsbedürftig. Als Bildmaterial werden Kinderzeichnungen eingesetzt. Eine Animationsfigur in Form eines Pinguins („Pengo“) dient der Feedbackgabe. Mittels einer automatischen Protokollfunktion werden die Ergebnisse festgehalten und können über eine Patientendatenbank verwaltet werden.

Fazit

SMILEYONE bietet einige individuelle Einstellungsmöglichkeiten und die Auswahl einzelner Übungsebenen. Das systematische Üben von Selektion und dichotischem Hören, also für ein Hörtraining besonders relevanten Funktionen, aber auch von Synthese und Ergänzung ist nicht möglich.

6.2.3 Therapeutische Umsetzung

Bei der Durchführung des auditiven Trainings sind eine bottom-up- und eine top-down-orientierte Vorgehensweise voneinander zu unterscheiden.

Ein Bottom-up-Training setzt an den beeinträchtigten Funktionen direkt an und versucht, die Leistungen in den beeinträchtigten Funktionen sukzessive zu steigern. Dabei wird möglichst an Funktionen angesetzt, die als Basis für darauf aufbauende Funktionen gesehen werden. Im Rahmen der auditiven Verarbeitung würde bei Störungen in der Diskrimination und der dichotischen Diskrimination beispielsweise zunächst an der Diskrimination gearbeitet, bevor die darauf aufbauende dichotische Diskrimination geübt wird. Bei einem top-down-orientierten Vorgehen stehen Strategien im Vordergrund, mit denen Funktionsbeeinträchtigungen kompensiert werden können. Beispielsweise können Gedächtnisstrategien wie die interne Wiederholung dabei helfen, die Merkfähigkeit zu unterstützen. Sinnvollerweise sollte sowohl bottom-up- als auch top-down-orientiert geübt werden. Die Kombination beider Vorgehensweisen soll die bestmögliche Ausführung der jeweils beeinträchtigten Funktion unterstützen.

Aufgrund hirnorganisch unterschiedlich angenommener Verarbeitungsgebiete für die Verarbeitung von Geräuschen bzw. Sprache ist nicht anzunehmen, dass sich Übungseffekte von der außersprachlichen auf die sprachliche Ebene übertragen lassen. Daher sind in der Behandlung sprachliche Items zu nutzen. Auf diese Weise lassen sich auch die durch die Heilmittelrichtlinien vorgegebenen zeitlichen Ressourcen optimal nutzen.

Visuelle und taktil-kinästhetische Verarbeitung können ggf. unterstützend eingesetzt werden. Beispielsweise kann über das Mundbild eine vorübergehende visuelle Unterstützung für die Lautdiskrimination erfolgen. Eine taktil-kinästhetische Hilfe kann darin bestehen, die lautlichen Merkmale stimmhaft und stimmlos über die Vibration des Kehlkopfs zu verdeutlichen. Idealerweise sollten visuelle und taktil-kinästhetische Hilfestellungen schrittweise ausgeblendet werden. Bei erheblichen auditiven Defiziten können sie aber auch langfristig als kompensatorische Möglichkeiten genutzt werden.

Obwohl das Konzept vor allem die Förderung der auditiven Verarbeitung zum Ziel hat, sollen Einflussfaktoren und kognitive Funktionen nicht außer Acht gelassen werden. Die Schwierigkeiten des einzelnen Kindes sind im Gesamtzusammenhang des Störungsbildes zu sehen und nicht auf die auditive Verarbeitung zu beschränken. Liegen allerdings ausschließlich Störungen im Bereich höherer kognitiver Funktionen im Sinne einer Störung der phonologischen Bewusstheit vor, sollte nicht von einer AVS gesprochen werden. Ebenso verhält es sich mit ausschließlichen Störungen im Bereich der Aufmerksamkeit und/oder Speicherung und Sequenz.

Zudem ist es wichtig, die vorgeschlagenen Übungen als einen Bereich der Behandlung von Kindern mit meist zusätzlich vorliegender spezifischer Sprachentwicklungsstörung zu sehen, die einen Teil der Therapiestunde umfassen können und diese nicht ganz ausfüllen müssen. Teilweise können sie als Vorbereitung für die Arbeit an expressiven Leistungen gesehen werden.

6.2.4 Methodisches Vorgehen

Das vorliegende Therapiekonzept stellt eine auf dem aktuellen wissenschaftlichen Stand basierende Modifikation früherer Publikationen [Lauer, 1995, 1996a] dar. Es orientiert sich an dem in diesem Buch diskutierten Modell der auditiven Verarbeitung und umfasst auditive Teilfunktionen, die Einflussfaktoren Aufmerksamkeit und Merkfähigkeit sowie höhere kognitive Funktionen. Der Einsatz des Therapiekonzepts ist nicht auf eine bestimmte Altersgruppe begrenzt. Je nach Funktion und Art der Übungen kann es im *Vorschulalter*, also bei 4–6-jährigen Kindern, oder im *frühen Grundschulalter*, bei ca. 7–8-jährigen Kindern, angewendet werden.

Die Behandlung soll ermöglichen, die individuell betroffenen Funktionen auf genau der Ebene zu behandeln, die Störungen aufweist. Das *kleinschrittige Übungsprogramm* dient der Therapeutin als Hilfestellung zur Therapieplanung. Vorrangiges Ziel ist eine am spezifischen Störungsbild des jeweiligen Kindes orientierte Therapie. Dazu müssen die *individuell* betroffenen Bereiche ermittelt werden. Innerhalb dieser Bereiche sollte die Behandlung auf der Ebene ansetzen, die vom Kind gerade noch bewältigt werden kann. Davon ausgehend ist auf schwierigere Übungen überzugehen.

Bei dem vorgestellten Übungskonzept handelt es sich um eine *exemplarische* Darstellung von aufeinander aufbauenden Übungsmöglichkeiten, die die Therapeutin beliebig umstellen, wiederholen, erweitern oder deren Struktur sie auf andere Übungsideen übertragen kann.

Eine Einbeziehung der Eltern als *Ko-Therapeuten* ist zur Steigerung des Übungseffekts im Rahmen häuslicher Übungen sinnvoll. Sie sollten immer über Ziel und Erfolg der durchgeführten Übungen informiert werden.

Das im Anhang befindliche Übungsprogramm gliedert sich in die Bereiche: **Aufmerksamkeit, Speicherung und Sequenz, Lokalisation, Diskrimination, Selektion, dichotische Diskrimination, Analyse, Synthese und Ergänzung**.

Die Übungen innerhalb der einzelnen Funktionen berücksichtigen Übungen auf *Laut-, Silben-, Wort-und Satz-/Textebene*. Es gibt jeweils mindestens 10 aufeinander aufbauende Übungsvorschläge. Zunächst wird das Ziel der Übung genannt. Es folgen Hinweise zum Übungsmaterial, zur Durchführung der Übung sowie zu möglichen Übungsvariationen. Im Anschluss an das Übungsschema wird pro Funktion ein spezifisches *Hilfensystem* angegeben. Es wurde in Anlehnung an das Hilfensystem des DP-BAK [Guthke et al. 1992] erstellt und dient der Therapeutin als Leitfaden für abgestufte Interventionsmöglichkeiten. Auf verschiedenen Hilfenstufen werden unterschiedliche Hilfestellungen gegeben, die auch einen genauen Wortlaut für die verbalen Hilfen der Therapeutin beinhalten. Bei Einhaltung dieses System kann beurteilt werden, auf welcher Stufe des Lernerfolgs sich die Leistungen des Kindes befinden.

Zwar sind die exemplarischen Übungen im Wesentlichen hierarchisch gegliedert, je nach Funktion können aber verschiedene Schwierigkeitsgrade bezüglich der zu behandelnden Bereiche vorliegen. So sind z. B. Übungen auf Satzebene bei der Behandlung der auditiven Merkspanne deutlich leichter zu bewältigen als solche auf Silbenebene, da auf Satzebene durch Sinnverknüpfungen die Speicherungsfähigkeit unterstützt wird. Im Bereich der Diskrimination kann die Silben- oder Wortebene für das Kind ggf. leichter sein als die Satzebene. Dies kann von Kind zu Kind variieren und hängt auch davon ab, welche weiteren Funktionen gestört sind, sodass sich eine ungünstige intramodale Verbindung zwischen den beeinträchtigten Funktionen ergeben kann.

Ein Übergang auf die nächste Übungsstufe ist sinnvoll, wenn das Kind die Übung zu *mindestens 90%* beherrscht. Einzelne Übungen können Anteile mehrerer Therapiestunden darstellen, wie z. B. die Identifikation von Lauten in Wörtern. Dazu kann das Übungsmaterial individuell erweitert werden. Andere Übungen umfassen lediglich einen Teil einer Behandlungsstunde, etwa die Übungen zur selektiven Aufmerksamkeit.

Zusätzlich zu den exemplarischen Übungen findet sich eine Sammlung weiterer praktischer Übungsvorschläge in Kap. 9.4. Im Kap. 9.5 sind Materialien aufgelistet, die sich zum Einsatz in der Therapie auditiver Verarbeitungsstörungen eignen.

Im Folgenden werden die Funktionen der auditiven Verarbeitung, ihre Einflussfaktoren sowie höhere kognitive Funktionen bezüglich ihrer Behandlungsmöglichkeiten und der im Anhang (Kap. 9.4) befindlichen exemplarischen Übungen vorgestellt. Dabei werden sowohl bottom-up- als auch top-down-orientierte Aspekte berücksichtigt. Da es bei verschiedenen Funktionen notwendig ist, ein PC-Training anzuwenden, wurden bei fast allen Teilfunktionen auch PC-Übungen eingebunden. Dafür wurde das PC-Programm AudioLog 4 verwendet. Es ist sehr umfangreich, die einzelnen Übungen können direkt angesteuert werden und es stehen vielfältige Itemlisten für ein intensives Üben zur Verfügung. Grundsätzlich können aber auch andere PC-Programme genutzt werden, sofern sie eine gezielte Erarbeitung der jeweiligen Funktion ermöglichen. Auch die PC-Übungen wurden hierarchisch strukturiert.

6.2.5 Aufmerksamkeit und Speicherung/Sequenz

Aufmerksamkeit

Liegen Störungen der Aufmerksamkeit vor, sollte der Einfluss dieser Störungen auf das Training der auditiven Verarbeitung berücksichtigt werden. Beispielsweise sollten Übungen bei reduzierter Vigilanz kürzer gestaltet werden. Ein unspezifisches Aufmerksamkeitstraining, insbesondere mit rein visuellen Aufgaben, sollte nicht erfolgen. Bei ausgeprägter Aufmerksamkeitsproblematik sollten weitere Fachdisziplinen, wie beispielsweise Psychologen, einbezogen werden.

Übungen zur auditiven Aufmerksamkeit sollten allenfalls zu Beginn eines auditiven Trainings und nur kurzfristig angeboten werden, um das Interesse des Kindes für auditive Aufgaben zu wecken. Im Anhang (Kap. 9.1.1) finden sich 20 Übungen auf sprachlicher Ebene, die hierfür nutzbar sind. Die ersten 10 Übungen dienen der Stimulierung der Aufmerksamkeit und müssen nicht in der Reihenfolge ihrer Auflistung durchgeführt werden. Es erscheint auch sinnvoll, nur einzelne Übungen daraus auszuwählen und nicht alle Übungen durchzuführen. Die zweiten 10 Übungen wurden zum Training der auditiven Vigilanz konzipiert. Es ist allerdings zu berücksichtigen, dass dabei immer eine zusätzliche Identifikationsleistung gefordert ist.

Aus Top-down-Sicht kann es hilfreich sein, dem Kind Strategien des aktiven Zuhörens zu vermitteln. So kann es die eigene Aufmerksamkeit z. B. unterstützen, indem es sich dem Gesprächspartner besonders zuwendet und darauf achtet, Blickkontakt aufzunehmen und zu halten [McAleer Hamaguchi, 2002a, 2002b].

Speicherung und Sequenz

Neben der auditiven Aufmerksamkeit bilden die Speicherung und Sequenz eine wichtige Grundlage für die Verarbeitung auditiver Informationen.

Bei einem Training auditiver Teilfunktionen oder höherer kognitiver Funktionen müssen Itemlänge und -komplexität an die Merkfähigkeit des Kindes angepasst werden, um eine Überforderung zu vermeiden.

Da der Erfolg eines Trainings der auditiven Merkfähigkeit in der Literatur kontrovers diskutiert wird, ist ein bottom-up-orientiertes Üben von Speicherung und Sequenz nur unter Vorbehalt und mit engmaschiger Leistungskontrolle zu empfehlen. Für den Bereich der Speicherung ist die genaue Wiedergabe der Reihenfolge der auditiven Stimuli unwesentlich. Im Bereich Sequenz wiederum ist die Reihenfolge von besonderer Bedeutung. Bei Problemen in der Speicherung sind Speicherungsübungen den Sequenzübungen vorzuschalten. Im Fall von Sätzen handelt es sich immer um Sequenzübungen, da hierbei die Wiedergabe der korrekten Reihenfolge bedeutungsunterscheidend ist.

Der Schwierigkeitsgrad der Übungen wird durch zunehmende Reihenlänge und erhöhte Diskriminationsleistung gesteigert. Die verwendeten Stimuli müssen so ausgewählt werden, dass die Diskriminationsleistung sowie die vom Kind geforderten expressiven Leistungen möglichst gering bleiben und die Speicher- und Sequenzleistungen weiterhin im Vordergrund stehen. Neben der Steigerung des Schwierigkeitsgrades über eine Zunahme der Itemmenge sollte auch die Länge der Merkpause beachtet und gemessen werden. Die ersten 10 Übungen zur Speicherung und Sequenz im Anhang (Kap. 9.1.2) sind ohne PC durchführbar, die zweiten 10 Übungen mit PC.

In die praktischen Übungsvorschläge, die sich an die Übungsstrukturierung anschließen, wurden auch Gedächtnisstrategien integriert. Ein sehr guter Überblick über im Kindesalter anwendbare Gedächtnisstrategien (Mnemotechniken) findet sich bei Lepach et al. [2003]. Folgende Top-down-Techniken, die sich zur Arbeit mit auditiven Stimuli eignen, wurden in die Übungsvorschläge aufgenommen:

- **Rehearsal.** Darunter versteht man das Wiederholen auditiver Stimuli zur Unterstützung der phonologischen Schleife des Kurzzeitgedächtnisses. Diese Strategie eignet sich besonders gut für serielle Lernaufgaben (z. B. Zahlenfolgen). Damit die Strategie erfolgreich angewendet werden kann, muss die Therapeutin bereits in der Instruktion zum internen Wiederholen auffordern. Zunächst sollte eine Wiederholung des Gehörten laut erfolgen, damit die Therapeutin kontrollieren kann, ob die Wiederholung dem Input entspricht. Später sollte dies in eine interne Wiederholung übergehen, bei der sich das Kind die Wiederholung innerlich vorspricht, aber nicht mehr laut äußert. Es ist zu beachten, dass sich das Rehearsal nur für kleinere Informationsmengen eignet. Bei größeren Mengen an Informationen kann das Rehearsal die Merkfähigkeit beeinträchtigen, wenn während der Wiederholung weitere Informationen zur Speicherung eintreffen, die nicht mehr erfasst und wiederholt werden können [Lepach u. Petermann, 2009].
- **Chaining.** Als Chaining wird das Herstellen einer Verbindung (Kette) zwischen auditiven Stimuli durch Bildung eines Satzes oder einer Geschichte bezeichnet, in denen die zu behaltenden Items enthalten sind. Ein Item dient als Trigger (auslösender Reiz) für das nächste Item im Satz oder in der Geschichte.
- **Musikalisches Chaining.** Die Verbindung zwischen auditiven Stimuli wird beim musikalischen Chaining durch Rhythmus und/oder Melodie erzielt. Durch eine entsprechende prosodische Struktur können z. B. Zahlen besser memoriert werden.
- **Loci-Technik.** Bei dieser *Methode der Orte* wird ein bekannter Ort/Weg (Weg zur Schule, Weg durch die Wohnung) gewählt, mit dem die zu merkenden Items in einer bestimmten Reihenfolge verknüpft werden. Jedem Ort wird ein zu behaltendes Item zugeordnet. Der Abruf erfolgt über eine sequenzielle Rekonstruktion der Objekte an den nacheinander aufgesuchten Orten.
- **Kategorisieren.** Das Herstellen semantischer Beziehungen wird als Kategorisieren bezeichnet und führt zu einer tieferen Verarbeitung der auditiven Reize. Beispiele sind das Bilden von Oberbegriffen oder Gegensätzen zu den zu behaltenden Items sowie das Gruppieren von Begriffen. Das Kategorisieren ist besonders gut für freies Erinnern nutzbar.
- **Elaboration.** Dabei werden die zu erinnernden Items über einen Kontext verbunden. Dies geschieht über sogenannte *Eselsbrücken*. Diese Technik eignet sich für Paarassoziationen, wie z. B. das Vokabellernen. Ein wichtiger Sonderfall der Elaboration ist das Generieren bildhafter Vorstellungen (Bsp.: dick – dictionary). Werden Kinder konkret dazu angeleitet, bildhafte Vorstellungen zu generieren, kommt es zu einer erheblichen Leistungssteigerung beim Behalten. Wolff und Levin konnten bei 5–6-Jährigen eine Leistungssteigerung um 10 %, bei 9-Jährigen sogar um 50 % beobachten [Wolff u Levin, 1972].

Sofern es nicht darum geht, dass gehörte Informationen exakt wiedergegeben werden, sondern ein Behalten von Inhalten gefordert ist, kann die Technik des **Paraphrasierens** genutzt werden. Dabei soll das Gehörte in eigenen Worten wiedergegeben werden.

Schwenck [2005] weist darauf hin, dass bereits Kinder unter 5 Jahren ein *strategisches Gedächtnisverhalten* zeigen können. Allerdings wenden nicht alle jüngeren Kinder Strategien spontan an. Sie können aber erfolgreich dazu angeregt werden, diese zu nutzen. Außerdem stellt sie dar, dass sich *Gedächtniskapazität* und *Strategienutzung* gegenseitig beeinflussen: „Einerseits ermöglicht die Vergrößerung der Gedächtniskapazität den Einsatz von Strategien, insbesondere solchen, deren Anwendung noch nicht automatisiert ist und die deshalb noch relativ viel bewusste Kapazität beanspruchen, andererseits verhilft der effiziente Einsatz von Gedächtnisstrategien zu mehr freien kognitiven Ressourcen" ([Schwenck, 2005]: 62, nach [McNamara u. Scott, 2001]). Kinder mit beeinträchtigter Merkfähigkeit kennen häufig keine oder zu wenige Strategien, um die Gedächtniskapazität zu unterstützen [Lepach u. Petermann, 2009]. Daher sollte die Therapie von Merkfähigkeitsstörungen vor allem dazu genutzt werden, Kindern kompensatorische Lernstrategien für den Umgang mit Gedächtnisproblemen zu vermitteln, statt zu viel Zeit mit einem bottom-up-orientierten Merkfähigkeitstraining zu verbringen [Brunner, 2007].

Zum Zahlengedächtnis finden sich spezifische Übungen bei Matjugin u. Rybnikova [1998]. Dabei geht es vor allem darum, Vorstellungshilfen (bildhafte Assoziationen) zu entwickeln, die das Behalten von Zahlen erleichtern. Das Gedächtnistrainingsprogramm *REMINDER* [Lepach et al. 2003] für Kinder von 7–14 Jahren mit leichten und mittelgradigen Merkfähigkeitsstörungen trainiert nicht nur Merkfähigkeitsleistungen, sondern auch Merk- und Lernstrategien. In einer Studie im Prätest-Posttest-Design mit einer Therapiegruppe von 21 Kindern und einer Kontrollgruppe von 16 Kindern zeigte sich bei den Kindern der Therapiegruppe im Gegensatz zu denen der Wartekontrollgruppe eine deutlich verbesserte Gedächtnisleistung. Diese stellte sich allerdings nicht in allen eingesetzten Funktionstests als statistisch signifikant dar. Die positiven Veränderungen blieben über eine Dauer von 6–8 Monaten stabil [Lepach u. Petermann, 2009].

6.2.6 Auditive Verarbeitung

Lokalisation

Die Übungen zur Lokalisation dienen der Verbesserung des *Richtungshörens*. Die Quelle auditiver Stimuli soll schneller geortet werden, um sich insbesondere sprachlich relevanten Informationen besser zuwenden zu können. Hierzu bietet sich besonders ein PC-gestützes Training an. Zur Steigerung des Schweregrades sollte die Anzahl der Richtungen, aus der die Stimuli kommen, zunehmen. Die therapeutischen Möglichkeiten sind hierzu allerdings auch bei PC-Programmen wie AudioLog 4 begrenzt, da lediglich 1 Training von 4 Richtungen möglich ist. Im Anhang (Kap. 9.2.1) befinden sich 10 Übungen ohne und 10 Übungen mit PC-Unterstützung zum Training der Lokalisation.

Als Top-down-Strategie kann sich anbieten, visuell zu explorieren, wo eine Schallquelle vermutet wird und sich dieser bewusst zuzuwenden. Während es in Situationen innerhalb eines Raumes in der Regel darum geht, den jeweiligen Sprecher zu identifizieren, ist die auditive Lokalisation im Straßenverkehr, also die Beurteilung der räumlichen Entwicklung einer Schallquelle, von essentieller Bedeutung. Hier erscheint eine visuelle Unterstützung besonders wichtig.

Diskrimination

Die auditive Teilfunktion der Diskrimination befasst sich mit der Unterscheidung verbaler Stimuli in „gleich" und „verschieden". Die Leistungsanforderungen werden dadurch gesteigert, dass die Stimuli sich in einer abnehmenden Anzahl von Merkmalen unterscheiden. Daher ist vor der Arbeit an diesem Bereich sicherzustellen, dass das Kind das Konzept „gleich–verschieden" beherrscht. Hierzu kann das Konzept visuell verdeutlicht werden, indem z. B. 2 gleich aussehende Kinder (Zwillinge) 2 verschieden aussehenden Kindern gegenübergestellt werden. Übungen zur Lautdiskrimination sollten auch einen Bezug zur Schriftsprache aufweisen, um einen Transfer auf schriftsprachliche Leistungen zu ermöglichen [Brunner, 2007]. Es stehen 10 Übungen ohne und 10 Übungen mit PC-Einsatz zur Verfügung (Kap. 9.2.2). Auch die PC-Übungen basieren weitgehend auf dem Konzept „gleich–verschieden". Mitunter werden hier schon analytische Leistungen gefordert, wenn beispielsweise anhand eines auditiv vorgegebenen Wortes aus 2 Bildern ausgewählt werden muss.

Zur visuellen Verdeutlichung der Gleichartigkeit oder Unterschiedlichkeit auditiver Stimuli kann aus Top-down-Sicht die **Sprach-Farbbild-Transformation** (SFT) [Audiva, 2009] eingesetzt werden. Es handelt sich um ein Programm, mit dessen Hilfe auditive Stimuli, also Laute, Silben, Wörter oder Sätze, die über ein Mikrofon in den Computer eingegeben werden, als farbige Hüllkurven auf dem Bildschirm dargestellt werden. Auf dem Monitor sind 2 Fenster untereinander sichtbar. Die 1. Produktion wird im oberen Bereich dargestellt, die 2. Produktion im unteren Bereich. Beide Produktionen können damit verglichen werden. Dabei entsprechen die Höhe der Hüllkurven der Lautstärke und ihre Länge der Dauer der Stimuli. Die farbige Darstellung zeigt die unterschiedlichen Klangfarben an. Vorläufer dieses Programms ist die Sprach-Farbbild-Transformationsanlage, die aus 1 tragbaren Computer, 1 Tastatur mit 2 Tasten und 1 Mikrofon bestand [Wurm-Dinse u. Esser, 1990].

Selektion

Im Übungsabschnitt zur Selektion sollen relevante Stimuli aus Umgebungsgeräuschen herausgefiltert werden. Dabei müssen die Zielitems zunächst von dem *Hintergrundgeräusch* unterschieden werden. Die Schwierigkeit lässt sich dadurch steigern, dass sich die herauszufilternden Stimuli immer weniger vom Hintergrundgeräusch bzw. – bei mehreren Stimuli – auch voneinander in geringerem Maße unterscheiden oder die Lautstärkenunterschiede zwischen Störgeräusch und Signal einander weiter angeglichen werden. Es sollte darauf hingearbeitet werden, dass das Signal nur noch 5 dB lauter als das Hintergrundgeräusch ist. Da hierfür eine differenzierte Kontrolle von Störgeräusch und Signal erforderlich ist, wurden für die Selektion ausschließlich 10 PC-Übungen konzipiert, die über einen Kopfhörer angeboten werden.

Als kompensatorische Strategie kann mit dem Kind erarbeitet werden, den Sprecher zu identifizieren und sich diesem durch Hinwenden des Kopfes und Aufnahme von Blickkontakt zuzuwenden. Dies kann insbesondere im Kontext des Schulunterrichts hilfreich sein.

Dichotische Diskrimination

Für die dichotische Diskrimination ist ebenfalls der Einsatz eines PC-Programms notwendig, sodass 10 PC-Übungen zusammengestellt wurden. Auf der Ebene der auditiven Verarbeitung wäre es sinnvoll, wenn das Kind zunächst nur angeben müsste, ob die beiden gleichzeitig präsentierten Stimuli gleich oder verschieden sind. Diese Möglichkeit ist im Programm nicht verfügbar, sodass direkt eine Identifikationsleistung gefordert wird. Dabei ist anzugeben, welche Items gehört wurden. Um diese Leistung vorzubereiten, können zunächst 2 verschieden lange Stimuli gleichzeitig präsentiert werden, bei denen das Kind entscheiden soll, ob der rechts oder der links gehörte Stimulus länger war. Erst danach sollte die Übung so gestaltet werden, dass beide Stimuli wiederzugeben sind.

Als Top-down-Strategie kann das Kind dazu angeregt werden, sich erst auf ein Ohr zu konzentrieren, bevor es darauf achtet, welche Stimuli beiden Ohren zeitgleich angeboten werden.

Analyse

Die ersten 10 Übungen zur Verbesserung analytischer Fähigkeiten untergliedern sich in Identifikation und Positionsbestimmung, da diese einen zentralen Stellenwert im Rahmen der phonologischen Bewusstheit haben:

- Während bei der *Identifikation* zu bestimmen ist, ob sich das Zielitem z. B. in einer Reihe von Items befindet oder nicht,
- geht es bei der *Positionsbestimmung* sowohl um die Identifikation des Zielitems als auch um dessen Positionsbestimmung innerhalb einer Reihe oder eines Wortes/Satzes. Die Aufgabe wird in ihrer Komplexität durch eine zunehmende Reihenlänge und höhere Diskriminationsanforderungen gesteigert.
- Die zweiten 10 Übungen sind PC-Übungen. Da das Programm AudioLog viele Übungsmöglichkeiten zum Training analytischer Leistungen bietet, wurde ein möglichst vielfältiges und weniger hierarchisches Angebot von Übungen zusammengestellt.
- Auf der Klassifikationsebene, der die Analyse zugeordnet ist, erscheint es aus top-down-orientierter Sicht sinnvoll, linguistische Regeln zu thematisieren. Auch eine zusätzliche Visualisierung ist hilfreich, wie z. B. das Verdeutlichen der Positionen vorne, mittig und hinten bei der Positionsbestimmung von Lauten (z. B. Muggelstein bei /sch/ im Anlaut auf Schlangenkopf legen).

Synthese

Die Syntheseübungen befassen sich mit dem Zusammensetzen von akustischen Stimuli zu einem komplexen Gebilde. Es handelt sich um Leistungen, die sich im späten Vorschulalter oder erst zu Beginn der Grundschule ausprägen. Daher ist eine Arbeit an diesem Bereich bei Kindern ab 6 Jahren empfehlenswert. Als Hilfestellungen bieten sich Visualisierungen des Zusammensetzungsprozesses an. Auch hierfür wurden 10 Übungen ohne und 10 Übungen mit PC-Einsatz konzipiert.

Ergänzung

Bei der Ergänzung sollen akustisch unvollständige Informationen zu einem sinnvollen Ganzen ergänzt werden. Dazu muss abgeklärt werden, ob ein entsprechend umfangreicher Wortschatz vorhanden ist, damit die fragmentarischen Items auf der Basis vorhandenen Wissens ergänzt werden können. Da das Programm AudioLog keine Übungen zur Ergänzung enthält, wurden lediglich 10 Übungen ohne PC-Einsatz entwickelt. Alternativ könnten PC-Übungen aus miniLÜK Hörspaß oder den Multimediaspielen des Würzburger Trainingsprogramms verwendet werden.

6.3 Modifikation der Hörumgebung

Es besteht Übereinstimmung darin, dass eine Modifikation der Hörumgebung bei einer gestörten auditiven Verarbeitung, insbesondere im schulischen Umfeld, von besonderer Bedeutung ist [Bellis, 2002], [Lindauer, 2009], [DGPP, 2010], [Kiese-Himmel, 2011]. Dies betrifft neben der Optimierung der Raumakustik die Reduzierung von Störgeräuschen durch Nutzung von FM-Anlagen oder Hörgeräten, die akustisch orientierte Auswahl des Sitzplatzes im Klassenraum sowie pädagogisch-didaktische Maßnahmen zur Unterstützung des Zuhörens.

6.3.1 Raumakustik

Der *Schallpegel* kann in Klassenräumen auf über 80 dB ansteigen. Während des normalen Schulunterrichts herrschen etwa 59–65 dB, in ruhigen schulischen Situationen 55–59 dB. Besonders laut ist es in den 5 Randminuten jeweils zu Beginn und am Ende von Schulstunden. Selten werden Schallpegel von unter 55 dB erreicht [Lazarus et al. 2007]. Daher ist es vor allem bei Klassen mit Kindern mit AVS wichtig, schon beim Bau von Klassenräumen *Störschall* zu vermeiden und *Nachhallzeiten* zu verringern.

Die Deutsche Gesellschaft für Phoniatrie und Pädaudiologie [DGPP, 2010] gibt im Rahmen ihrer AVWS-Leitlinie praktische Hinweise zur Veränderung der **Klassenraumakustik**. Bei der baulichen Planung von Klassenräumen ist darauf zu achten, dass möglichst wenig Diffusschall durch Schallreflektion entsteht, der den Direktschall verdeckt. Dazu sollten Klassenräume nicht zu groß geplant werden, um aufwendige bauliche Maßnahmen zur Optimierung der Akustik zu vermeiden. Decken- und Wandverkleidungen sowie die passende Auswahl von Böden, Fenstern und Türen sind von besonderer Bedeutung. Detaillierte Informationen hierzu finden sich in den o.g. Praxishilfen der AVWS-Leitlinie der DGPP [DGPP, 2010]. Neben schalldämmenden baulichen Maßnahmen sollten Störgeräusche im Raum, wie z. B. durch Heizungen, Klimaanlagen, Leuchtstoffröhren oder Computer, reduziert werden. Gerade *konstante Störgeräusche* haben ein höheres *Maskierungspotenzial* und sind demnach ungünstiger als *zeitlich fluktuierende Störgeräusche* [Lazarus et al. 2007].

Das *Mobiliar* im Klassenraum ist so zu verändern, dass u. a. möglichst wenige Geräusche beim Verschieben von Stühlen entstehen. Aber auch der Störschall von außerhalb des Raumes sollte durch entsprechende Fenster- und Türverkleidungen vermieden oder eingeschränkt werden. Die DGPP [2010] empfiehlt für praktische Informationen zur Anschaffung von Baumaterialien die Ausführungen zur Klassenraumgestaltung für die integrative Beschulung hörgeschädigter Kinder von Jacobsen [2003] und Ruhe [2003].

6.3.2 Frequenzmodulationsanlagen

Frequenzmodulationsanlagen oder kurz **FM-Anlagen** sind drahtlose Signalübertragungsanlagen, die das Verstehen erleichtern sollen. Dabei wird das *Signal-Rausch-Verhältnis* am Ohr des Zuhörenden durch die Erhöhung der Intensität des Sprechers, eine Erniedrigung der Störgeräusche und die Begrenzung von Nachhalleffekten verbessert [DGPP, 2010]. Die sprechende Person trägt ein Sendermikrofon oder dieses wird in der Nähe des Sprechers so platziert, dass es die Sprache des Sprechers gut aufnimmt. Der Zuhörer trägt einen Empfänger, dem das Signal über die FM-Anlage zugeleitet wird. FM-Anlagen werden bei Kindern mit AVS empfohlen, insbesondere wenn sie bei der *Lautdiskrimination* und dem *Verstehen von Sprache im Störgeräusch* Schwierigkeiten haben.

Anpassung und Einsatz von Frequenzmodulationsanlagen

Die *ASHA* hat eine eigene Leitlinie für die Anpassung und den Einsatz von FM-Anlagen formuliert [ASHA, 2002] und auch die *DGPP* [2010] gibt in ihrer Leitlinie spezielle Empfehlungen für den Einsatz von FM-Anlagen. Nach einer Untersuchung des Hörens im Störschall mittels sprachaudiometrischer Verfahren und Diagnosestellung einer AVS durch einen Phoniater bzw. Pädaudiologen sowie der Einwilligung durch die Eltern des betroffenen Kindes und das Kind selbst, kann ein FM-System angepasst werden. Da es verschiedene Systeme gibt, sollte die Auswahl gemeinsam mit einem Pädaudiologen bzw. Pädakustiker erfolgen. Die Lehrer, insbesondere der Klassenlehrer, benötigen eine Schulung zum Umgang mit der FM-Anlage. Sie sollen Protokolle über die Nutzung des FM-Systems erstellen und werden vor Nutzungsbeginn sowie nach 2–3 Monaten der Nutzung über Fragebögen befragt. Ggf. sind auch Eltern oder andere Personen zu schulen, sofern diese die FM-Anlage ebenfalls anwenden. Das Hören des Kindes im Störschall ist über Kontrolluntersuchungen zu erfassen und der Nachweis des verbesserten Hörens mit der FM-Anlage ist zu erbringen, bevor eine endgültige *Verordnung* der Anlage erfolgen kann [DGPP, 2010]. FM-Anlagen werden ggf. bei entsprechender Begründung von den Krankenkassen als Hilfsmittel finanziert. Hierzu ist es wichtig darzustellen, dass „die Verbesserung des Sprachverstehens in einem Lebensbereich notwendig" ist, „der zu den allgemeinen Grundbedürfnissen des täglichen Lebens zählt" [Gemeinsamer Bundesausschuss, G-BA, 2012: 6]. Bei langfristiger Nutzung einer FM-Anlage ist das *periphere Hören* des Kindes fachärztlich regelmäßig zu überprüfen, um eine mögliche Schädigung des Innenohrs durch das apparative Hörsystem zu verhindern [Bartel-Friedrich, 2010].

Evidenzen zur Nutzung von Frequenzmodulationsanlagen

Die Datenlage zur Effektivität des Einsatzes von FM-Anlagen ist widersprüchlich. In einer Kontrollgruppenstudie konnten signifikante Verbesserungen der Sprachwahrnehmung bei Störlärm, hinsichtlich der schulischen Leistungen und ein psychosozialer Zugewinn nachgewiesen werden [Johnston et al. 2009]. Dagegen fanden Lemos et al. [2009] in einem systematischen Literatur-Review bei „1589 Referenzen nur 19 Arbeiten, die den Inklusionskriterien gemäß CONSORT-Statement genügten und entdeckten keine strenge empirische Evidenz für den Gebrauch von FM-Anlagen als Interventionsmaßnahme" ([Kiese-Himmel, 2011]: 36). Solange der Nutzen einer FM-Anlage nicht eindeutig bestätigt werden kann, ist die Anpassung eines solchen Systems im Einzelfall kritisch abzuwägen und gut zu begründen.

6.3.3 Hörgeräteversorgung

Auch eine Hörgeräteversorgung zur *Störschallunterdrückung* bei Kindern mit AVS wird in der Literatur beschrieben. Wetzel u. Bartel-Friedrich [2003] berichten von 3 Einzelfällen, in denen das Tragen eines Hörgeräts bei Kindern mit intaktem peripherem Hören und AVS zu deutlichen Verbesserungen des Sprachhörens im Störschall mit und ohne Hörgerät geführt hat. Ptok u. Schwemmle [2009] ließen die Eltern bzw. Erziehungsberechtigten von 32 Kindern mit AVS, bei denen binaural Hörgeräte angepasst worden waren, das Hören und den auditiven Verarbeitungsgewinn des Kindes anhand eines strukturierten Fragebogens einschätzen. Die Nutzung der Hörgeräte musste mindestens 3 Monate lang erfolgt sein, bevor der Fragebogen ausgefüllt werden sollte. Die Bewertungen der Eltern und Erziehungsberechtigten fielen positiv aus. Das Hören nach Hörgeräteversorgung wurde signifikant besser eingeschätzt als das Hören vor der Hörgeräteversorgung. Unklar ist, ob die veränderten Einschätzungen tatsächlich Folge eines therapeutischen Effekts sind. Die Autoren vermuten, dass das Hören durch die Hörgeräteversorgung erleichtert wird und weniger Energie für das Zuhören eingesetzt wird, was sich in verbesserten Leistungen zeigt [Ptok u. Schwemmle, 2009]. Zur Vermeidung von durch die *Hörgeräte* verursachten *Innenohrschäden* wird eine regelmäßige Kontrolle des Hörbefunds der versorgten Kinder dringend empfohlen [Ptok u. Schwemmle, 2009], [Ptok, 2000].

6.3.4 Pädagogisch-didaktische Maßnahmen

M!

Merke

Neben Maßnahmen zur Raumgestaltung können eine *Optimierung der Sitzposition des Kindes* und ein *unterstützendes Verhalten im Klassenraum* helfen, einem Kind mit AVS das Sprech- und Sprachverstehen zu erleichtern.

Sitzplatz

Da mit der Entfernung des Hörers vom Sprecher der *Sprechpegel* geringer wird und eine akustische Rückwirkung des Raumes ab 2 m Entfernung vom Sprechermund deutlich zunimmt [Lazarus et al. 2007], sollten betroffene Kinder im Klassenraum möglichst weit vorne sitzen, um den Lehrer gut zu verstehen. Der Schallpegel ist vor dem Mund eines Sprechers höher als seitlich oder hinter ihm, was bei der Auswahl des *Sitzplatzes* des Kindes ebenfalls zu berücksichtigen ist. Das *Mundbild* des Lehrers sollte gut sichtbar sein, um das Hören und Verstehen durch *Lippenlesen* zu unterstützen

[DGPP, 2010]. Insbesondere in Situationen, in denen Störgeräusche auftreten, kann das Kind durch Absehen des Mundbilds des Lehrers sein Sprechverstehen erhöhen. Ab einem Abstand von 5 m zwischen Hörer und Sprecher reduziert sich die Wirkung des *Blickkontakts* [Lazarus et al. 2007]. Dies spricht dafür, dass Kinder mit AVS unbedingt weniger als 5 m vom Lehrer entfernt sitzen sollten.

Hört das Kind mit einem Ohr besser als mit dem anderen, sollte das besser hörende Ohr auf den Lehrer ausgerichtet sein. Ein häufiger Wechsel des Sitzplatzes ist zu vermeiden, um die Hörbedingungen möglichst *stabil* zu halten [DGPP, 2010].

Handelt es sich um eine Gruppe von Kindern mit AVS in einer Klasse, wird eine Sitzordnung im Halbkreis empfohlen. In einer solchen Klasse sollten maximal 12 Schüler unterrichtet werden und es sollten weniger als 50 % Schüler mit einer AVS in einer Klasse mit ansonsten peripher hörgeschädigten Kindern sein [Lindauer, 2009].

Sprecherverhalten

Eine deutliche und betonte *Sprechweise* sowie der Einsatz von Gestik und Mimik erhöhen die Sprechverständlichkeit beim Zuhörer [DGPP, 2010]. Dabei wird normale, angehobene und etwas lauter gesprochene Sprache am besten verstanden, während sehr laut gesprochene oder gar geschriene Sprache unter gleichen Hörbedingungen schlechter verstanden wird [Lazarus et al. 2007]. Steigt der Geräuschpegel an, wählen Gesprächspartner normalerweise einen geringeren *Abstand* zueinander. Dies ist in einer Schulsituation nicht möglich, sodass der Sprechpegel des Sprechers ab einem Störgeräusch von 40–50 dB um 0,3–0,6 dB pro 1 dB Geräuschpegelanstieg ansteigt [Lazarus et al. 2007]. Mit einem deutlicheren oder lauteren Sprechen ist verbunden, dass der Sprecher automatisch *langsamer* spricht. Auch die Grundfrequenz und das Zeitverhältnis von Vokalen und Konsonanten verändert sich beim lauten Sprechen und haben einen Einfluss auf die Sprechverständlichkeit. Generell ist der Sprechpegel von Frauen um 2–3 dB niedriger als der Sprechpegel von Männern. Frauen verringern bei hohem Schallpegel die Schallintensität tiefer Frequenzen relativ zur Intensität hoher Frequenzen stärker, als es bei Männern der Fall ist [Lazarus et al. 2007]. Ebenso zeigen sich inter- und intraindividuelle Variationen des Sprechpegels. Die *Grundfrequenz* des Sprechens steigt bei lauter oder deutlich gesprochener Sprache um etwa 20–50 Hz an. Wenn ein Sprecher schreit, steigt sie weiter an und wird weniger variiert [Lazarus et al. 2007]. Daher ist *zu lautes* oder *überdeutliches Sprechen* zu vermeiden.

Auch ohne ein spezifisches Training können Sprecher deutlicher sprechen und dadurch z. B. von *Schwerhörigen* signifikant besser verstanden werden [Schum, 1996]. Dabei verändert die Höhe des Schallpegels des Sprechens das Hören von Normalhörenden und das von Schwerhörigen in unterschiedlicher Weise. Die Sprechverständlichkeit nimmt bei Schwerhörigen abhängig vom Grad und der Art der Schwerhörigkeit bei steigendem Sprechpegel zunächst ab und bei sehr hohem Sprechpegel wieder zu [Lazarus et al. 2007].

Kommunizieren mehrere Personen miteinander, erhöht sich der Sprechpegel. Die Sprechverständlichkeit nimmt im Vergleich zu einem Gespräch mit einem einzelnen Gesprächspartner um 5–30 % ab. Kommen Störgeräusche hinzu oder liegt eine Schwerhörigkeit vor, wird die Sprechverständlichkeit weiter reduziert. Gerade in einem Gespräch mit mehreren Personen sollte darauf geachtet werden, dass immer nur eine Person spricht. Aber auch in Zweiergesprächen ist zu berücksichtigen, dass es zu unterschiedlichen Schallpegeln kommt. Je größer die Entfernung zwischen Sprecher und Hörer ist, umso lauter wird automatisch gesprochen. Der Abstand zwischen 2 Gesprächspartnern ist von den Maßen der individuellen Distanz geprägt. Im Störgeräusch reduzieren Gesprächspartner in der Regel ihren Abstand zueinander. Bei einem Geräuschpegelanstieg von ca. 25 dB halbiert sich typischerweise der Abstand zwischen 2 Gesprächspartnern [Lazarus et al. 2007]. Somit ist auch bei Zweiergesprächen auf eine ruhige Hörumgebung zu achten, insbesondere wenn der Abstand zwischen den Gesprächspartnern nicht weiter reduziert werden kann.

Liegt eine *Mehrsprachigkeit* vor, beeinflusst auch diese die Sprechverständlichkeit. So muss der Signal-Geräusch-Abstand um etwa 5 dB erhöht werden, um bei mehrsprachigen Hörern die gleiche Verständlichkeit im Störgeräusch zu erhalten wie bei Muttersprachlern. Wird eine Zweitsprache erst noch erlernt, muss der Abstand sogar 10 dB betragen [Lazarus et al. 2007].

Didaktische Maßnahmen

Eine Verlängerung natürlicher *Sprechpausen* lässt mehr Zeit für das Verstehen des Gesagten [DGPP, 2010]. Zu lange Vorträge des Lehrers sind zu vermeiden. Um die Aufmerksamkeit zu sichern, sollten die Kinder direkt mit ihrem Namen angesprochen und beim Sprechen angeschaut werden. Instruktionen sollten kurz und eindeutig sein und durch Beispiele verdeutlicht werden. Wichtige Informationen sind zu wiederholen und zu betonen. Neue Wörter müssen geklärt und mehrfach wiederholt werden. *Schriftliche Hinweise, Skripte* und *Tafelanschriebe* können das Gesprochene unterstützen. Dabei sollte nicht zeitgleich gesprochen und an die Tafel geschrieben werden [DGPP, 2010]. Auch sollte das Kind die Möglichkeit haben, sich selbst *Notizen* zu machen. Das Sprech- und Sprachverstehen von Kindern mit AVS ist besonders zu sichern. Zum einen sollten Lehrer nachfragen, ob und was verstanden wurde und zum anderen sollten sie die Kinder ausdrücklich dazu ermutigen, bei Unklarheiten nachzufragen [DGPP, 2010].

Schulung des Personals

Eine einführende Schulung von Lehrern zum Störungsbild AVS und dem Umgang mit AVS-Kindern ist wichtig. Hierzu, aber auch zur begleitenden Beratung können der *mobile Dienst der Schwerhörigenschulen* oder *pädagogisch-audiologische Beratungsstellen* genutzt werden [DGPP, 2010]. Das an der Förderung des Kindes beteiligte fachlich spezialisierte Personal sollte sich in regelmäßigen *Teamsitzungen* austauschen [Lindauer, 2009] und regelmäßig den Kontakt zu den Eltern bzw. Erziehungsberechtigten suchen.

6.4 Alternative Therapieansätze

6.4.1 Psychomotorische Therapieansätze

> **Merke** M!
>
> Psychomotorische Therapieansätze kombinieren *rhythmisch-melodische Elemente mit Motorik* und sind in der Regel für die Gruppentherapie bestimmt. Das Ziel ist die eher indirekte Verbesserung der auditiven Verarbeitung über die Verbindung von auditiven Stimuli mit Bewegung bzw. die Verbesserung der Rhythmik.

Beispiele für psychomotorische Ansätze sind die Therapieprogramme von Olbrich [2002], Krimm-von Fischer [1979], Horsch u. Ding [1978] und Küntzel-Hansen [1978]. Allerdings vernachlässigen diese Ansätze oft den für die kleinschrittig geplante Behandlung erforderlichen systematischen Aufbau von Übungen. Des Weiteren werden häufig nichtsprachliche Stimuli in der Behandlung eingesetzt, bei denen ein Transfer auf sprachliche Leistungen nicht zu erwarten ist. Die Verbindung von sprachlichen Items mit Bewegung kann, insbesondere in der Gruppentherapie, auflockernd und motivierend wirken, die geforderte Bewegung kann allerdings auch vom Höreindruck ablenken. Daher erscheinen solche Aufgaben nur einleitend in einer gruppentherapeutischen Behandlung zum Wecken der Aufmerksamkeit geeignet. Sie können ein zielgerichtetes auditives Training nicht ersetzen.

6.4.2 Technische Therapieansätze und Klangtherapie

> **Merke** M!
>
> Das Prinzip technischer Therapieansätze besteht darin, dass Kindern über spezielle Geräte auditive Stimuli meist über Kopfhörer dargeboten werden, auf die sie in bestimmter Weise reagieren müssen. So sollen Teilaspekte der auditiven Verarbeitung trainiert werden.

Ein solches Gerät ist z. B. der *Brain-Boy* der Firma Meditech [Warnke, 1995], [Meditech, 2002] bzw. *Brain-Fit* der Firma Audiva [2002]. Der Brain-Boy bzw. Brain-Fit ist ein Gerät zur Verbesserung der auditiven Ordnungsschwelle. Wie bereits im Rahmen der audiometrischen Testverfahren erläutert (Kap. 4.2.8), handelt es sich um ein Verfahren mit nonverbalen Stimuli, bei dem die Normwerte eine hohe Varianz aufweisen.

Bei der Durchführung zeigt sich, dass sich die Ordnungsschwelle durch ein isoliertes *Ordnungsschwellentraining* zwar vorübergehend verbessern lässt, langfristige Effekte oder gar Verbesserungen auf verbaler Ebene jedoch nicht zu erwarten sind [Berwanger u. von Suchodoletz, 2007], [Weidekamm u. Beushausen, 2004]. Grundsätzlich ist zu hinterfragen, ob sich die Sprachverarbeitung überhaupt auf eine einzelne auditive Funktion reduzieren lässt [Kühn-Inacker u. Weinmann, 2000], [von

Suchodoletz, 2003]. Neben dem Brain-Boy/Brain-Fit gibt es eine Vielzahl von Geräten, die zur Verbesserung auditiver Funktionen angeboten werden, deren Effektivität aber nicht bestätigt werden konnte.

Merzenich et al. beobachteten in einer Studie Funktionsverbesserungen nach einem Training nonverbaler und verbaler auditiver Funktionen [Merzenich et al. 1996]. Diese Ergebnisse ließen sich in einer Studie von Gratzka [2002] nicht replizieren. Das von Gratzka durchgeführte Phonemdiskriminationstraining zeigte keine Verbesserungen der Lese-Rechtschreibleistungen. Erhöhte auditive Schwellen wiesen außerdem nicht zwangläufig auf eine auditive Verarbeitungsstörung hin. Die auditiven Schwellen waren zwar trainierbar und über 1 Jahr hinweg stabil, ein Transfereffekt auf nichttrainierte Tondiskriminationsleistungen und Lese-Rechtschreibschwierigkeiten wurde aber nicht beobachtet.

Ein weiteres technisches Therapieverfahren ist das *Hörtraining nach Tomatis* [1990]. Es beruht auf einer wissenschaftlich nicht nachgewiesenen Vorstellung der intrauterinen Hörphysiologie und empfiehlt ein sogenanntes Horchtraining bei einer Vielzahl von Krankheitsbildern. Dazu wird den Betroffenen über Kopfhörer oder Knochenleitungshörer die individuell gefilterte Stimme der eigenen Mutter oder beispielsweise auch Musik von Mozart vorgespielt.

Eine unabhängige Studie zur Überprüfung der Effektivität der Tomatis-Therapie [Kershner et al. 1990] zeigte, dass sich Verbesserungen eher bei den Kindern in der unbehandelten Kontrollgruppe als in der nach Tomatis behandelten Gruppe zeigten. Die Wirksamkeit der Tomatis-Therapie ist mehr als fraglich. Eine differenzierte und kritische Stellungnahme zum Hörtraining nach Tomatis und der *Klangtherapie*, die sich aus dieser Methode entwickelt hat, wurde von der Gesellschaft für Neuropädiatrie, der Arbeitsgemeinschaft Deutschsprachiger Audiologen, Neurootologen und Otologen (ADANO) der Deutschen Gesellschaft für HNO-Heilkunde, Kopf- und Halschirurgie (DGHNO KHC) und der Deutschen Gesellschaft für Phoniatrie und Pädaudiologie (DGPP) veröffentlicht [Karch, 2000].

Ähnlich wie die Tomatis-Methode arbeitet auch das auf ihr basierende *Auditive Integrationstraining* (AIT, [Berard, 1993]) des französischen Hals-Nasen-Ohrenarztes Berard über gefilterte Musik an der „Stimulierung des Hörsystems und Verbesserung der Hörwahrnehmung“ ([Kiese-Himmel, 2012]: 52). Zielgruppe des AIT sind neben Kindern mit AVS auch Kinder mit Autismus, ADS bzw. ADHS, Dyslexie und Kinder mit diversen weiteren Störungsbildern. Es konnte nachgewiesen werden, dass das AIT, insbesondere bei Kindern im Schulalter, nicht effektiv ist [Fey et al. 2011].

Der Mangel an empirisch abgesicherten Therapieprogrammen hat dazu beigetragen, dass das Interesse an alternativen Behandlungsmethoden nach wie vor groß ist. Ein Effekt technischer Geräte oder klangtherapeutischer Verfahren bei der Behandlung von auditiven Verarbeitungsstörungen ist neurophysiologisch nicht nachvollziehbar und empirisch nicht nachgewiesen. Daher sprechen sich viele Experten und wissenschaftliche Fachgesellschaften gegen den Einsatz solcher Methoden aus [Sinha et al. 2011], [AAA, 2010] [DGPP, 2010], [Corbett et al. 2007], [EAA, 1997]. Neben zweifelhaften theoretischen Grundlagen, fehlenden Evidenzen und Forschungsdesigns von geringer Qualität wird angenommen, dass die bei diesen Methoden eingesetzte Beschallung möglicherweise auch schädigende Auswirkungen haben kann [AAA, 2010].

Zusatzinfo

Gemeinsam ist solchen Behandlungsmethoden, dass sie scheinbar klare und leicht verständliche Erklärungen für äußerst komplexe neurophysiologische und neuropsychologische Vorgänge unseres Zentralnervensystems geben. Die Plausibilität des zugrunde liegenden Konzepts allein genügt jedoch nicht zur Befürwortung der Anwendung. Bisherige Evaluationsstudien bestätigen Verbesserungen einzelner unmittelbar trainierter nonverbaler Funktionen, Transfereffekte auf die Sprachverarbeitung konnten aber nicht beobachtet werden [von Suchodoletz, 2003].

Für Eltern betroffener Kinder erscheinen solche Methoden oft die letzte Möglichkeit, aktiv etwas für ihre Kinder zu tun. Hier ist es dringend erforderlich, dass die Eltern über die fehlende Wirksamkeit technischer bzw. klangtherapeutischer Therapiemethoden aufgeklärt werden. Andererseits ist die Therapieforschung gefordert, bestehende Behandlungsmöglichkeiten generell kritisch zu untersuchen und neue, theoretisch fundierte und empirisch abgesicherte Therapiemethoden zu entwickeln.

7 Evidenzen zur Therapie auditiver Verarbeitungsstörungen

Der Nutzen auditiver Trainingsprogramme ist in der Literatur sehr umstritten. In diesem Kapitel werden die aktuell verfügbaren **Evidenzen** zur Behandlung auditiver Verarbeitungsstörungen zusammengefasst. Die Darstellung ist in die Qualitätsgrade der Evidenzen untergliedert.

Die ▶ Abb. 7.1 verdeutlicht die *Qualitätsgrade* von Forschungsarbeiten. Dabei entsprechen *Experten- und Gruppenmeinungen* dem geringsten Qualitätsgrad, *Metastudien* dem höchsten Qualitätsgrad.

Den *Goldstandard* experimenteller Studien stellen **randomisierte kontrollierte Studien** (RCT = randomized controlled trial) dar, bei denen durch zufällige Zuteilung die Probanden in Gruppen eingeteilt werden. Eine Gruppe erhält die zu überprüfende Intervention, die andere Gruppe eine Kontrollintervention. Die Untersuchungsergebnisse der beiden Gruppen vor und nach der Intervention werden miteinander verglichen. Idealerweise wird zur Bestätigung nachhaltiger Therapieeffekte eine *Follow-up-Untersuchung* durchgeführt. Aufbauend auf solchen *Primärstudien* können *Sekundärstudien*, also **systematische Reviews** oder **Meta-Analysen**, erfolgen. In systematischen Reviews werden Primärstudien systematisch recherchiert und qualitativ analysiert. Bei Meta-Analysen erfolgt demgegenüber eine quantitative Analyse von Primärstudien. Durch eine Zusammenfassung möglichst homogener Primärstudien kann z. B. die Effektivität einer Therapiemethode durch die größere Datenmenge besser beurteilt werden.

Die ▶ Tab. 7.1 verdeutlicht die Qualität von Studiendesigns anhand ihrer Zuordnung zu *Evidenzlevels* und *Empfehlungsklassen*.

Zur *Recherche* von Studien zur Therapie auditiver Verarbeitungsstörungen (auditory processing disorders) wurden gängige *Datenbanken* durchsucht, wie z.B. PubMed, Medline, EMBASE, SpeechBITE. Es wurden nur sehr wenige Studien höherer Qualität identifiziert, die sich direkt mit der Behandlung auditiver Verarbeitungsstörungen beschäftigen.

In der folgenden Darstellung werden zunächst Arbeiten genannt, die einen Überblick über den aktuellen wissenschaftlichen Stand zu auditiven Verarbeitungsstörungen geben. Danach werden Ergebnisse aus Einzelfall- und Gruppenstudien berichtet. Es folgen nichtrandomisierte kontrollierte Studien und schließlich randomisierte kontrollierte Studien. Abschließend werden systematische Reviews und Metastudien vorgestellt.

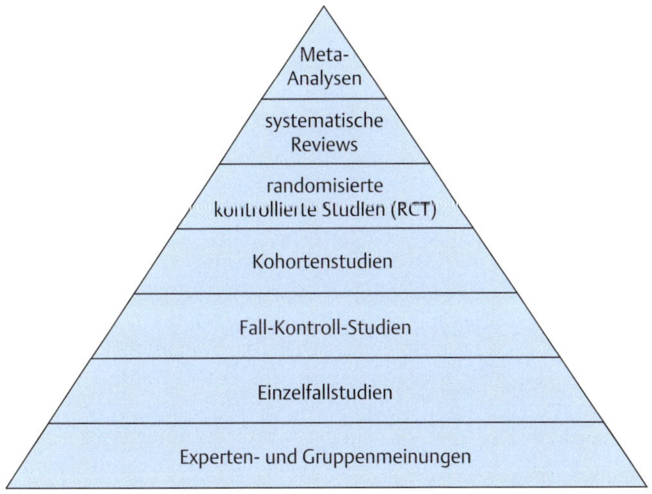

Abb. 7.1 Forschungspyramide.

Tab. 7.1 Evidenzlevels und Empfehlungsklassen (nach Haesecke-Seeberg [2001] und Wieck et al. [2005])

Stufe	Evidenztyp	Grad	Empfehlungsklasse
Ia	Evidenz aufgrund von Meta-Analysen randomisierter kontrollierter Studien in systematischen Übersichtsarbeiten	A	belegt durch schlüssige Literatur guter Qualität, die mindestens eine randomisierte kontrollierte Studie enthält
Ib	Evidenz aufgrund mindestens einer randomisierten kontrollierten Studie		
IIa	Evidenz aufgrund mindestens einer gut angelegten kontrollierten Studie ohne Randomisierung	B	belegt durch gut durchgeführte, nicht randomisierte klinische Studien
IIb	Evidenz aufgrund mindestens einer gut angelegten, quasi-experimentellen Studie		
III	Evidenz aufgrund angelegter, nicht experimenteller deskriptiver Studien (z. B. Fall- und Kontrollstudien)		
IV	Evidenz aufgrund von Berichten/Meinungen von Expertenkreisen, Konsensuskonferenzen und/oder klinische Erfahrungen anerkannter Autoritäten ohne transparenten Bezug	C	belegt durch Berichte und Meinungen von Expertenkreisen und/oder klinische Erfahrung anerkannter Autoritäten; weist auf das Fehlen direkt anwendbarer klinischer Studien guter Qualität hin

7.1 Überblicksarbeiten

Kiese-Himmel gibt einen umfassenden Überblick zur Evidenzlage bei auditiven Verarbeitungsstörungen [Kiese-Himmel, 2011]. Dabei überwiegen Belege gegen den Nutzen auditiver Trainingsprogramme bzw. den Transfer auf Sprachentwicklung und Lese-Rechtschreibleistungen. So beschreibt sie, dass nach McArthur [2009] ein direktes Training basaler auditiver Leistungen nicht zwangsläufig zu einer Verbesserung von Lese-Rechtschreibfähigkeiten oder der Aufmerksamkeit führt. Strehlow und Mitarbeiter [Strehlow et al. 2006] konnten in einer Gruppenvergleichsstudie bei Kindern der 2. Klasse mit Dyslexie zeigen, dass sich die geübten Leistungen signifikant verbesserten, aber keine nachhaltige Transferleistung auf Lesen und Schreiben erreicht werden konnte. Berwanger u. von Suchodoletz [2004, 2007] stellten dar, dass ein Ordnungsschwellentraining zur Verbesserung der zeitlichen Verarbeitung zwar zu Verbesserungen der Ordnungsschwelle selbst führte, aber kein Transfer auf sprachliche Leistungen oder Lese-Rechtschreibfähigkeiten erreicht werden konnte. Kiese-Himmel schließt aus den zitierten Studien, dass der Zusammenhang zwischen auditiven Verarbeitungsstörungen und „einer Lernstörung, Leseschwäche, Sprach- oder Verhaltensstörung (…) schwer zu belegen“ ist ([Kiese-Himmel, 2011]: 36). Sie kritisiert, dass aufgrund der international unterschiedlichen Definitionen auditiver Verarbeitungsstörungen die bereits vorhandenen Studien schwer vergleichbar und wenig reliabel sind. *Kontrollierte Therapiestudien* sind selten und es ist noch unerforscht, mit welcher Trainingsdauer und -intensität bei auditiven Verarbeitungsstörungen vorgegangen werden sollte. Insbesondere der Nachweis „nachhaltiger *Transfereffekte* auf Lautdifferenzierung, Sprachkompetenz oder den Schriftspracherwerb“ fehlt ([Kiese-Himmel, 2011]: 37).

Miller thematisiert in einem Überblicksartikel den Zusammenhang von auditiver Verarbeitung und Sprachstörung und bezieht sich ebenfalls darauf, dass sehr viele unterschiedliche und kontroverse Theorien zur auditiven Verarbeitung existieren [Miller, 2011]. Als Lösung werden Befunde der *neurophysiologischen Forschung* gesehen, die zukünftig mehr Aufschluss über den Prozess der auditiven Verarbeitung und ihre Relevanz für die Sprachverarbeitung geben könnten. Auch Moore [Moore, 2011] schließt sich der Meinung der divergierenden Theorien zur auditiven Verarbeitung an, hält es aber für wichtig, dass Forscherinnen und klinisch tätige Therapeutinnen zusammenarbeiten, um Theorien zu überprüfen und therapeutische Maßnahmen zu verbessern. Die Einbeziehung eines *mutliprofessionellen Teams* zur Diagnosestellung und Behandlung von AVS wird auch von Witton [2010] gefordert.

In der *Leitlinie der DGPP* [2010] werden Studien zur Evidenzlage auditiver Verarbeitungsstörungen aufgeführt, in denen diese überwiegend als positiv beschrieben wird. Die DGPP sieht den Nutzen auditiver Trainingsprogramme, insbesondere bei Verwendung eines sprachgebundenen Trainings, auf der Basis diverser Studien als gegeben [Bischof et al. 2002], [Hesse et al. 1998], [Hesse et al. 2001], [Tremblay et al. 2001], [Hurford u. Sanders, 1990] und hält auch Transfereffekte auf Sprach- oder Lese-Rechtschreibentwicklung für belegt. Dabei werden vor allem Studien zur Verbesserung von Lesestörungen aufgeführt [Hatcher et al. 2004], [Lundberg, 1994], [Schneider et al. 1999]. Für sprachfreie Trainingskonzepte werden zwar einige positive Belege zitiert, aber vor allem Studien und Übersichtsarbeiten (z. B. [Bischof et al. 2002]), bei denen der Nutzen sprachfreier Aufgaben nicht bestätigt werden konnte, sodass rein sprachfreie Programme nicht empfohlen werden. Zudem schränkt die DGPP die Bedeutung der zur Evidenzlage zitierten Studien wie folgt ein: „Die bisher vorhandenen Daten und der Mangel an kontrollierten klinischen Studien erlauben allerdings derzeit lediglich eine zurückhaltende Bewertung der vorgenannten Studien und insofern auch noch keine definitive Bewertung einzelner Behandlungsformen. Die Prognose von Auditiven Verarbeitungs- und Wahrnehmungsstörungen kann daher ebenfalls noch nicht abschließend abgeschätzt werden." ([DGPP, 2010]: 36).

7.2 Einzelfall- und Gruppenstudien

Diverse Studien beschäftigen sich mit der Anwendung **sprachfreier Trainingsverfahren** bei Kindern mit auditiven Verarbeitungsstörungen. Allerdings sind die Studienergebnisse eher ernüchternd, wie von Suchodoletz [2006] deutlich macht. Er bezieht sich auf therapeutische Methoden wie Tondifferenzierungstraining, Hochtontraining, Lokalisationstraining mit Tönen oder Geräuschen, Ordnungsschwellentraining, dichotische Höraufgaben sowie die aus diesen Methoden entwickelten Konzepte wie die Tomatis-Therapie, das Audio-Vokale-Integrative Training, Fast ForWord und das Automatisierungstraining. Von Suchodoletz kritisiert, dass die Studienergebnisse nicht nur widersprüchlich sind, sondern auch unabhängige Studien fehlen, um die Ergebnisse der von den Vertretern der genannten Methoden durchgeführten Studien zu replizieren. Damit fehlen Wirksamkeitsnachweise, die für die Empfehlung des Einsatzes therapeutischer Methoden grundlegend sind. Gerade die von Tallal und Mitarbeitern [Tallal et al. 1996], [Merzenich et al. 1996] veröffentlichten Studienergebnisse zum Trainingsprogramm Fast ForWord konnten in neueren Studien nicht bestätigt werden [Cohen et al. 2005], [Strehlow et al. 2002]. Krishnamurti et al. zeigen allerdings, dass sich nach einem Training mit Fast ForWord signifikante Änderungen der neuronalen Aktivitäten mittels sprachevozierter Hirnstammpotenziale nachweisen ließen [Krishnamurti et al. 2013].

Als problematisch wird auch das *Ordnungsschwellentraining* betrachtet. Während Tewes et al. [2003] von Verbesserungen der Rechtschreibleistungen berichten, zeigt sich in einer Studie von Berwanger u. von Suchodoletz [2004] weder eine Leistungsverbesserung bei sprachlichen noch bei schriftsprachlichen Leistungen. Auch zum finnischen PC-Programm *Audiolex* liegen sich widersprechende Ergebnisse vor [von Suchodoletz, 2006]. Das Programm *LiSN & Learn* zum Training des binauralen Hörens zeigt in einer ersten Erprobung, dass Kinder ab 6 Jahren in der Lage waren, das Training durchzuführen und Eltern und Kinder von Verbesserungen berichteten [Cameron u. Dillon, 2011]. Eine randomisierte kontrollierte Studie steht dazu noch aus, sodass nicht von vorliegenden Evidenzen für das Trainingsprogramm gesprochen werden kann. Murphy und Schochat berichten von einem nichtsprachlichen auditiven Training bei Kindern mit Lesestörungen, das nicht nur zu Verbesserungen der trainierten Leistungen, sondern auch zu Verbesserungen der phonologischer Bewusstheit und des Textlesens führte [Murphy u. Schochat, 2011].

Von Suchodoletz bezieht eine klare Stellung gegenüber sprachfreien Trainingsverfahren bei auditiven Verarbeitungsstörungen und hält deren Einsatz für unangemessen [von Suchodoletz, 2006]. Therapiemethoden mit sprachorientierten Aufgaben unter Einbindung höherer kognitiver Funktionen betrachtet von Suchodoletz hingegen als Sprachtherapie und spricht sich für eine Abgrenzung solcher Methoden zu auditiven Trainingsverfahren mit sprachfreien Aufgaben aus. Die kritische Betrachtung sogenannter basaler auditiver Trainingsverfahren wird von diversen Autoren unterstützt [Ptok u. Meisen, 2008], [Agnew et al. 2004].

Hinsichtlich eines sprachorientierten Trainings bei Kindern mit auditiven Verarbeitungsstörungen ist die Evidenzlage noch uneindeutig. Hesse et al. führten bei 34 Kindern mit AVS eine *stationäre Intensivtherapie* durch [Hesse et al. 2001]. Neben einem auditorischen Training mit sprachfreien

Aufgaben wurden metalinguistische (z. B. Segmentierung) und metakognitive Strategien (z. B. Aufmerksamkeit, Merkfähigkeit) geübt. Es zeigten sich signifikante Verbesserungen durch die audiologischen Testverfahren, aber auch durch Tests zur psycholinguistischen Entwicklung, Aufmerksamkeit und Lese-Rechtschreibfähigkeit. Bereits diese Studie verdeutlicht die Schwierigkeit der Evidenzbewertung von Studien zur auditiven Verarbeitung, da bei einer Kombination von *sprachfreien und sprachgebundenen Verfahren* sowie unter Einbeziehung von *Bottom-up- und Top-down-Strategien* nicht nachvollzogen werden kann, welche Trainingsaspekte letztlich zu den beobachteten Verbesserungen geführt haben. Sie spiegelt aber auch wider, dass in der Literatur häufig die kombinierte Nutzung eines *auditiven Trainings* mit der Vermittlung von *Top-down-Strategien* befürwortet wird [Bellis, 2002], [ASHA, 2003], [AAA, 2010], [DGPP, 2010].

In 2 Einzelfallstudien im Cross-over-Design behandelte Lauer [1995] 2 Kinder im Alter von 5–6 Jahren, bei denen mittels audiometrischer und psychometrischer Testverfahren eine auditive Verarbeitungsstörung diagnostiziert wurde. Es erfolgte eine sprachgebundene Behandlung der Funktionen Analyse sowie Speicherung und Sequenz. Dabei kam es sowohl zu signifikanten intraindividuellen Leistungsverbesserungen als auch zu interindividuellen Leistungsunterschieden. In beiden Test- bzw. Behandlungsbereichen konnten bei beiden Kindern signifikante Leistungsverbesserungen beobachtet werden. Dabei waren die Verbesserungen bei einem der Kinder deutlich höher und stabiler als bei dem anderen Kind. Dies betraf vor allem die Leistungen im Silbengedächtnis. Einzelne Leistungen zeigten sich erst über die Zeit hinweg als signifikant, wobei der größte Leistungszuwachs jeweils direkt nach der spezifischen Intervention zu beobachten war. Rückblickend ist kritisch zu betrachten, dass es sich nach dem zwischenzeitlich aktualisierten Modell der auditiven Verarbeitung bei den in die Behandlung integrierten Funktionen nicht um Funktionen der auditiven Verarbeitung handelt. Somit wäre in weiteren Studien der Fokus auf das sprachorientierte Training auditiver Funktionen zu legen und dessen Nutzen für die auditive Verarbeitung zu überprüfen.

7.3 Nichtrandomisierte kontrollierte Studien

Veuillet et al. konnten nach Durchführung eines *audiovisuellen Trainings* bei Kindern mit Dyslexie signifikante Verbesserungen des Lesens nachweisen [Veuillet et al. 2007]. Die Fähigkeit zur kategorialen Lautwahrnehmung der behandelten Kinder näherte sich der Leistung unauffälliger Kinder an. Sie schließen daraus, dass das Training bestimmter Prozesse der auditiven Verarbeitung die Leseleistung verbessern kann.

Vilela et al. [2012] untersuchten die *zeitliche Verarbeitung* bei 15 Kindern im Alter von 7–10 Jahren mit phonologischen Störungen, die ein Training der auditiven Verarbeitung erhielten. Es wurden 3 Gruppen mit je 5 Kindern zusammengestellt: 1 Kontrollgruppe mit Kindern ohne auditive Verarbeitungsstörung und 2 Interventionsgruppen mit Kindern mit auditiver Verarbeitungsstörung, die jeweils 8 Therapien erhielten. Bei der einen Gruppe wurde ein Training auditiver Teilfunktionen und bei der anderen Gruppe ein Training höherer kognitiver Funktionen durchgeführt. Beide Interventionsgruppen zeigten Verbesserungen in abschließenden Testverfahren und unterschieden sich statistisch nicht voneinander.

Ein systematisches Therapieprogramm zur Sprachverarbeitung in Ruhe und während Störgeräuschen sowie zum dichotischen Hören untersuchten Putter-Katz et al. [2005, 2008]. Dazu verglichen sie die Leistungen einer Interventionsgruppe von 20 Kindern mit AVS mit denen einer Kontrollgruppe von 10 Kindern mit AVS ohne spezifische Behandlung. Die Therapie erfolgte top-down und bottom-up. Im Mittelpunkt standen die Modifikation der Hörumgebung, ein gezieltes Training des Hörverstehens und der Einsatz kompensatorischer Strategien. Es konnten Verbesserungen der Spracherkennung im Störgeräusch nachgewiesen werden, während bei der Kontrollgruppe keine Verbesserungen zu beobachten waren. Die Autoren führen dies auf ein erfolgreiches auditives Training zurück. Allerdings kann durch die Kombination therapeutischer Methoden der letztliche Wirkfaktor nicht eindeutig bestimmt werden.

Troia et al. untersuchten die Effektivität des Programms *Fast ForWord* bei Kindern mit Lernschwäche [Troia et al. 2003]. Die Leistungen der Interventionsgruppe wurden mit den Leistungen einer unbehandelten Kontrollgruppe verglichen. Der Vergleich bezog sich auf die mündliche Sprachkompetenz, die phonologische Verarbeitung, basale Lesefertigkeiten und das Verhalten in der Klasse. Nach der Intervention in der Therapiegruppe war bis auf den Bereich der mündlichen Sprachproduktion kein Unterschied in den Leistungen von Interventions- und Kontrollgruppe feststellbar. Lediglich beim Vergleich der Kinder mit den schlechtesten Leistungen aus beiden Gruppen zeigten die Kinder der Interventionsgruppe bessere Leistungen in weiteren Teilleistungen. Insgesamt hatte das Training mit Fast ForWord nur eine leichte positive Wirkung, die auch aufgrund der methodischen Schwächen der Studie mit Vorbehalt zu betrachten ist.

7.4 Randomisierte kontrollierte Studien

Die randomisierte kontrollierte Studie von Given et al. beschäftigte sich mit der Untersuchung der Auswirkung eines computerunterstützten Trainings auf die Lesefähigkeiten, insbesondere um den Nutzen des PC-Programms Fast ForWord zu überprüfen [Given et al. 2008]. 65 Schulkinder dreier amerikanischer Mittelschulen (Klasse 6–8) mit Leseschwäche wurden in 5 Gruppen eingeteilt. Sie erhielten über einen Zeitraum von 12 Wochen eine Behandlung mit dem Programm *Fast ForWord*, dem Programm *SuccessMaker* oder eine *kombinierte Behandlung* mit beiden Programmen, wobei bei einer Gruppe mit Fast ForWord, bei der anderen mit SuccessMaker begonnen wurde. Die 5. Gruppe erhielt keine spezifische Intervention. Untersucht wurden die Kinder hinsichtlich ihrer phonologischen Fähigkeiten, des Sprachverstehens und der Sprachproduktion sowie ihrer Lese- und Rechtschreibleistungen. Alle Gruppen verbesserten sich in den getesteten Sprach- und Leseleistungen über die Gesamtdauer der Studie hinweg. Keine Interventionsmaßnahme war erfolgreicher als die andere und es gab keine signifikanten Unterschiede gegenüber der Kontrollgruppe. Daraus schließen die Autoren, dass der Einsatz des PC-Programms Fast ForWord in der untersuchten Altersklasse keinen Zugewinn an Leistungen für Kinder mit Leseschwäche bringt.

Sharma et al. verglichen in ihrer randomisierten kontrollierten Studie bottom-up- und top-down-orientierte Interventionsansätze bei 55 Schulkindern mit auditiven Verarbeitungsstörungen im Alter von 7–13 Jahren [Sharma et al. 2012]. Eine Gruppe erhielt ein Bottom-up-Training mit Aufgaben zur auditiven Perzeption, Diskrimination und phonologischen Bewusstheit. Die andere Gruppe führte ein Top-down-Training mit sprachlichen Aufgaben durch. In beiden Gruppen waren Kinder mit und ohne FM-Anlagen. Eine dritte Gruppe diente als Kontrollgruppe. Innerhalb der 6-wöchigen Intervention wurden 1–2 Stunden täglich selbstständige Übungen zu Hause unter Anleitung der Eltern durchgeführt. Einmal pro Woche gab es 1 Sitzung mit einer Therapeutin. Die Probanden beider Interventionsgruppen zeigten Leistungsverbesserungen, während sich die Leistungen der Probanden der Kontrollgruppe nicht veränderten. Einschränkend ist zu sehen, dass auch hier nicht reine auditive Verarbeitungsleistungen trainiert wurden, sondern sowohl beim Bottom-up- als auch beim Top-down-Training höhere kognitive Funktionen bzw. kompensatorische Strategien. Damit kann kein Rückschluss auf eine rein auf auditiven Teilfunktionen basierende Behandlung gezogen werden.

7.5 Systematische Reviews

In der *Cochrane Library* (www.thecochranelibrary.com), in der qualitativ hochwertige systematische Reviews zu finden sind, gibt es zur auditiven Verarbeitung (auditory processing) lediglich einen systematischen Review [Sinha et al. 2011], der die Klangtherapie bei Kindern und Erwachsenen mit Autismus-Spektrum-Störungen zum Thema hat. Es ließen sich 6 randomisierte kontrollierte Studien zur Auditorischen Integrationstherapie (AIT) und eine randomisierte kontrollierte Studie zur Tomatis-Methode finden. 5 Studien wurden mit weniger als 20 Probanden durchgeführt, zudem waren die Gruppenzuteilungen aller Studien inadäquat. Die Outcome-Messungen waren so unterschiedlich, dass es nur wenige Überschneidungen zwischen den Studien gab und keine Meta-Analyse der Daten möglich war. 3 Studien zur AIT berichteten über Verbesserungen, 3 andere Studien zeigten keine positiven Effekte beim Einsatz der AIT. In der Studie zur Tomatis-Therapie wurde über Sprachverbesserungen berichtet, bei denen allerdings kein Unterschied zwischen der Therapie- und der Kontrollgruppe bestand. Insgesamt gab es keinen Hinweis darauf, dass die AIT oder andere klangtherapeutische Maßnahmen bei dem genannten Störungsbild effektiv sind. Bei den beschriebenen Studien gab es nur 2 Studien, bei denen statistisch signifikante Verbesserungen in lediglich 2 Outcome-

Messungen dargestellt wurden. Daraus schließen Sinha et al., dass die vorliegenden Daten die Durchführung einer Klangtherapie wie der AIT derzeit nicht stützen [Sinha et al. 2011].

Recherchiert man über die Cochrane Library weitere Reviews außerhalb von Cochrane zur AVS, gelangt man zu dem systematischen Review von Fey et al. [2011]. Dieser berichtet über 25 Studien zur Behandlung auditiver Verarbeitungsstörungen bei 6–12-jährigen Schulkindern mit AVS und/oder Sprachstörung, die in Zeitschriften mit Peer-Review-Verfahren anhand von 9 relevanten Schlüsselwörtern identifiziert wurden. Die enthaltenen therapeutischen Methoden waren ein traditionelles Hörtraining (z. B. auditive Diskrimination, Sprachverstehen im Störgeräusch), das der Tomatis-Therapie ähnliche Auditive Integrationstraining und die PC-Therapieprogramme Fast ForWord bzw. Earobics. Die Studien wurden anhand des ASHA-Levels-of-Evidence-Schemas [Robey, 2004] bewertet. Es zeigte sich nur eine geringe Evidenz dafür, dass auditive Trainingsverfahren bei Kindern im Schulalter zu Verbesserungen der auditiven Verarbeitung oder der Sprachstörung führen. Auch wenn sich auditive Leistungen mitunter verbessern, gibt es keinen nachhaltigen Effekt für sprachliche oder schriftsprachliche Leistungen. Fey et al. [2011] empfehlen Sprachtherapeutinnen daher, sich bei Anwendung auditiver Therapieverfahren der vermuteten begrenzten Wirksamkeit bewusst zu sein und die zu verbessernden sprachlichen und schriftsprachlichen Leistungen des jeweiligen Kindes systematisch zu beobachten und zu bewerten.

Bellis et al. [2012] kritisieren in ihrer Antwort auf den Review von Fey et al. [2011], dass relevante Studien nicht in das Review einbezogen worden seien und verweisen auf die Leitlinien zur auditiven Verarbeitung der American Academy of Audiology [AAA, 2010] und der American Speech-Language-Hearing Association [ASHA, 2005], in denen verschiedene Evidenzen zur Therapie von AVS benannt werden. Ihrer Ansicht nach sollten mehr direkte Interventionsmethoden zur Verbesserung der auditiven Verarbeitung integriert werden anstatt alternative Methoden wie die der Klangtherapie in systematische Reviews mit einzubeziehen.

In einem systematischen Review von Loo et al. [2010] wird die *computerunterstützte Behandlung* auditiver Verarbeitungsdefizite bei Kindern mit Sprach-, Lern- und Lesestörungen betrachtet. Der überwiegende Teil der recherchierten Studien befasste sich mit den Trainingsprogrammen Fast ForWord oder Earobics. Beide Programme hatten, abgesehen von einem Einfluss auf die phonologische Bewusstheit, nur geringe Auswirkungen auf die Sprach-, Lern- und Leseleistungen. Loo et al. halten eine Verbesserung des Lesens dann für möglich, wenn zum Training eine audio-visuelle Methodik eingesetzt wird [Loo et al. 2010]. Allerdings sind die bislang vorliegenden Befunde nicht eindeutig genug, um dies zu bestätigen.

7.6 Meta-Analysen

In der Meta-Analyse von Strong et al. wurde die Effektivität des Therapieprogramms *Fast ForWord* untersucht, das auf die Verbesserung von Sprach- und Lesefertigkeiten bei Kindern ausgerichtet ist [Strong et al. 2011]. Dazu wurden die Daten der Outcome-Messungen zur Sprache und zum Lesen aus den systematisch recherchierten randomisierten kontrollierten Studien und Gruppenvergleichsstudien im Hinblick auf die Interventions- und Kontrollgruppen miteinander verglichen. Es zeigten sich keine signifikanten Therapieeffekte des Trainingsprogramms Fast ForWord beim Vergleich von Interventions- und Kontrollgruppe. Entsprechend dieser Datenauswertung gibt es keine Evidenz dafür, dass das Programm Fast ForWord geeignet wäre, Störungen der Sprache oder des Lesens zu behandeln.

Die im Kap. Lese-Rechtschreibschwierigkeiten bereits zitierte Metastudie von Ise et al. [2012] stützt die These, dass Interventionen, die an den spezifischen Defiziten des Lesens und Schreibens direkt ansetzen, alternativen Therapiemethoden wie der Klangtherapie oder anderen sprachfreien Trainingsmethoden deutlich überlegen sind. Die Autoren empfehlen die *direkte Förderung des Lesens und Schreibens* mittels einer mindestens 20-wöchigen Einzel- oder Gruppentherapie.

7.7 Evidenzbasierte Entscheidungsfindung in der Behandlung auditiver Verarbeitungsstörungen

7.7.1 Evidenzbasierte Praxis und Entscheidungsfindung

Die Auswahl adäquater diagnostischer und therapeutischer Methoden basiert im Rahmen der *evidenzbasierten Praxis* auf 3 Komponenten (▶ Abb. 7.2) (nach [Dollaghan, 2007], [Beushausen, 2009]:

- externe Evidenzen,
- klinisch-therapeutische Expertise,
- Patientenerfahrung und -präferenz.

Externe Evidenzen beziehen sich auf das zum Zeitpunkt der Entscheidungsfindung vorliegende Wissen aus aktuellen und möglichst qualitativ hochwertigen Studien in Bezug auf eine spezielle Problemstellung. Diese Evidenzen sind über die Recherche relevanter Literatur zur Fragestellung, insbesondere hochqualitativer systematischer Reviews (z.B. Cochrane Reviews), und die Analyse aktueller Leitlinien zu identifizieren. Die Auswahl der anzuwendenden Methodik richtet sich zudem nach der Expertise und den Erfahrungen der Therapeutinnen auf der einen Seite und den Präferenzen und Erfahrungen des Patienten auf der anderen Seite. So kann es notwendig sein, dass für den Einsatz einer bestimmten evidenzbasierten Methode eine spezielle Qualifikation der Therapeutin notwendig ist, die diese nicht hat oder nicht kurzfristig erwerben kann. Dann wäre eine andere Methode auszuwählen, die eine vergleichbare Effektivität zeigt oder eine andere Therapeutin zu empfehlen, die die recherchierte Methode anwenden kann. Außerdem ist denkbar, dass der Patient bereits mit einer laut Evidenzen empfohlenen Methode negative Erfahrungen gemacht hat und diese nicht anwenden möchte oder über gute Erfahrungen mit einer Methode berichtet, die keine Evidenzbasierung aufweist. Hier sollte eine besonders intensive Beratung des Patienten stattfinden, um z.B. herauszufinden, welche negativen Erfahrungen gemacht wurden und ihn für eine erfolgversprechendere Methode zu motivieren.

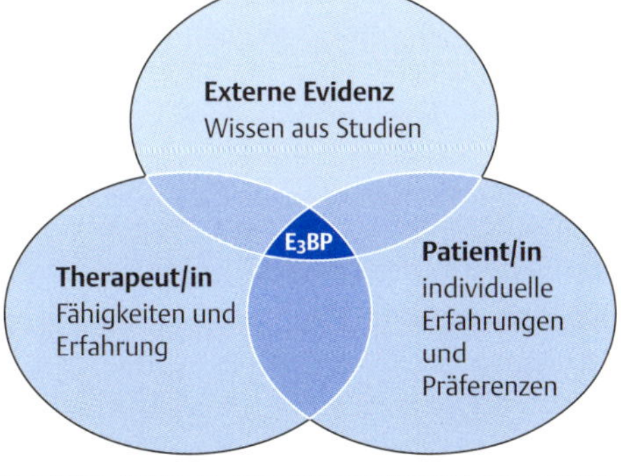

Abb. 7.2 Modell der evidenzbasierten Praxis (E_3BP; nach Dollaghan [2007]).

▶ Abb. 7.3 zeigt den Weg der evidenzbasierten Entscheidungsfindung. Im Idealfall liegen mehrere wissenschaftlich abgesicherte Methoden vor, aus denen die Therapeutin die zu ihr und dem Patienten passende Methode auswählen kann. Dieser Idealfall der evidenzbasierten Praxis (*evidence-based practice*) trifft im Bereich der Logopädie aufgrund der derzeit bestehenden Forschungslücken kaum zu. Daher muss die Therapeutin bei fehlender Auswahl von evidenzbasierten Methoden oder in Ermangelung jeglicher evidenzbasierter Methode eine wissenschaftlich begründete Entscheidung für die therapeutische Vorgehensweise treffen. Diese Vorgehensweise entspricht einer wissenschaftlich basierten Praxis (*science-based practice*, [Lof, 2011]). Die Umsetzung der Methode ist unbedingt systematisch zu evaluieren, um den Therapieverlauf zu registrieren und ggf. notwendige Modifikationen vorzunehmen. Durch ein gezieltes Monitoring erfasst die Therapeutin die Wirksamkeit der eingesetzten Methode, was als praxisbasierte Evidenz (*practice-based evidence*) bezeichnet wird [Lof, 2011]. Damit wird deutlich, dass es nicht genügt, eine Methode einzusetzen, die von der Therapeutin als effektiv eingeschätzt wird. Vielmehr besteht die Notwendigkeit, diese Effektivität anhand kontinuierlich erhobener Daten nachzuweisen. Hierzu sollten nicht nur die Veränderungen geübter Leistungen überprüft werden, sondern auch Übertragungseffekte auf andere Leistungsbereiche sowie Nachhaltigkeitseffekte betrachtet werden.

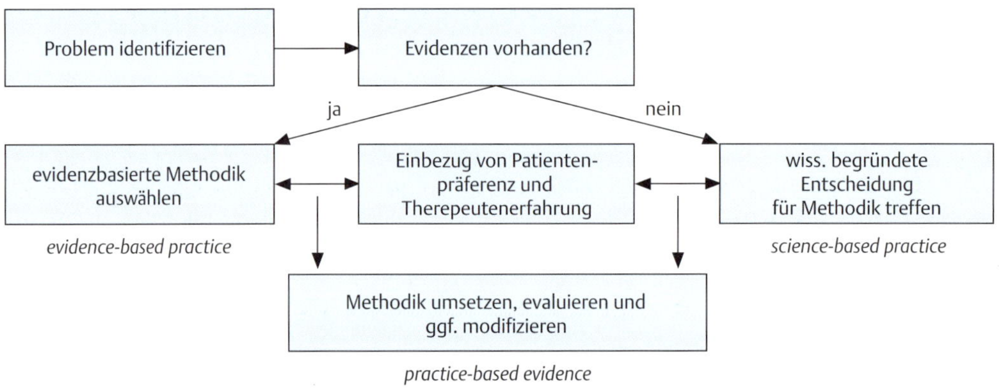

Abb. 7.3 Modell der evidenzbasierten Entscheidungsfindung (Quelle: Lauer N, Nierhaus I. Entscheiden trotz Unsicherheit – Methoden der Logopädie im Wandel. Vortrag auf dem dbl-Kongress Erfurt; 2013: 54).

7.7.2 Wissenschaftlich basierte Praxis bei auditiven Verarbeitungsstörungen

Übertragen auf AVS ist festzustellen, dass ein erheblicher Mangel an Studien zu Behandlungsmethoden besteht. Auch wenn die Wirksamkeit einzelner Interventionen in Einzelfall- oder kleineren Gruppenstudien belegt erscheint, kann erst nach erfolgreicher Durchführung *umfangreicher* und *kontrollierter klinischer Studien* mit *homogenen Probandengruppen* von einer hinreichend belegten *Wirksamkeit* gesprochen werden [Kiese-Himmel, 2011]. Es ist sicherzustellen, dass die eingesetzten Methoden nicht nur zu Verbesserungen der trainierten Leistungen führen, sondern nachweisbare positive Auswirkungen auf die im Alltag vorliegende Problematik der betroffenen Kinder haben, wie z. B. die Verbesserung der sprachlichen und/oder schriftsprachlichen Leistungen. Können solche Verbesserungen nicht nachgewiesen werden, ist die Fortführung des Einsatzes der angewendeten Methode nicht angemessen.

> **Merke**
>
> „Ist die Therapie zur auditiven Verarbeitung erfolgreich abgeschlossen, bedeutet dies nicht, dass sich auch zwangläufig sprachliche Kompetenzen (Spracherwerb, Lese-Rechtschreib-Fertigkeiten) gebessert haben müssen" ([Ptok, 2006]: 8).

Relativ gesichert scheint dagegen, dass alternative Hörtrainingsprogramme wie die Klangtherapie oder technische Ansätze mit sprachfreien Stimuli ohne Wirkung und damit nicht in der Behandlung von AVS einzusetzen sind [AAA, 2010], [DGPP, 2010], [von Suchodoletz, 2006].

Bei der Behandlung von AVS kann neben einer *Beratung von Eltern und Pädagogen* und der *Modifikation der Hörumgebung* ein *sprachgebundenes auditives Training* versucht werden. Solange die Wirkmechanismen und Methoden zur AVS nicht bekannt bzw. nicht hinreichend gesichert sind, sollte das Training sowohl *bottom-up-* als auch *top-down-orientierte Aspekte* enthalten [Ptok, 2006]. Da signifikantes auditives Lernen bereits während kurzer Trainingsphasen als möglich erachtet wird [Kiese-Himmel, 2011], kann ein sprachgebundenes auditives Training über einen Zeitraum von 10 Therapieeinheiten erprobt werden. Dieser Umfang entspricht der Anzahl der mit einer Erstverordnung verbundenen Therapieeinheiten gemäß Heilmittelrichtlinien. Zeigt die therapiebegleitende Evaluation Erfolge, die auch einen Bezug zu sprachlichen und/oder schriftsprachlichen Fähigkeiten aufweisen, erscheint eine Folgeverordnung angemessen.

8 Leitlinien zu auditiven Verarbeitungsstörungen

Zu AVS gibt es *Leitlinien* von Fachgesellschaften im europäischen und außereuropäischen Raum. Die Inhalte dieser Leitlinien wurden in alle Kapitel dieses Buches integriert und kritisch diskutiert. ▶ Tab. 8.1 gibt eine Übersicht zu aktuellen Leitlinien.

Generell ist der Begriff „zentral" bei allen Leitlinien in der Bezeichnung des Störungsbildes nicht mehr oder nur noch in Klammern enthalten. In der Regel empfiehlt die jeweilige Gesellschaft, von der die Leitlinie stammt, die Diagnosestellung der AVS durch die in der Gesellschaft vertretene Profession, auch wenn die Einbeziehung anderer Professionen in die Befunderhebung empfohlen wird.

Während die American Speech-Language-Hearing Association (ASHA), die American Academy of Audiology (AAA) und die British Society of Audiology (BSA) in ihren Leitlinien vom Einbezug höherer kognitiver Funktionen in das Störungsbild auditiver Verarbeitungsstörungen abrücken, bleibt die Deutsche Gesellschaft für Phoniatrie und Pädaudiologie (DGPP) weitgehend bei ihrer bisherigen Definition. Einschränkend wird von den Autoren ergänzt, dass nicht von einer AVWS zu sprechen ist, wenn übergreifende Störungen der Aufmerksamkeit, Merkfähigkeit oder Kognition vorliegen, durch die eine vorliegende Störung besser zu erklären wäre [Ptok et al. 2010]. Die DGPP sieht weiterhin die Verarbeitung verbaler Stimuli als relevanten Aspekt der auditiven Verarbeitung. Fachgesellschaften aus dem angloamerikanischen Raum fokussieren auf der Diagnosestellung über die Untersuchung nonverbaler Stimuli.

In allen genannten Leitlinien wird deutlich, dass es einen Goldstandard zur Untersuchung und Behandlung von AVS derzeit nicht gibt.

Deutsche Leitlinien, die im Internet über die Arbeitsgemeinschaft der Wissenschaftlichen Medizinischen Fachgesellschaften (AWMF) veröffentlicht werden, sind in verschiedene Bewertungsklassen eingeordnet (▶ Tab. 8.2). Die Qualität der o. g. Leitlinie der DGPP entspricht dem untersten Leitlinienniveau S 1, das wie folgt definiert ist: „Eine repräsentativ zusammengesetzte Expertengruppe der Fachgesellschaft(en) erarbeitet im informellen Konsens eine Empfehlung, die vom Vorstand der Fachgesellschaft(en) verabschiedet wird" [AWMF, 2010].

Tab. 8.1 Leitlinien zur Diagnostik und Therapie von AVS

Gesellschaft	Bezeichung	Jahr
American Academy of Audiology (AAA)	Clinical Practice Guidelines. Diagnosis, Treatment and Management of Children and Adults with Central Auditory Processing Disorder	2010
American Speech-Language-Hearing Association (ASHA)	(Central) Auditory Processing Disorders. Technical Report	2005
British Society of Audiology (BSA)	Position Statement Auditory Processing Disorder (APD)	2011
Deutsche Gesellschaft für Phoniatrie und Pädaudiologie (DGPP)	Leitlinie Auditive Verarbeitungs- und Wahrnehmungsstörungen (S 1-Leitlinie)	2010

Tab. 8.2 Leitlinienstufen der AWMF 2010]

Stufe	Methodische Merkmale der Leitlinienentwicklung
S 1	Eine **repräsentativ zusammengesetzte Expertengruppe der Fachgesellschaft(en)** erarbeitet im informellen Konsens eine Empfehlung, die vom Vorstand der Fachgesellschaft(en) verabschiedet wird.
S 2k	**konsensbasiert** • formaler Konsens, repräsentativ für den Adressatenkreis • Methoden zur Formulierung der Empfehlungen klar beschrieben, inkl. Leitlinien-Report
S 2e	**evidenzbasiert** • systematische Recherche, Auswahl und Bewertung wissenschaftlicher Belege zu den relevanten klinischen Fragestellungen erforderlich, inkl. Leitlinien-Report
S 3	**Leitlinie mit allen Elementen systematischer Entwicklung (S 2k + e)** • systematische Recherche und formaler Konsens beteiligter Fachgebiete

9 Anhang – Therapiematerial und Screening

9.1 Therapie von Aufmerksamkeit und Speicherung/Sequenz

9.1.1 Aufmerksamkeit

Logopädische Therapie

Übung 1 – Aufmerksamkeit
- **Ziel:** Aufmerksamkeit für Sprache
- **Material:** Geschichte mit Bildunterstützung
- **Durchführung:** Die Therapeutin liest dem Kind eine Geschichte vor.
- **Variation:** zunächst kurze und einfache Geschichte, z. B. mit wiederkehrenden Redewendungen, die das Kind ggf. mitsprechen/vervollständigen kann, dann zunehmend längere oder komplexere Geschichte

Logopädische Therapie

Übung 2 – Aufmerksamkeit
- **Ziel:** Aufmerksamkeit für Sprache
- **Material:** Geschichte ohne Bildunterstützung
- **Durchführung:** Die Therapeutin liest dem Kind eine Geschichte vor, ohne dass das Kind dazu Bilder sieht.
- **Variation:** zunächst kurze und einfache Geschichte, z. B. mit wiederkehrenden Redewendungen, die das Kind ggf. mitsprechen/vervollständigen kann, dann zunehmend längere oder komplexere Geschichte

Logopädische Therapie

Übung 3 – Aufmerksamkeit
- **Ziel:** Aufmerksamkeit für Sprache
- **Material:** Bilderbuch
- **Durchführung:** Kind und Therapeutin betrachten gemeinsam ein Bilderbuch und erzählen sich gegenseitig, was auf den Bildern passiert.
- **Variation:** erst große Situationsbilder mit vielen dargestellten Ereignissen, dann kurze Bildergeschichten, die chronologisch erzählt werden können

Logopädische Therapie

Übung 4 – Aufmerksamkeit
- **Ziel:** Aufmerksamkeit für Sprache
- **Material:** Freispiel (z. B. mit Puppenstube, Spielküche oder Bauernhof)
- **Durchführung:** Kind und Therapeutin spielen und erzählen gemeinsam.
- **Variation:** Die Therapeutin kann kurze, einfache Anweisungen geben, die das Kind befolgen soll.

Logopädische Therapie

Übung 5 – Aufmerksamkeit
- **Ziel:** Aufmerksamkeit für Sprache
- **Material:** Malstifte und Papier
- **Durchführung:** Kind und Therapeutin malen gemeinsam und erzählen sich gegenseitig, was sie gemalt haben.
- **Variation:** Thema vorgeben, zu dem gemalt werden soll

Logopädische Therapie

Übung 6 – Aufmerksamkeit
- **Ziel:** Aufmerksamkeit für Sprache
- **Material:** Handpuppen
- **Durchführung:** Kind und Therapeutin spielen gemeinsam mit Handpuppen und variieren dementsprechend ihre Sprache und Stimme.
- **Variation:** Einer spielt dem anderen eine kurze Geschichte mit den Handpuppen vor.

Logopädische Therapie

Übung 7 – Aufmerksamkeit
- **Ziel:** Aufmerksamkeit für Sprache (Silben)
- **Material:** Handpuppen
- **Durchführung:** wie Übung 6, aber die Handpuppen sprechen in einer Geheimsprache (z. B. in bestimmten vorher festgelegten Silben, die das Kind bereits gut beherrscht)
- **Variation:** Einer spielt dem anderen eine kurze Geschichte mit den Handpuppen vor.

Logopädische Therapie

Übung 8 – Aufmerksamkeit
- **Ziel:** Aufmerksamkeit für Sprache
- **Material:** Aufnahmegerät
- **Durchführung:** Kind und Therapeutin sprechen auf das Aufnahmegerät und hören sich dann die Aufnahme gemeinsam an.
- **Variation:** andere Personen aufnehmen, die etwas erzählen (z. B. Mutter/Vater, andere Kinder)

Logopädische Therapie

Übung 9 – Aufmerksamkeit
- **Ziel:** Aufmerksamkeit für Sprache
- **Material:** Videokamera, Abspielgerät
- **Durchführung:** Kind und Therapeutin nehmen sich mit der Videokamera auf, während sie etwas erzählen. Im Anschluss wird die Aufnahme gemeinsam angeschaut.
- **Variation:** andere Personen aufnehmen, die etwas erzählen (z. B. Mutter/Vater, andere Kinder)

Logopädische Therapie

Übung 10 – Aufmerksamkeit
- **Ziel:** Aufmerksamkeit für Sprache
- **Material:** Radio
- **Durchführung:** Kind und Therapeutin suchen gemeinsam Radiosender, in denen gesprochen wird.
- **Variation:** hören, ob in dem gefundenen Sender gerade gesungen wird oder ob jemand etwas erzählt

Logopädische Therapie

Übung 11 – Aufmerksamkeit
- **Ziel:** Vigilanz für Sprache
- **Material:** Wortliste mit dreisilbigen Wörtern aus verschiedenen semantischen Feldern sowie einem viersilbigen Wort, das in unregelmäßigen Abständen wiederkehrt
- **Durchführung:** Die Therapeutin liest die Wörter vor. Bei dem vorher vereinbarten Wort soll das Kind auf den Tisch klopfen oder einen Strich auf ein Blatt malen.
- **Variation:** mit/ohne Mundbild, als Hilfe kann ein Bild des Zielwortes vorgelegt werden, zur Steigerung des Schwierigkeitsgrades kann die Wortliste verlängert oder wiederholt werden

Logopädische Therapie

Übung 12 – Aufmerksamkeit
- **Ziel:** Vigilanz für Sprache
- **Material:** Wortliste mit zweisilbigen Wörtern aus verschiedenen semantischen Feldern sowie einem dreisilbigen Wort, das in unregelmäßigen Abständen wiederkehrt
- **Durchführung:** Die Therapeutin liest die Wörter vor. Bei dem vorher vereinbarten Wort soll das Kind auf den Tisch klopfen oder einen Strich auf ein Blatt malen.
- **Variation:** mit/ohne Mundbild, als Hilfe kann ein Bild des Zielwortes vorgelegt werden, zur Steigerung des Schwierigkeitsgrades kann die Wortliste verlängert oder wiederholt werden

Logopädische Therapie

Übung 13 – Aufmerksamkeit
- **Ziel:** Vigilanz für Sprache
- **Material:** Wortliste mit einsilbigen Wörtern aus verschiedenen semantischen Feldern sowie einem zweisilbigen Wort, das in unregelmäßigen Abständen wiederkehrt
- **Durchführung:** Die Therapeutin liest die Wörter vor. Bei dem vorher vereinbarten Wort soll das Kind auf den Tisch klopfen oder einen Strich auf ein Blatt malen.
- **Variation:** mit/ohne Mundbild, als Hilfe kann ein Bild des Zielwortes vorgelegt werden, zur Steigerung des Schwierigkeitsgrades kann die Wortliste verlängert oder wiederholt werden

Logopädische Therapie

Übung 14 – Aufmerksamkeit

- **Ziel:** Vigilanz für Sprache
- **Material:** Wortliste mit dreisilbigen Wörtern aus dem gleichen semantischen Feld sowie einem dreisilbigen Wort, das in unregelmäßigen Abständen wiederkehrt
- **Durchführung:** Die Therapeutin liest die Wörter vor. Bei dem vorher vereinbarten Wort soll das Kind auf den Tisch klopfen oder einen Strich auf ein Blatt malen.
- **Variation:** mit/ohne Mundbild, als Hilfe kann ein Bild des Zielwortes vorgelegt werden, zur Steigerung des Schwierigkeitsgrades kann die Wortliste verlängert oder wiederholt werden

Logopädische Therapie

Übung 15 – Aufmerksamkeit

- **Ziel:** Vigilanz für Sprache
- **Material:** Wortliste mit zweisilbigen Wörtern aus dem gleichen semantischen Feld sowie einem zweisilbigen Wort, das in unregelmäßigen Abständen wiederkehrt
- **Durchführung:** Die Therapeutin liest die Wörter vor. Bei dem vorher vereinbarten Wort soll das Kind auf den Tisch klopfen oder einen Strich auf ein Blatt malen.
- **Variation:** mit/ohne Mundbild, als Hilfe kann ein Bild des Zielwortes vorgelegt werden, zur Steigerung des Schwierigkeitsgrades kann die Wortliste verlängert oder wiederholt werden

Logopädische Therapie

Übung 16 – Aufmerksamkeit

- **Ziel:** Vigilanz für Sprache
- **Material:** AudioLog: Wörter → Aufmerksamkeit, Vigilanz → Wortlänge: Drei- und Viersilber (Auswahl: 6 Items)
- **Durchführung:** Das Kind soll in den roten Rahmen klicken, wenn das Zielitem genannt wird.
- **Variation:** Anzahl der Übungseinheiten und/ oder Auswahlmenge der Items variieren

Logopädische Therapie

Übung 17 – Aufmerksamkeit

- **Ziel:** Vigilanz für Sprache
- **Material:** AudioLog: Wörter → Aufmerksamkeit, Vigilanz → Wortlänge: Ein- und Zweisilber (Auswahl: 6 Items)
- **Durchführung:** Das Kind soll in den roten Rahmen klicken, wenn das Zielitem genannt wird.
- **Variation:** Anzahl der Übungseinheiten und/ oder Auswahlmenge der Items variieren

Logopädische Therapie

Übung 18 – Aufmerksamkeit

- **Ziel:** Vigilanz für Sprache
- **Material:** AudioLog: Wörter → Aufmerksamkeit, Vigilanz → Wortlänge: Einsilber (Auswahl: 6 Items)
- **Durchführung:** Das Kind soll in den roten Rahmen klicken, wenn das Zielitem genannt wird.
- **Variation:** Anzahl der Übungseinheiten und/ oder Auswahlmenge der Items variieren

Logopädische Therapie

Übung 19 – Aufmerksamkeit

- **Ziel:** Vigilanz für Sprache
- **Material:** AudioLog: Silben → Aufmerksamkeit, Vigilanz → Vokal + B + Vokal, Anlaut lang (Auswahl: 6 Items)
- **Durchführung:** Das Kind soll in den roten Rahmen klicken, wenn das Zielitem genannt wird.
- **Variation:** Anzahl der Übungseinheiten und/ oder Auswahlmenge der Items variieren

Logopädische Therapie

Übung 20 – Aufmerksamkeit

- **Ziel:** Vigilanz für Sprache
- **Material:** AudioLog: Silben → Aufmerksamkeit, Vigilanz → A + Konsonant + A, Anlaut lang (Auswahl: 6 Items)
- **Durchführung:** Das Kind soll in den roten Rahmen klicken, wenn das Zielitem genannt wird.
- **Variation:** Anzahl der Übungseinheiten und/ oder Auswahlmenge der Items variieren

Hilfensystem „Aufmerksamkeit“ (ab Übung 11)

siehe ▶ Tab. 9.1

Tab. 9.1 Hilfensystem „Aufmerksamkeit“

Hilfenstufe	Therapeutische Interventionen	Hilfentyp
0	keine Hilfe; das Kind beherrscht die Übung bereits beim 1. Versuch	
1	„Hör gut zu.“	unspezifischer Hinweis
2	„Hör zu und pass gut auf, wann das Wort /die Silbe „...“ zu hören ist.“	spezifischer Hinweis durch Wiederholung des Aufgabenitems
3	„Hör zu und pass gut auf, wann das Wort/die Silbe zu hören ist.“	spezifischer Hinweis durch Wiederholung der Aufgabenstellung
4	„Das stimmt nicht. Hör noch einmal gut zu und klicke in den roten Rahmen, sobald du das Wort/die Silbe ‚...‘ hörst.“ (Th. nennt erneut Wort/Silbe, auf das/die zu achten ist, und fordert zum Handeln auf.)	direkte Handlungsaufforderung
5	„Das stimmt nicht. Schau her und hör gut zu. Ich mache es dir mal vor und klicke für dich bei dem Wort/der Silbe ‚...‘.“	gemeinsames Erarbeiten der Lösung

9.1.2 Speicherung und Sequenz

Logopädische Therapie

Übung 1 – Speicherung und Sequenz

- **Ziel:**
  a) Satz imitieren
  b) Wort imitieren
  c) Laut imitieren
- **Material:**
  a) Zweiwortsätze
  b) einzelne Wörter
  c) Einzellaute
- **Durchführung:** Das Kind soll die von der Therapeutin vorgegebenen Stimuli imitieren.
- **Variation:** mit/ohne Mundbild; erst visuell und auditiv sehr gut differenzierbare Laute/Silben, Wörter oder Sätze, dann etwas schwerer differenzierbare Laute/Silben, Wörter (Minimalpaare) oder Sätze

Logopädische Therapie

Übung 2 – Speicherung und Sequenz

- **Ziel:**
  a) Satz imitieren
  b) Wortfolge imitieren
  c) Lautfolge imitieren
- **Material:**
  a) Dreiwortsatz
  b) Wortreihe aus 2 einsilbigen Wörtern
  c) Folge aus 2 Einzellauten
- **Durchführung:** Das Kind soll die von der Therapeutin vorgegebenen Stimuli imitieren.
- **Variation:** wie Übung 1

Logopädische Therapie

Übung 3 – Speicherung und Sequenz

- **Ziel:**
  a) Satz imitieren
  b) Wortfolge imitieren
  c) Lautfolge imitieren
- **Material:**
  a) Vierwortsatz
  b) Wortreihe aus 2 zweisilbigen Wörtern
  c) Folge aus 3 Einzellauten
- **Durchführung:** Das Kind soll die von der Therapeutin vorgegebenen Stimuli imitieren.
- **Variation:** wie Übung 1

Logopädische Therapie

Übung 4 – Speicherung und Sequenz

- **Ziel:**
  a) Satz imitieren
  b) Wortfolge imitieren
  c) Lautfolge imitieren
- **Material:**
  a) Fünfwortsatz
  b) Wortreihe aus 2 drei- oder mehrsilbigen Wörtern
  c) Folge aus 4 Einzellauten
- **Durchführung:** Das Kind soll die von der Therapeutin vorgegebenen Stimuli imitieren.
- **Variation:** wie Übung 1

Logopädische Therapie

Übung 5 – Speicherung und Sequenz

- **Ziel:**
  a) Satz imitieren
  b) Wortfolge imitieren
  c) Lautfolge imitieren
- **Material:**
  a) Sechswortsatz
  b) Wortreihe aus 3 einsilbigen Wörtern
  c) Folge aus 5 Einzellauten
- **Durchführung:** Das Kind soll die von der Therapeutin vorgegebenen Stimuli imitieren.
- **Variation:** wie Übung 1

Logopädische Therapie

Übung 6 – Speicherung und Sequenz

- **Ziel:**
  a) Satzfolge imitieren
  b) Wortfolge imitieren
  c) Silben imitieren
- **Material:**
  a) Satzfolge aus 2 Zweiwortsätzen
  b) Wortreihe aus 3 zweisilbigen Wörtern
  c) einzelne Silben
- **Durchführung:** Das Kind soll die von der Therapeutin vorgegebenen Stimuli imitieren.
- **Variation:** wie Übung 1

Logopädische Therapie

Übung 7 – Speicherung und Sequenz

- **Ziel:**
  a) Satzfolge imitieren
  b) Wortfolge imitieren
  c) Silbenfolge imitieren
- **Material:**
  a) aus 1 Zweiwortsatz und 1 Dreiwortsatz
  b) Wortreihe aus 3 drei- oder mehrsilbigen Wörtern
  c) Silbenfolge aus 2 Silben Satzfolge
- **Durchführung:** Das Kind soll die von der Therapeutin vorgegebenen Stimuli imitieren.
- **Variation:** wie Übung 1

Logopädische Therapie

Übung 8 – Speicherung und Sequenz

- **Ziel:**
  a) Satzfolge imitieren
  b) Wortfolge imitieren
  c) Silbenfolge imitieren
- **Material:**
  a) Satzfolge aus 2 Dreiwortsätzen
  b) Wortreihe aus 4 einsilbigen Wörtern
  c) Silbenfolge aus 3 Silben
- **Durchführung:** Das Kind soll die von der Therapeutin vorgegebenen Stimuli imitieren.
- **Variation:** wie Übung 1

Logopädische Therapie

Übung 9 – Speicherung und Sequenz

- **Ziel:**
  a) Satzfolge imitieren
  b) Wortfolge imitieren
  c) Silbenfolge imitieren
- **Material:**
  a) Satzfolge aus 1 Dreiwortsatz und 1 Vierwortsatz
  b) Wortreihe aus 4 zweisilbigen Wörtern
  c) Silbenfolge aus 4 Silben
- **Durchführung:** Das Kind soll die von der Therapeutin vorgegebenen Stimuli imitieren.
- **Variation:** wie Übung 1

Logopädische Therapie

Übung 10 – Speicherung und Sequenz
- **Ziel:**
  a) komplexe Sätze imitieren
  b) Wortfolge imitieren
  c) Silbenfolge imitieren
- **Material:**
  a) komplexere Sätze mit Nebensatz, Satzgefüge usw.
  b) Wortreihe aus 4 drei- oder mehrsilbigen Wörtern
  c) Silbenfolge aus 5 Silben
- **Durchführung:** Das Kind soll die von der Therapeutin vorgegebenen Stimuli imitieren.
- **Variation:** wie Übung 1

Logopädische Therapie

Übung 11 – Speicherung und Sequenz
- **Ziel:** Speicherung und Sequenz von Wörtern
- **Material:** AudioLog: Wörter → Sequenzen → Farben (Auswahl: 3 Items, Reihenlänge: 2)
- **Durchführung:** Das Kind soll auf die Bildfolge klicken, die genannt wurden.
- **Variation:** Auswahlmenge der Items bzw. Reihenlänge variieren

Logopädische Therapie

Übung 12 – Speicherung und Sequenz
- **Ziel:** Speicherung und Sequenz von Wörtern
- **Material:** AudioLog: Wörter → Sequenzen → Obst (Auswahl: 3 Items, Reihenlänge: 3)
- **Durchführung:** Das Kind soll auf die Bildfolge klicken, die genannt wurden.
- **Variation:** Auswahlmenge der Items bzw. Reihenlänge variieren

Logopädische Therapie

Übung 13 – Speicherung und Sequenz
- **Ziel:** Speicherung und Sequenz von Wörtern
- **Material:** AudioLog: Wörter → Wortgedächtnis: freie Wortlisten → Wortlänge: Zweisilber (Auswahl: 4 Items, Stimulus/Item: 2)
- **Durchführung:** Das Kind soll auf die Bilder klicken, die genannt wurden und dabei auch die Reihenfolge beachten.
- **Variation:** Auswahlmenge der Items bzw. Menge der Stimuli/Items variieren

Logopädische Therapie

Übung 14 – Speicherung und Sequenz

Ziel: Speicherung und Sequenz von Wörtern

Material: AudioLog: Wörter → Wortgedächtnis: freie Wortlisten → Wortlänge: Ähnlichkeitswörter 4 (Auswahl: 4 Items, Stimulus/Item: 2)

Durchführung: Das Kind soll auf die Bilder klicken, die genannt wurden und dabei auch die Reihenfolge beachten.

Variation: Auswahlmenge der Items bzw. Menge der Stimuli/Items variieren

Logopädische Therapie

Übung 15 – Speicherung und Sequenz

Ziel: Speicherung und Sequenz von Wörtern

Material: AudioLog: Wörter → Einkaufsspiel (Auswahl: 5 Items, Stimulus/Item: 3)

Durchführung: Das Kind soll auf die Bilder klicken, die genannt wurden und dabei auch die Reihenfolge beachten.

Variation: Auswahlmenge der Items bzw. Menge der Stimuli/Items variieren

Logopädische Therapie

Übung 16 – Speicherung und Sequenz
Ziel: Speicherung und Sequenz von Zahlen

Material: AudioLog: Wörter → Telefonspiel (Stimulus/Item: 3)

Durchführung: Das Kind soll auf die Zahlen klicken, die genannt wurden und dabei auch die Reihenfolge beachten.

Variation: Menge der Stimuli/Items variieren

Logopädische Therapie

Übung 17 – Speicherung und Sequenz
Ziel: Speicherung und Sequenz von kurzen Pseudowörtern

Material: AudioLog: Silben → Sequenzen → Vokal + M + Vokal (Auswahl: 3 Items, Reihenlänge: 2 Items)

Durchführung: Das Kind soll auf die Pseudowortfolge klicken, die genannt wurden.

Variation: Menge der Auswahlitems bzw. Reihenlänge variieren, Art der Auswahlliste der Pseudowörter ändern

Logopädische Therapie

Übung 18 – Speicherung und Sequenz
Ziel: Speicherung und Sequenz von Silben

Material: AudioLog: Silben → Sequenzen → O + Konsonant (Auswahl: 3 Items, Reihenlänge: 3 Items)

Durchführung: Das Kind soll auf die Silbenfolge klicken, die genannt wurden.

Variation: Menge der Auswahlitems bzw. Reihenlänge variieren, Art der Auswahlliste ändern

Logopädische Therapie

Übung 19 – Speicherung und Sequenz
Ziel: Speicherung und Sequenz von Lauten

Material: AudioLog: Laute → Sequenzen → A – O mit Bild (Auswahl: 3 Items, Reihenlänge: 2 Items)

Durchführung: Das Kind soll auf die Lautfolge klicken, die genannt wurden.

Variation: Menge der Auswahlitems bzw. Reihenlänge variieren, Art der Auswahlliste ändern

Logopädische Therapie

Übung 20 – Speicherung und Sequenz
Ziel: Speicherung und Sequenz von Lauten

Material: AudioLog: Laute → Sequenzen → K – T mit Bild (Auswahl: 3 Items, Reihenlänge: 3 Items)

Durchführung: Das Kind soll auf die Lautfolge klicken, die genannt wurden.

Variation: Menge der Auswahlitems bzw. Reihenlänge variieren, Art der Auswahlliste ändern

Hilfensystem „Speicherung und Sequenz“

siehe ▸ Tab. 9.2

Tab. 9.2 Hilfensystem „Speicherung und Sequenz“

Hilfenstufe	Therapeutische Interventionen	Hilfentyp
0	keine Hilfe; das Kind beherrscht die Übung bereits beim 1. Versuch	
1	„Das stimmt nicht, überlege noch einmal.“	unspezifischer Hinweis
2	„Das stimmt nicht ganz. Hör noch einmal gut zu.“	spezifischer Hinweis durch Wiederholung des/der Aufgabenitems
3	„Das stimmt nicht. du sollst genau das nachmachen/nachsprechen/anklicken, was du gehört hast.“	spezifischer Hinweis durch Wiederholung der Aufgabenstellung
4	*Speicherung:* „Das stimmt nicht ganz. Hör noch einmal gut zu und wiederhole das, was du gehört hast. Die Reihenfolge ist dabei nicht wichtig.“ (Übung wird wiederholt) *Sequenz:* „Das stimmt nicht ganz. Hör noch einmal gut zu und wiederhole genau das/klicke das an, was du gehört hast. Achte dabei genau auf die Reihenfolge.“ (Übung wird wiederholt)	direkte Handlungsaufforderung
5	*Speicherung:* „Das stimmt auch nicht ganz. Schau her und hör gut zu. du sollst genau das wiederholen, was vorgesagt wird. Die Reihenfolge ist dabei nicht wichtig. Es ging so: ... .“ (gemeinsame Erarbeitung der Lösung) *Sequenz:* „Das stimmt auch nicht ganz. Schau her und hör gut zu. du sollst genau das wiederholen/anklicken, was vorgesagt wird. Achte dabei genau auf die Reihenfolge. Es ging so: ... .“	gemeinsames Erarbeiten der Lösung (mit visueller Unterstützung); ggf. kleinschrittige Erarbeitung notwendig

9.2 Therapie der auditiven Verarbeitung

9.2.1 Lokalisation

Logopädische Therapie

Übung 1 – Lokalisation

- **Ziel:** Lokalisation verbaler Stimuli
- **Material:** sprachliche Stimuli in der Umgebung
- **Durchführung:** Kind und Therapeutin lauschen den Lauten, Wörtern und Sätzen, die von außerhalb des Raumes zu hören sind. Sie versuchen herauszufinden, woher die sprachlichen Stimuli kommen.
- **Variation:** mit/ohne offenem Fenster/offener Tür

Logopädische Therapie

Übung 2 – Lokalisation

- **Ziel:**
  a) Lokalisation von Sätzen
  b) Lokalisation von Wörtern
  c) Lokalisation von Lauten/Silben
- **Material:**
  a) 1 Satz
  b) 1 Wort
  c) 1 Laut/1 Silbe
- **Durchführung:** Die Therapeutin versteckt sich im Raum (bzw. in einem von mehreren Räumen) und gibt einen Laut/eine Silbe, ein Wort oder einen Satz von sich. Das Kind soll sie suchen. Die Übung kann auch mit einem kleinen Aufnahmegerät durchgeführt werden, das versteckt wird und von dem die entsprechenden verbalen Stimuli zu hören sind.
- **Variation:** laute/leise Stimuli, sichtbar oder nicht sichtbar (z. B. im Schrank)

Logopädische Therapie

Übung 3 – Lokalisation

- **Ziel:**
  a) Lokalisation von Sätzen
  b) Lokalisation von Wörtern
  c) Lokalisation von Lauten/Silben
- **Material:**
  a) 1 Satz
  b) 1 Wort
  c) 1 Laut/1 Silbe
- **Durchführung:** Die Therapeutin geht durch den Raum und spricht dabei. Das Kind soll mit geschlossenen Augen folgen.
- **Variation:** laute/leise Stimuli

Logopädische Therapie

Übung 4 – Lokalisation

- **Ziel:**
  a) Lokalisation von Sätzen (rechts – links)
  b) Lokalisation von Wörtern (rechts – links)
  c) Lokalisation von Lauten/Silben (rechts – links)
- **Material:**
  a) 1 Satz
  b) 1 Wort
  c) 1 Laut/1 Silbe
- **Durchführung:** Das Kind sitzt mit geschlossenen Augen auf einem Stuhl und soll zeigen, ob die Therapeutin rechts oder links (vom Kind aus gesehen) verbale Stimuli erzeugt (selbst oder mit Aufnahmegerät, das an die entsprechende Stelle gehalten wird).
- **Variation:** laute/leise Stimuli

Logopädische Therapie

Übung 5 – Lokalisation

- **Ziel:**
  a) Lokalisation von Sätzen (vorne – hinten)
  b) Lokalisation von Wörtern (vorne – hinten)
  c) Lokalisation von Lauten/Silben (vorne – hinten)
- **Material:**
  a) 1 Satz
  b) 1 Wort
  c) 1 Laut / 1 Silbe
- **Durchführung:** Das Kind sitzt mit geschlossenen Augen auf einem Stuhl und soll zeigen, ob die Therapeutin vorne oder hinten (vom Kind aus gesehen) verbale Stimuli erzeugt.
- **Variation:** laute/leise Stimuli

Logopädische Therapie

Übung 6 – Lokalisation

- **Ziel:**
  a) Lokalisation von Sätzen (oben – unten)
  b) Lokalisation von Wörtern (oben – unten)
  c) Lokalisation von Lauten/Silben (oben – unten)
- **Material:**
  a) 1 Satz
  b) 1 Wort
  c) 1 Laut / 1 Silbe
- **Durchführung:** Das Kind sitzt mit geschlossenen Augen auf einem Stuhl und soll zeigen, ob die Therapeutin oben oder unten (vom Kind aus gesehen) verbale Stimuli erzeugt.
- **Variation:** laute/leise Stimuli

Logopädische Therapie

Übung 7 – Lokalisation

- **Ziel:**
  a) Lokalisation von Sätzen (rechts – links – vorne – hinten)
  b) Lokalisation von Wörtern (rechts – links – vorne – hinten)
  c) Lokalisation von Lauten/Silben (rechts – links – vorne – hinten)
- **Material:**
  a) 1 Satz
  b) 1 Wort
  c) 1 Laut / 1 Silbe
- **Durchführung:** Das Kind sitzt mit geschlossenen Augen auf einem Stuhl und soll zeigen, ob die Therapeutin rechts, links, vorne oder hinten (vom Kind aus gesehen) verbale Stimuli erzeugt.
- **Variation:** laute/leise Stimuli

Logopädische Therapie

Übung 8 – Lokalisation

- **Ziel:**
  a) Lokalisation von Sätzen (rechts – links – oben – unten)
  b) Lokalisation von Wörtern (rechts – links – oben – unten)
  c) Lokalisation von Lauten/Silben (rechts – links – oben – unten)
- **Material:**
  a) 1 Satz
  b) 1 Wort
  c) 1 Laut / 1 Silbe
- **Durchführung:** Das Kind sitzt mit geschlossenen Augen auf einem Stuhl und soll zeigen, ob die Therapeutin rechts, links, oben oder unten (vom Kind aus gesehen) verbale Stimuli erzeugt.
- **Variation:** laute/leise Stimuli

Logopädische Therapie

Übung 9 – Lokalisation

- **Ziel:**
  a) Lokalisation von Sätzen (vorne – hinten – oben – unten)
  b) Lokalisation von Wörtern (vorne – hinten – oben – unten)
  c) Lokalisation von Lauten/Silben (vorne – hinten – oben – unten)
- **Material:**
  a) 1 Satz
  b) 1 Wort
  c) 1 Laut / 1 Silbe
- **Durchführung:** Das Kind sitzt mit geschlossenen Augen auf einem Stuhl und soll zeigen, ob die Therapeutin vorne, hinten, oben oder unten (vom Kind aus gesehen) verbale Stimuli erzeugt.
- Variation: laute/leise Stimuli

Logopädische Therapie

Übung 10 – Lokalisation

- **Ziel:**
  a) Lokalisation von Sätzen (nah – fern)
  b) Lokalisation von Wörtern (nah – fern)
  c) Lokalisation von Lauten/Silben (nah – fern)
- **Material:**
  a) a) 1 Satz
  b) b) 1 Wort
  c) c) 1 Laut / 1 Silbe
- **Durchführung**: Das Kind sitzt mit geschlossenen Augen auf einem Stuhl und soll sagen, ob die Therapeutin nah oder fern (vom Kind aus gesehen) verbale Stimuli erzeugt.
- **Variation:** laute/leise Stimuli; verschiedene Richtungen mit einbeziehen

Logopädische Therapie

Übung 11 – Lokalisation

- **Ziel:** Lokalisation von Geräuschen
- **Material:** 4 Lautsprecher, Audiolog: Geräusche → Richtungshören → Tiere
- **Durchführung:** Das Kind sitzt in der Mitte von 4 Lautsprechern (Positionen der Lautsprecher: vorne rechts, hinten rechts, vorne links, hinten links) und soll den Lautsprecher auf dem Bildschirm anklicken, der zu der Richtung passt, aus der das Item gehört wurde.
- **Variation:** Liste mit vielen oder weniger vertrauten Geräuschen auswählen

Logopädische Therapie

Übung 12 – Lokalisation

- **Ziel:** Lokalisation von Wörtern
- **Material:** 4 Lautsprecher, Audiolog: Wörter → Richtungshören → Fünfsilber
- **Durchführung:** wie Übung 11
- **Variation:** Liste mit Viersilbern verwenden

Logopädische Therapie

Übung 13 – Lokalisation
- **Ziel:** Lokalisation von Wörtern
- **Material:** 4 Lautsprecher, Audiolog: Wörter → Dreisilber
- **Durchführung:** wie Übung 11
- **Variation:** Liste mit Zweisilbern verwenden

Logopädische Therapie

Übung 14 – Lokalisation
- **Ziel:** Lokalisation von Wörtern
- **Material:** 4 Lautsprecher, Audiolog: Wörter → Themenliste: Tiere
- **Durchführung:** wie Übung 11
- **Variation:** Andere Themenliste auswählen

Logopädische Therapie

Übung 15 – Lokalisation
- **Ziel:** Lokalisation von Wörtern
- **Material:** 4 Lautsprecher, Audiolog: Wörter → Themenliste: Einsilber
- **Durchführung:** wie Übung 11
- **Variation:** Liste mit Zweisilbern verwenden, falls Einsilber zu schwierig sind

Logopädische Therapie

Übung 16 – Lokalisation
- **Ziel:** Lokalisation von Pseudowörtern
- **Material:** 4 Lautsprecher, Audiolog: Silben → Vokal + M + Vokal / Anlaut lang
- **Durchführung:** wie Übung 11
- **Variation:** Liste mit kurzem Anlaut oder anderem Konsonant in der Mitte

Logopädische Therapie

Übung 17 – Lokalisation
- **Ziel:** Lokalisation von Pseudowörtern
- **Material:** 4 Lautsprecher, Audiolog: Silben → O + Konsonant + O / Anlaut lang
- **Durchführung:** wie Übung 11
- **Variation:** Liste mit kurzem Anlaut oder anderem Laut zu Beginn und Ende des Pseudowortes

Logopädische Therapie

Übung 18 – Lokalisation
- **Ziel:** Lokalisation von Silben
- **Material:** 4 Lautsprecher, Audiolog: Silben → M + Vokal
- **Durchführung:** wie Übung 11
- **Variation:** Liste mit anderem Anaut (z. B. Frikativ oder Plosiv)

Logopädische Therapie

Übung 19 – Lokalisation
- **Ziel:** Lokalisation von Silben
- **Material:** 4 Lautsprecher, Audiolog: Silben → Konsonant + A
- **Durchführung:** wie Übung 11
- **Variation:** Liste mit anderem Vokal am Silbenende

Logopädische Therapie

Übung 20 – Lokalisation
- **Ziel:** Lokalisaton von Lauten
- **Material:** 4 Lautsprecher, Audiolog: Laute → Vokale und Umlaute lang mit Bild
- **Durchführung:** wie Übung 11
- **Variation:** Liste ohne Bild oder Vokale und Umlaute kurz oder andere Liste

Hilfensystem „Lokalisation“

siehe ▶ Tab. 9.3

Tab. 9.3 Hilfensystem „Lokalisation“

Hilfenstufe	Therapeutische Interventionen	Hilfentyp
0	keine Hilfe; das Kind beherrscht die Übung bereits beim 1. Versuch	
1	„Das stimmt nicht, überlege noch einmal.“	unspezifischer Hinweis
2	„Das stimmt nicht ganz. Hör noch einmal gut zu.“	spezifischer Hinweis durch Wiederholung des/der Aufgabenitems
3	„Das stimmt nicht. Aus welcher Richtung hast du den Satz (das Wort/die Silbe/den Laut) eben gehört?“	spezifischer Hinweis durch Wiederholung der Aufgabenstellung
4	„Das stimmt nicht. Hör noch einmal gut zu und sage mir, aus welcher Richtung du den Satz (...) hörst.“ (Aufgabenstellung wird wiederholt und das (die) Aufgabenitem(s) noch einmal vorgegeben.)	direkte Handlungsaufforderung
5	„Das stimmt auch nicht ganz. Schau her und hör gut zu. Sage mir bitte, aus welcher Richtung du den Satz (...) hörst. – Er kam aus dieser (Th. zeigt) Richtung.“	gemeinsames Erarbeiten der Lösung (mit visueller Unterstützung); ggf. kleinschrittige Erarbeitung notwendig

9.2.2 Diskrimination

Logopädische Therapie

Übung 1 – Diskrimination

- **Ziel:**
  a) Diskrimination von Sätzen nach ihrer Wortanzahl
  b) Diskrimination von Wörtern nach ihrer Silbenanzahl
- **Material:**
  a) Sätze mit unterschiedlicher Anzahl von Wörtern
  b) Wörter mit unterschiedlicher Anzahl von Silben
- **Durchführung:** Therapeutin und Kind sprechen gemeinsam 2 Sätze/Wörter. Pro Wort/Silbe gehen sie einen Schritt weiter (und/oder klatschen in die Hände). Nach dem zurückgelegten Weg soll das Kind entscheiden, welcher/s der beiden Sätze/Wörter länger war.
- **Variation:** mit/ohne Mundbild; einer spricht vor, der andere führt die Übung aus; Sätze/Wörter mit deutlich unterschiedlicher Wort-/Silbenanzahl bzw. Sätze/Wörter mit sehr ähnlicher Wort-/Silbenanzahl

Logopädische Therapie

Übung 2 – Diskrimination

- **Ziel:**
  a) Diskrimination von Sätzen nach gleich/verschieden
  b) Diskrimination von Wörtern nach gleich/verschieden
  c) Diskrimination von Silben/Lauten nach gleich/verschieden
- **Material:**
  a) Sätze, die sich in ihrer Länge/Wortanzahl, ihrer Akzentuierung und ihrer phonologischen Struktur deutlich voneinander unterscheiden
  b) Wörter, die sich in ihrer Länge, ihrer Akzentuierung und ihrer phonologischen Struktur deutlich voneinander unterscheiden
  c) Silben/Laute, die sich in ihren phonetischen Merkmalen stark voneinander unterscheiden (6 oder mehr Merkmale Unterschied)
- **Durchführung:** Die Therapeutin äußert 2 auditive Stimuli. Das Kind soll entscheiden, ob die beiden Stimuli gleich oder verschieden waren.
- **Variation:** mit/ohne Mundbild; mit/ohne Bildunterstützung

Logopädische Therapie

Übung 3 – Diskrimination

- **Ziel:**
  a) Diskrimination von Sätzen nach gleich/verschieden
  b) Diskrimination von Wörtern nach gleich/verschieden
  c) Diskrimination von Silben/Lauten nach gleich/verschieden
- **Material:**
  a) Sätze, die sich in ihrer Akzentuierung und ihrer phonologischen Struktur voneinander unterscheiden
  b) Wörter, die sich in ihrer Akzentuierung und ihrer phonologischen Struktur voneinander unterscheiden
  c) Silben/Laute, die sich in ihren phonetischen Merkmalen weniger stark voneinander unterscheiden (3–5 Merkmale Unterschied)
- **Durchführung:** wie Übung 2
- **Variation:** wie Übung 2

Logopädische Therapie

Übung 4 – Diskrimination

- **Ziel:**
  a) Diskrimination von Sätzen nach gleich/verschieden
  b) Diskrimination von Wörtern nach gleich/verschieden
  c) Diskrimination von Silben/Lauten nach gleich/verschieden
- **Material:**
  a) Sätze, die sich in ihrer phonologischen Struktur nur minimal voneinander unterscheiden
  b) Wörter, die sich in ihrer phonologischen Struktur nur minimal voneinander unterscheiden (Minimalpaare)
  c) Silben/Laute, die sich in ihren phonetischen Merkmalen nur minimal voneinander unterscheiden (1–2 Merkmale Unterschied)
- **Durchführung:** wie Übung 2
- **Variation:** wie Übung 2

Logopädische Therapie

Übung 5 – Diskrimination

- **Ziel:**
  a) Diskrimination von Sätzen nach lang/kurz
  b) Diskrimination von Wörtern nach lang/kurz
  c) Diskrimination von Silben/Lauten nach lang/kurz
- **Material:**
  a) Sätze, die sich in ihrer Wortanzahl (3 oder mehr Wörter Unterschied) stark voneinander unterscheiden
  b) Wörter, die sich in ihrer Silbenanzahl (3 oder mehr Silben Unterschied) stark voneinander unterscheiden
  c) Silben/Laute, die sich in ihrer Dauer stark voneinander unterscheiden (bewusste Verstärkung des Kontrasts)
- **Durchführung:** Die Therapeutin äußert 3 auditive Stimuli. Das Kind soll entscheiden, welcher der beiden Stimuli länger/kürzer war.
- **Variation:** wie Übung 2; bei Sätzen z. B. Diskrimination von Frage- und Antwortsatz anhand der Tonhöhe; bei Silben/Lauten und Wörtern auch Diskrimination nach Tonhöhe (hoch/tief) oder Lautstärke (laut/leise)

Logopädische Therapie

Übung 6 – Diskrimination

- **Ziel:**
  a) Diskrimination von Sätzen nach lang/kurz
  b) Diskrimination von Wörtern nach lang/kurz
  c) Diskrimination von Silben/Lauten nach lang/kurz
- **Material:**
  a) Sätze, die sich in ihrer Wortanzahl weniger stark voneinander unterscheiden (2 Wörter Unterschied)
  b) Wörter, die sich in ihrer Silbenanzahl weniger stark voneinander unterscheiden (2 Silben Unterschied)
  c) Silben/Laute, die sich in ihrer Dauer voneinander unterscheiden, wobei die bewusste Verstärkung des Kontrasts durch die Therapeutin unterbleibt
- **Durchführung:** wie Übung 5
- **Variation:** wie Übung 5

Logopädische Therapie

Übung 7 – Diskrimination
- **Ziel:**
  a) Diskrimination von Sätzen nach lang/kurz
  b) Diskrimination von Wörtern nach lang/kurz
- **Material:**
  a) Sätze, die sich in ihrer Wortanzahl nur minimal voneinander unterscheiden (1 Wort Unterschied)
  b) Wörter, die sich in ihrer Silbenanzahl nur minimal voneinander unterscheiden (1 Silbe Unterschied)
- **Durchführung:** wie Übung 5
- **Variation:** wie Übung 5

Logopädische Therapie

Übung 8 – Diskrimination
- **Ziel:**
  a) Diskrimination von Sätzen aufgrund ihrer Länge bei gegensätzlicher inhaltlicher Assoziation
  b) Diskrimination von Wörtern aufgrund ihrer Länge bei gegensätzlicher inhaltlicher Assoziation
- **Material:**
  a) Sätze mit unterschiedlicher Länge, die eine zur Länge des Satzes gegensätzliche Assoziation haben. (Der Tag ist lang. – Heute Morgen regnete es ganz kurz.)
  b) Wörter mit unterschiedlicher Länge, die eine zur Länge des Wortes gegensätzliche Assoziation haben (z. B. groß – klitzeklein)
- **Durchführung:** wie Übung 5
- **Variation:** mit/ohne Mundbild

Logopädische Therapie

Übung 9 – Diskrimination
- **Ziel:**
  a) Diskrimination von Sätzen nach ihrer Ähnlichkeit
  b) Diskrimination von Wörtern nach ihrer Ähnlichkeit
- **Material:**
  a) Sätze, die sich reimen
  b) Wörter, die sich reimen
- **Durchführung:** Therapeutin und Kind suchen gemeinsam Sätze/Wörter, die sich reimen. Die Therapeutin kann auch Sätze/Wörter vorgeben, bei denen das Kind entscheiden soll, ob diese sich reimen oder nicht.
- **Variation:** mit/ohne Mundbild

Logopädische Therapie

Übung 10 – Diskrimination
- **Ziel:** Diskrimination eines kurzen Textes
- **Material:** kurze Geschichten aus ca. 3 kurzen Sätzen
- **Durchführung:** Die Therapeutin erzählt dem Kind eine kurze Geschichte 2-mal. Das Kind soll entscheiden, ob es beide Male die gleiche Geschichte gehört hat.
- **Variation:** mit/ohne Mundbild; mit/ohne Bildunterstützung

Logopädische Therapie

Übung 11 – Diskrimination
- **Ziel:** Diskrimination von Wörtern
- **Material:** AudioLog: Wörter → gleich oder verschieden? → Wortlänge: Dreisilber
- **Durchführung:** Das Kind soll entscheiden, ob sich die beiden nacheinander präsentierten Wörter gleich (=) oder verschieden (≠) anhören.
- **Variation:** Auswahl einer anderen Objektliste, Veränderung der Pausenlänge

Logopädische Therapie

Übung 12 – Diskrimination
- **Ziel:** Diskrimination von Wörtern
- **Material:** AudioLog: Wörter → Diskrimination: gleich oder verschieden? → B,P- vs. D,T-Anlaut
- **Durchführung:** Das Kind soll entscheiden, ob sich die beiden nacheinander präsentierten Wörter gleich (=) oder verschieden (≠) anhören.
- **Variation:** Auswahl einer anderen Objektliste, Veränderung der Pausenlänge

Logopädische Therapie

Übung 13 – Diskrimination

- **Ziel:** Diskrimination von Wörtern
- **Material:** AudioLog: Wörter → Diskrimination: Minimalpaare → D,T- vs. G,K-Anlaut
- **Durchführung:** Das Kind soll bei 2 auf dem Bildschirm vorgegebenen Bildern auf das Bild klicken, das zum auditiv vorgegebenen Wort passt.
- **Variation:** Auswahl einer anderen Objektliste

Logopädische Therapie

Übung 14 – Diskrimination

- **Ziel:** Diskrimination von Wörtern
- **Material:** AudioLog: Wörter → Diskrimination: Memory → H vs. M,N (Auswahl: 8, Stimulus/Item: 4)
- **Durchführung:** Das Kind soll durch Anklicken der Kästchen die beiden Kästchen finden, bei deren Anklicken das gleiche Wort genannt wird. Bei direkt nacheinander erfolgendem Anklicken der zusammengehörenden Kästchen werden diese umgedeckt und der Begriff wird als Bild sichtbar.
- **Variation:** Auswahl einer anderen Objektliste, Erhöhung der Auswahlmenge

Logopädische Therapie

Übung 15 – Diskrimination

- **Ziel:** Diskrimination von Silben
- **Material:** AudioLog: Silben → gleich oder verschieden? → Konsonant + A
- **Durchführung:** Das Kind soll entscheiden, ob sich die beiden nacheinander präsentierten Silben gleich (=) oder verschieden (≠) anhören.
- **Variation:** Auswahl einer anderen Objektliste, Veränderung der Pausenlänge

Logopädische Therapie

Übung 16 – Diskrimination

- **Ziel:** Diskrimination von Silben
- **Material:** AudioLog: Silben → Diskrimination: Minimalpaare → A vs. O kurz, VK
- **Durchführung:** Das Kind soll aus 2 schriftsprachlich vorgegebenen Silben auswählen, welche zum auditiven Stmulus passt.
- **Variation:** Auswahl einer anderen Objektliste

Logopädische Therapie

Übung 17 – Diskrimination

- **Ziel:** Diskrimination von Silben
- **Material:** AudioLog: Silben → Memory → O + Konsonant, Anlaut kurz (Auswahl: 6, Stimulus/Item: 3)
- **Durchführung:** Das Kind soll durch Anklicken der Kästchen die beiden Kästchen finden, bei deren Anklicken die gleiche Silbe genannt wird. Bei direkt nacheinander erfolgendem Anklicken der zusammengehörenden Kästchen werden diese umgedeckt und die Silbe wird sichtbar.
- **Variation:** Auswahl einer anderen Objektliste, Erhöhung der Auswahlmenge

Logopädische Therapie

Übung 18 – Diskrimination

- **Ziel:** Diskrimination von Lauten
- **Material:** AudioLog: Laute → gleich oder verschieden? → Vokale und Umlaute, lang, mit Bild
- **Durchführung:** Das Kind soll entscheiden, ob sich die beiden nacheinander präsentierten Vokale und Umlaute gleich (=) oder verschieden (≠) anhören.
- **Variation:** Auswahl einer anderen Objektliste, Veränderung der Pausenlänge

Logopädische Therapie

Übung 19 – Diskrimination

- **Ziel:** Diskrimination von Lauten
- **Material:** AudioLog: Laute → Diskrimination: Lautpaare → alle Vokale, lang, mit Bild
- **Durchführung:** Das Kind soll aus 2 schriftsprachlich vorgegebenen Lauten auswählen, welcher zum auditiven Stmulus passt.
- **Variation:** Auswahl einer anderen Objektliste

Logopädische Therapie

Übung 20 – Diskrimination

- **Ziel:** Diskrimination von Lauten
- **Material:** AudioLog: Laute → Memory → Frikative, lautiert, mit Bild
- **Durchführung:** Das Kind soll durch Anklicken der Kästchen die beiden Kästchen finden, bei deren Anklicken der gleiche Laut genannt wird. Bei direkt nacheinander erfolgendem Anklicken der zusammengehörenden Kästchen werden diese umgedeckt und der Laut wird sichtbar.
- **Variation:** Auswahl einer anderen Objektliste, Erhöhung der Auswahlmenge

Hilfensystem „Diskrimination"

siehe ▶ Tab. 9.4

9.2.3 Selektion

Logopädische Therapie

Übung 1 – Selektion

- **Ziel:** Selektion von Wörtern
- **Material:** Kopfhörer und AudioLog: Wörter → Signal-Rausch-Wahrnehmung → Themenliste: Tiere (Störgeräusch: Regen; Dämpfung Signal: 0 dB, Dämpfung Rauschen: −10 dB; Auswahl: 4, Stimulus/Item: 1)
- **Durchführung:** Das Kind hört ein kontinuierliches Störgeräusch und soll ein zusätzlich genanntes Wort dem richtigen Bild zuordnen.
- **Variation:** Auswahl einer anderen Themenliste, Auswahl eines anderen leicht zu diskriminierenden Störgeräuschs, Veränderung der Auswahlmenge

Logopädische Therapie

Übung 2 – Selektion

- **Ziel:** Selektion von Wörtern
- **Material:** Kopfhörer und AudioLog: Wörter → Signal-Rausch-Wahrnehmung → Wortlänge: Dreisilber (Störgeräusch: Regen; Dämpfung Signal: 0 dB, Dämpfung Rauschen: −10 dB; Auswahl: 4, Stimulus/Item: 1)
- **Durchführung:** wie Übung 1
- **Variation:** Auswahl einer anderen Wortliste, Auswahl eines anderen leicht zu diskriminierenden Störgeräuschs, Veränderung der Auswahlmenge

Tab. 9.4 Hilfensystem „Diskrimination"

Hilfenstufe	Therapeutische Interventionen	Hilfentyp
0	keine Hilfe; das Kind beherrscht die Übung bereits beim 1. Versuch	
1	„Das stimmt nicht, überlege noch einmal."	unspezifischer Hinweis
2	„Das stimmt nicht ganz. Hör noch einmal gut zu."	spezifischer Hinweis durch Wiederholung des/der Aufgabenitems
3	„Das stimmt nicht. Klingt das, was du nacheinander gehört hast, gleich?	spezifischer Hinweis durch Wiederholung der Aufgabenstellung
4	„Das stimmt nicht. Hör noch einmal gut zu und sage mir, ob das Gehörte das Gleiche ist wie das, was ich dir jetzt vormache." (Aufgabenstellung wird wiederholt und das (die) Aufgabenitem(s) noch einmal vorgegeben.)	direkte Handlungsaufforderung
5	„Das stimmt auch nicht ganz. Schau her und hör gut zu. Sage mir, ob das Gehörte das Gleiche ist wie das, das ich jetzt vormache. – Es war (nicht) das Gleiche."	gemeinsames Erarbeiten der Lösung (mit visueller Unterstützung); ggf. kleinschrittige Erarbeitung notwendig

Logopädische Therapie

Übung 3 – Selektion

- **Ziel:** Selektion von Wörtern
- **Material:** Kopfhörer und AudioLog: Wörter → Signal-Rausch-Wahrnehmung → Themenliste: Kleidung (Störgeräusch: Schulhof; Dämpfung Signal: 0 dB, Dämpfung Rauschen: –10 dB; Auswahl: 4, Stimulus/Item: 1)
- **Durchführung:** wie Übung 1
- **Variation:** Auswahl einer anderen Themenliste, Auswahl eines anderen Störgeräuschs, Veränderung der Auswahlmenge

Logopädische Therapie

Übung 4 – Selektion

- **Ziel:** Selektion von Wörtern
- **Material:** Kopfhörer und AudioLog: Wörter → Signal-Rausch-Wahrnehmung → Wortliste: Zweisilber (Störgeräusch: Schulhof; Dämpfung Signal: 0 dB, Dämpfung Rauschen: –10 dB; Auswahl: 4, Stimulus/Item: 1)
- **Durchführung:** wie Übung 1
- **Variation:** Auswahl einer anderen Wortliste, Auswahl eines anderen Störgeräuschs, Veränderung der Auswahlmenge

Logopädische Therapie

Übung 5 – Selektion

- **Ziel:** Selektion von Wörtern
- **Material:** Kopfhörer und AudioLog: Wörter → Signal-Rausch-Wahrnehmung →Themenliste: Essen und Trinken (Störgeräusch: Stimmengewirr; Dämpfung Signal: 0 dB, Dämpfung Rauschen: –5 dB; Auswahl: 4, Stimulus/Item: 1)
- **Durchführung:** wie Übung 1
- **Variation:** Auswahl einer anderen Themenliste, Auswahl eines anderen Störgeräuschs, Veränderung der Auswahlmenge

Logopädische Therapie

Übung 6 – Selektion

- **Ziel:** Selektion von Wörtern
- **Material:** Kopfhörer und AudioLog: Wörter → Signal-Rausch-Wahrnehmung → Wortliste: Einsilber (Störgeräusch: Stimmengewirr; Dämpfung Signal: 0 dB, Dämpfung Rauschen: –5 dB; Auswahl: 4, Stimulus/Item: 1)
- **Durchführung:** wie Übung 1
- **Variation:** Auswahl einer anderen Wortliste, Auswahl eines anderen Störgeräuschs, Veränderung der Auswahlmenge

Logopädische Therapie

Übung 7 – Selektion

- **Ziel:** Selektion von Silben
- **Material:** Kopfhörer und AudioLog: Silben → Signal-Rausch-Wahrnehmung → A + Konsonant + A, Anlaut lang (Störgeräusch: Schulhof; Dämpfung Signal: 0 dB, Dämpfung Rauschen: –10 dB; Auswahl: 4, Stimulus/Item: 1)
- **Durchführung:** Das Kind hört ein kontinuierliches Störgeräusch und soll eine zusätzlich genannte Silbe dem richtigen Schriftbild zuordnen.
- **Variation:** Auswahl einer anderen Objektliste, Auswahl eines anderen Störgeräuschs, Veränderung der Auswahlmenge

Logopädische Therapie

Übung 8 – Selektion

- **Ziel:** Selektion von Silben
- **Material:** Kopfhörer und AudioLog: Silben → Signal-Rausch-Wahrnehmung → S + Vokal (Störgeräusch: Schulhof; Dämpfung Signal: 0 dB, Dämpfung Rauschen: –5 dB; Auswahl: 4, Stimulus/Item: 1)
- **Durchführung:** wie Übung 7
- **Variation:** wie Übung 7

Hilfensystem „Selektion“

siehe ▶ Tab. 9.5

Tab. 9.5 Hilfensystem „Selektion“

Hilfenstufe	Therapeutische Interventionen	Hilfentyp
0	keine Hilfe; das Kind beherrscht die Übung bereits beim 1. Versuch	
1	„Das stimmt nicht, überlege noch einmal.“	unspezifischer Hinweis
2	„Das stimmt nicht ganz. Hör noch einmal gut zu.“	spezifischer Hinweis durch Wiederholung des/der Aufgabenitems
3	„Das stimmt nicht. Was hast du eben zusätzlich zum Hintergrundgeräusch gehört?“	spezifischer Hinweis durch Wiederholung der Aufgabenstellung
4	„Das stimmt nicht. Hör noch einmal gut zu und sage mir, was du zusätzlich zum Hintergrundgeräusch hörst.“ (Aufgabenstellung wird wiederholt und das (die) Aufgabenitem(s) noch einmal vorgegeben.)	direkte Handlungsaufforderung
5	„Das stimmt auch nicht ganz. Schau her und hör gut zu. Sage mir bitte, was du zusätzlich zum Hintergrundgeräusch hörst. – Es war ... zu hören.“	gemeinsames Erarbeiten der Lösung (mit visueller Unterstützung); ggf. kleinschrittige Erarbeitung notwendig

Logopädische Therapie

Übung 9 – Selektion

- **Ziel:** Selektion von Lauten
- **Material:** Kopfhörer und AudioLog: Silben → Signal-Rausch-Wahrnehmung → Vokale und Umlaute, lang, mit Bild (Störgeräusch: Mensa; Dämpfung Signal: 0 dB, Dämpfung Rauschen: –10 dB; Auswahl: 4, Stimulus/Item: 1)
- **Durchführung:** Das Kind hört ein kontinuierliches Störgeräusch und soll einen zusätzlich genannten Laut dem richtigen Graphem mit Bild zuordnen.
- **Variation:** Auswahl einer anderen Objektliste, Auswahl eines anderen Störgeräuschs, Veränderung der Auswahlmenge

Logopädische Therapie

Übung 10 – Selektion

- **Ziel:** Selektion von Lauten
- **Material:** Kopfhörer und AudioLog: Silben → Signal-Rausch-Wahrnehmung → Plosive, lautiert (b, d, g, k, p, t), ohne Bild (Störgeräusch: Mensa; Dämpfung Signal: 0 dB, Dämpfung Rauschen: –5 dB; Auswahl: 4, Stimulus/Item: 1)
- **Durchführung:** wie Übung 9
- **Variation:** wie Übung 9

9.2.4 Dichotische Diskrimination

Logopädische Therapie

Übung 1 – Dichotische Diskrimination

- **Ziel:** dichotische Diskrimination von Wörtern
- **Material:** Kopfhörer und AudioLog: Wörter → dichotisches Gehör → Themenliste: Essen und Trinken (Auswahl: 4, Stimulus/Item: 2)
- **Durchführung:** Das Kind hört gleichzeitig 2 Wörter und soll beide dazu passenden Bilder anklicken.
- **Variation:** Auswahl einer anderen Themenliste, Veränderung der Auswahlmenge

Logopädische Therapie

Übung 2 – Dichotische Diskrimination

- **Ziel:** dichotische Diskrimination von Wörtern
- **Material:** Kopfhörer und AudioLog: Wörter → dichotisches Gehör → Themenliste: Kleidung (Auswahl: 4, Stimulus/Item: 2)
- **Durchführung:** Das Kind hört gleichzeitig 2 Wörter und soll beide dazu passenden Bilder anklicken.
- **Variation:** Auswahl einer anderen Themenliste, Veränderung der Auswahlmenge

Logopädische Therapie

Übung 3 – Dichotische Diskrimination
- **Ziel:** dichotische Diskrimination von Wörtern
- **Material:** Kopfhörer und AudioLog: Wörter → dichotisches Gehör → Wortlänge: Drei- und Mehrsilber (Auswahl: 4, Stimulus/Item: 2)
- **Durchführung:** Das Kind hört gleichzeitig 2 Wörter und soll beide dazu passenden Bilder anklicken.
- **Variation:** Auswahl einer anderen Wortliste, Veränderung der Auswahlmenge

Logopädische Therapie

Übung 4 – Dichotische Diskrimination
- **Ziel:** dichotische Diskrimination von Wörtern
- **Material:** Kopfhörer und AudioLog: Wörter → dichotisches Gehör → Wortlänge: Zweisilber (Auswahl: 4, Stimulus/Item: 2)
- **Durchführung:** Das Kind hört gleichzeitig 2 Wörter und soll beide dazu passenden Bilder anklicken.
- **Variation:** Auswahl einer anderen Wortliste, Veränderung der Auswahlmenge

Logopädische Therapie

Übung 5 – Dichotische Diskrimination
- **Ziel:** dichotische Diskrimination von Wörtern
- **Material:** Kopfhörer und AudioLog: Wörter → dichotisches Gehör → Einsilber mit A (Auswahl: 4, Stimulus/Item: 2)
- **Durchführung:** Das Kind hört gleichzeitig 2 Wörter und soll beide dazu passenden Bilder anklicken.
- **Variation:** Auswahl einer anderen Einsilberliste, Veränderung der Auswahlmenge

Logopädische Therapie

Übung 6 – Dichotische Diskrimination
- **Ziel:** dichotische Diskrimination von Wörtern
- **Material:** Kopfhörer und AudioLog: Wörter → dichotisches Gehör → Ähnlichkeitswörter 2 (Auswahl: 4, Stimulus/Item: 2)
- **Durchführung:** Das Kind hört gleichzeitig 2 Wörter und soll beide dazu passenden Bilder anklicken.
- **Variation:** Auswahl einer anderen Ähnlichkeitswörterliste, Veränderung der Auswahlmenge

Logopädische Therapie

Übung 7 – Dichotische Diskrimination
- **Ziel:** dichotische Diskrimination von Silben
- **Material:** Kopfhörer und AudioLog: Wörter → dichotisches Gehör → Konsonant + O (Auswahl: 4, Stimulus/Item: 2)
- **Durchführung:** Das Kind hört gleichzeitig 2 Silben und soll beide dazu passenden Bilder anklicken.
- **Variation:** Auswahl einer anderen Silbenliste, Veränderung der Auswahlmenge

Logopädische Therapie

Übung 8 – Dichotische Diskrimination
- **Ziel:** dichotische Diskrimination von Silben
- **Material:** Kopfhörer und AudioLog: Wörter → dichotisches Gehör → Vokal + Konsonant, Anlaut lang (Auswahl: 4, Stimulus/Item: 2)
- **Durchführung:** Das Kind hört gleichzeitig 2 Silben und soll beide dazu passenden Bilder anklicken.
- **Variation:** Auswahl einer anderen Silbenliste, Veränderung der Auswahlmenge

Logopädische Therapie

Übung 9 – Dichotische Diskrimination
- **Ziel:** dichotische Diskrimination von Lauten
- **Material:** Kopfhörer und AudioLog: Wörter → dichotisches Gehör → Vokale und Umlaute, lang, mit Bild + Konsonant, Anlaut lang (Auswahl: 4, Stimulus/Item: 2)
- **Durchführung:** Das Kind hört gleichzeitig 2 Laute und soll beide dazu passenden Bilder anklicken.
- **Variation:** Auswahl einer anderen Objektliste, Veränderung der Auswahlmenge

Hilfensystem „Dichotische Diskrimination“

siehe ▶ Tab. 9.6

Tab. 9.6 Hilfensystem „Dichotische Diskrimination“

Hilfenstufe	Therapeutische Interventionen	Hilfentyp
0	keine Hilfe; das Kind beherrscht die Übung bereits beim 1. Versuch	
1	„Das stimmt nicht, überlege noch einmal.“	unspezifischer Hinweis
2	„Das stimmt nicht ganz. Hör noch einmal gut zu.“	spezifischer Hinweis durch Wiederholung des/der Aufgabenitems
3	„Das stimmt nicht. Welche beiden Wörter/Silben/Laute hast du eben gleichzeitig gehört?“	spezifischer Hinweis durch Wiederholung der Aufgabenstellung
4	„Das stimmt nicht. Hör noch einmal gut zu und sage mir, welche beiden Wörter/Silben/Laute du eben gleichzeitig gehört hast.“ (Aufgabenstellung wird wiederholt und das (die) Aufgabenitem(s) noch einmal vorgegeben)	direkte Handlungsaufforderung
5	„Das stimmt auch nicht ganz. Schau her und hör gut zu. Sage mir bitte, ob welche beiden Wörter/Silben/Laute gleichzeitig zu hören sind. – Es waren folgende Wörter/Silben/Laute: ... .“	gemeinsames Erarbeiten der Lösung (mit visueller Unterstützung); ggf. kleinschrittige Erarbeitung notwendig

Logopädische Therapie

Übung 10 – Dichotische Diskrimination

- **Ziel:** dichotische Diskrimination von Lauten
- **Material:** Kopfhörer und AudioLog: Wörter → dichotisches Gehör → Plosive, lautiert (b, d, g, k, p, t), ohne Bild (Auswahl: 4, Stimulus/Item: 2)
- **Durchführung:** Das Kind hört gleichzeitig 2 Laute und soll beide dazu passenden Bilder anklicken.
- **Variation:** Auswahl einer anderen Objektliste, Veränderung der Auswahlmenge

9.3 Therapie von Klassifikationsprozessen

9.3.1 Analyse

Logopädische Therapie

Übung 1 – Analyse

- **Ziel:**
  a) Identifikation eines Wortes im Satz
  b) Identifikation eines Wortes in einer Wortreihe
  c) Identifikation eines Lautes im Wort
- **Material:**
  a) Zweiwortsatz (Zielwort am Anfang oder Ende)
  b) Wortreihe aus 2 Wörtern (Zielwort am Anfang oder Ende)
  c) einsilbige Wörter (Ziellaut im An- oder Auslaut)
- **Durchführung:** Das Kind soll erkennen, ob ein zuvor genannter Stimulus in dem vorgegebenen Wort, der Wortfolge bzw. dem Satz enthalten ist.
- **Variation:** mit/ohne Mundbild; erst visuell und auditiv leicht differenzierbare Laute, Wörter oder Sätze, dann schwerer differenzierbare Stimuli

Logopädische Therapie

Übung 2 – Analyse

- **Ziel:**
  a) Identifikation eines Wortes im Satz
  b) Identifikation eines Wortes in einer Wortreihe
  c) Identifikation einer Silbe/eines Lautes
- **Material:**
  a) Dreiwortsatz (Zielwort am Anfang oder Ende)
  b) Wortreihe aus 3 Wörtern (Zielwort am Anfang oder Ende)
  c) zweisilbige Wörter (Zielsilbe/-laut am Anfang oder Ende)
- **Durchführung:** Das Kind soll erkennen, ob ein zuvor genannter Stimulus in dem vorgegebenen Wort, der Wortfolge bzw. dem Satz enthalten ist.
- **Variation:** mit/ohne Mundbild; erst visuell und auditiv leicht differenzierbare Laute, Silben, Wörter oder Sätze, dann schwerer differenzierbare Stimuli

Logopädische Therapie

Übung 3 – Analyse

- **Ziel:**
  a) Identifikation eines Wortes im Satz
  b) Identifikation eines Wortes in einer Wortreihe
  c) Identifikation einer Silbe/eines Lautes im Wort
- **Material:**
  a) Dreiwortsatz (Zielwort am Anfang, in der Mitte oder am Ende)
  b) Wortreihe aus 3 Wörtern (Zielwort am Anfang, in der Mitte oder am Ende)
  c) zweisilbige Wörter (Zielsilbe/-laut am Anfang, in der Mitte oder Ende)
- **Durchführung:** wie Übung 2
- **Variation:** wie Übung 2

Logopädische Therapie

Übung 4 – Analyse

- **Ziel:**
  a) Identifikation eines Wortes im Satz
  b) Identifikation eines Wortes in einer Wortreihe
  c) Identifikation einer Silbe/eines Lautes im Wort
- **Material:**
  a) Vierwortsatz (Zielwort am Anfang oder Ende)
  b) Wortreihe aus 4 Wörtern (Zielwort am Anfang oder Ende)
  c) dreisilbige Wörter (Zielsilbe/-laut am Anfang oder Ende)
- **Durchführung:** Das Kind soll erkennen, ob ein zuvor genannter Stimulus in dem vorgegebenen Wort, der Wortfolge bzw. dem Satz enthalten ist.
- **Variation:** wie Übung 2

Logopädische Therapie

Übung 5 – Analyse

- **Ziel:**
  a) Identifikation eines Wortes im Satz
  b) Identifikation eines Wortes in einer Wortreihe
  c) Identifikation einer Silbe/eines Lautes im Wort
- **Material:**
  a) Vierwortsatz (Zielwort am Anfang, in der Mitte oder am Ende)
  b) Wortreihe aus 4 Wörtern (Zielwort am Anfang, in der Mitte oder am Ende)
  c) dreisilbige Wörter (Zielsilbe/-laut am Anfang, in der Mitte oder am Ende)
- **Durchführung:** Das Kind soll erkennen, ob ein zuvor genannter Stimulus in dem vorgegebenen Wort, der Wortfolge bzw. dem Satz enthalten ist.
- **Variation:** wie Übung 2

Logopädische Therapie

Übung 6 – Analyse

- **Ziel:**
  a) Positionsbestimmung eines Wortes im Satz
  b) Positionsbestimmung eines Wortes in einer Wortreihe
  c) Positionsbestimmung eines Lautes im Wort
- **Material:**
  a) Zweiwortsatz (Zielwort am Anfang oder Ende)
  b) Wortreihe aus 2 Wörtern (Zielwort am Anfang oder Ende)
  c) einsilbige Wörter (Ziellaut im An- oder Auslaut)
- **Durchführung:** Das Kind soll erkennen, in welcher Position ein zuvor genannter Stimulus in dem vorgegebenen Wort, der Wortfolge bzw. dem Satz steht.
- **Variation:** wie Übung 1

Logopädische Therapie

Übung 7 – Analyse

- **Ziel:**
  a) Positionsbestimmung eines Wortes im Satz
  b) Positionsbestimmung eines Wortes in einer Wortreihe
  c) Positionsbestimmung einer Silbe/eines Lautes im Wort
- **Material:**
  a) Dreiwortsatz (Zielwort am Anfang oder Ende)
  b) Wortreihe aus 3 Wörtern (Zielwort am Anfang oder Ende)
  c) zweisilbige Wörter (Zielsilbe/-laut am Anfang oder Ende)
- **Durchführung:** Das Kind soll erkennen, in welcher Position ein zuvor genannter Stimulus in dem vorgegebenen Wort, der Wortfolge bzw. dem Satz steht.
- **Variation:** wie Übung 2

Logopädische Therapie

Übung 8 – Analyse

- **Ziel:**
  a) Positionsbestimmung eines Wortes im Satz
  b) Positionsbestimmung eines Wortes in einer Wortreihe
  c) Positionsbestimmung einer Silbe/eines Lautes im Wort
- **Material:**
  a) Dreiwortsatz (Zielwort am Anfang, in der Mitte oder am Ende)
  b) Wortreihe aus 3 Wörtern (Zielwort am Anfang, in der Mitte oder am Ende)
  c) zweisilbige Wörter (Zielsilbe/-laut am Anfang, in der Mitte oder am Ende)
- **Durchführung:** Das Kind soll erkennen, in welcher Position ein zuvor genannter Stimulus in dem vorgegebenen Wort, der Wortfolge bzw. dem Satz steht.
- **Variation:** wie Übung 2

Logopädische Therapie

Übung 9 – Analyse

- **Ziel:**
  a) Positionsbestimmung eines Wortes im Satz
  b) Positionsbestimmung eines Wortes in einer Wortreihe
  c) Positionsbestimmung einer Silbe/eines Lautes im Wort
- **Material:**
  a) Vierwortsatz (Zielwort am Anfang oder Ende)
  b) Wortreihe aus 4 Wörtern (Zielwort am Anfang oder Ende)
  c) dreisilbige Wörter (Zielsilbe/-laut am Anfang oder Ende)
- **Durchführung:** Das Kind soll erkennen, in welcher Position ein zuvor genannter Stimulus in dem vorgegebenen Wort, der Wortfolge bzw. dem Satz steht.
- **Variation:** wie Übung 2

Logopädische Therapie

Übung 10 – Analyse

- **Ziel:**
  a) Positionsbestimmung eines Wortes im Satz
  b) Positionsbestimmung eines Wortes in einer Wortreihe
  c) Positionsbestimmung einer Silbe/eines Lautes im Wort
- **Material:**
  a) Vierwortsatz (Zielwort am Anfang, in der Mitte oder am Ende)
  b) Wortreihe aus 4 Wörtern (Zielwort am Anfang, in der Mitte oder am Ende)
  c) dreisilbige Wörter (Zielsilbe/-laut am Anfang, in der Mitte oder am Ende)
- **Durchführung:** Das Kind soll erkennen, in welcher Position ein zuvor genannter Stimulus in dem vorgegebenen Wort, der Wortfolge bzw. dem Satz steht.
- **Variation:** wie Übung 2

Logopädische Therapie

Übung 11 – Analyse

- **Ziel:** Identifikation von Lauten
- **Material:** AudioLog: Laute → Identifikation → Vokale und Umlaute, lang, mit Bild (Auswahl: 4, Stimulus/Item: 1)
- **Durchführung:** Das Kind soll das passende Lautbild zum auditiv vorgegebenen Laut anklicken.
- **Variation:** Auswahl einer anderen Objektliste, Veränderung der Auswahlmenge

Logopädische Therapie

Übung 12 – Analyse

- **Ziel:** Identifikation von Lauten
- **Material:** AudioLog: Laute → richtig oder falsch? → Labiale, lautiert (b, f, m, p, w), mit Bild
- **Durchführung:** Das Kind soll entscheiden, ob der genannte Laut zu dem auf dem Bildschirm dargestellten Graphem passt oder nicht.
- **Variation:** Auswahl einer anderen Objektliste

Logopädische Therapie

- Übung 13 – Analyse
- **Ziel:** Identifikation von Silben
- **Material:** AudioLog: Silben → Identifikation → Konsonant + A (Auswahl: 4, Stimulus/Item: 1)
- **Durchführung:** Das Kind soll die passende Silbe zur auditiv vorgegebenen Silben anklicken.
- **Variation:** Auswahl einer anderen Objektliste, Veränderung der Auswahlmenge

Logopädische Therapie

Übung 14 – Analyse

- **Ziel:** Identifikation von Silben
- **Material:** AudioLog: Silben → richtig oder falsch? → Vokal + T + Vokal, Anlaut lang
- **Durchführung:** Das Kind soll entscheiden, ob die genannte Silbe zu dem auf dem Bildschirm dargestellten Schriftbild einer Silbe passt oder nicht.
- **Variation:** Auswahl einer anderen Objektliste

Logopädische Therapie

Übung 15 – Analyse

- **Ziel:** Identifikation von Wörtern
- **Material:** AudioLog: Silben → Identifikation → Kleidung (Auswahl: 4, Stimulus/Item: 1)
- **Durchführung:** Das Kind soll das passende Bild zum auditiv vorgegebenen Wort anklicken.
- **Variation:** Auswahl einer anderen Objektliste, Veränderung der Auswahlmenge

Logopädische Therapie

Übung 16 – Analyse

- **Ziel:** Identifikation von Silben in Wörtern
- **Material:** AudioLog: Wörter → Silben zählen → Einsilber vs. Dreisilber
- **Durchführung:** Das Kind soll die zum auditiv vorgegebenen Wort passende Silbenanzahl auswählen.
- **Variation:** Auswahl zweier anderer zu vergleichender Objektlisten

Hilfensystem „Analyse“ (Übungen 1–10)

siehe ▶ Tab. 9.7

Tab. 9.7 Hilfensystem „Analyse“

Hilfenstufe	Therapeutische Interventionen	Hilfentyp
0	keine Hilfe; das Kind beherrscht die Übung bereits beim 1. Versuch	
1	„Das stimmt nicht, überlege noch einmal.“	unspezifischer Hinweis
2	„Das stimmt nicht ganz. Hör noch einmal gut zu.“	spezifischer Hinweis durch Wiederholung des/der Aufgabenitems
3	*Identifikation:* „Das stimmt nicht. Hast du diesen Laut (Silbe, Wort, Satz) eben dabei gehört?“ (Th. macht Zielitem/s noch einmal vor.) *Positionsbestimmung:* „Das stimmt nicht. An welcher Stelle hast du diesen Laut (Silbe, Wort, Satz) eben gehört?“ (Th. macht Zielitem/s noch einmal vor.)	spezifischer Hinweis durch Wiederholung des/der Zielitems
4	*Identifikation:* „Das stimmt nicht. Hör noch einmal gut zu und sage mir, ob dieser Laut (...) bei der folgenden Reihe dabei ist.“ (Aufgabenstellung wird wiederholt und das (die) Aufgabenitem(s) noch einmal vorgegeben.) *Positionsbestimmung:* „Das stimmt nicht ganz. Hör noch einmal gut zu und sage mir, an welcher Stelle dieser Laut (...) in der folgenden Reihe steht.“ (Aufgabenstellung wird wiederholt und das (die) Aufgabenitem(s) noch einmal vorgegeben.)	direkte Handlungsaufforderung
5	*Identifikation:* „Das stimmt auch nicht ganz. Schau her und hör gut zu. Sage mir bitte, ob dieser Laut (...) bei den anderen dabei ist. – Er war (nicht) dabei.“ (gemeinsame Erarbeitung der Lösung) *Positionsbestimmung:* „Das stimmt auch nicht ganz. Schau her und hör gut zu. Du sollst sagen, an welcher Stelle dieser Laut (...) in der Reihe steht. – Er steht ... .“	gemeinsames Erarbeiten der Lösung (mit visueller Unterstützung); ggf. kleinschrittige Erarbeitung notwendig

Logopädische Therapie

Übung 17 – Analyse

- **Ziel:** Identifikation von Lauten in Wörtern
- **Material:** AudioLog: Wörter → Laute zählen → Wörter aus 2 Lauten vs. Wörter aus 3 Lauten
- **Durchführung:** Das Kind soll die zum auditiv vorgegebenen Wort passende Lautanzahl auswählen.
- **Variation:** Auswahl zweier anderer zu vergleichender Objektlisten

Logopädische Therapie

Übung 18 – Analyse

- **Ziel:** Identifikation von Lauten in Wörtern
- **Material:** AudioLog: Wörter → Lautsuche → Suche das O (lang)
- **Durchführung:** Das Kind soll auswählen, ob der zu suchende Laut in dem auditiv vorgegebenen Wort enthalten war oder nicht.
- **Variation:** Auswahl einer anderen Objektliste

Logopädische Therapie

Übung 19 – Analyse
- **Ziel:** Identifikation von Lauten in Wörtern
- **Material:** AudioLog: Wörter → Lautentscheidung → L oder R?
- Durchführung: Das Kind soll auswählen, welcher der beiden vorgegebenen Laute in dem auditiv vorgegebenen Wort enthalten war.
- **Variation:** Auswahl einer anderen Objektliste

Logopädische Therapie

Übung 20 – Analyse
- **Ziel:** Identifikation von Lauten in Wörtern
- **Material:** AudioLog: Wörter → Lautposition im Wort → Lautposition M
- **Durchführung:** Das Kind soll auswählen, ob der vorgegebene Laut in dem auditiv vorgegebenen Wort im An-, In- oder Auslaut enthalten war.
- **Variation:** Auswahl einer anderen Objektliste

9.3.2 Synthese

Logopädische Therapie

Übung 1 – Synthese
- **Ziel:** Synthese von Wörtern zu Komposita
- **Material:** Komposita aus 2 Wörtern (Bsp.: Hausboot)
- **Durchführung:** Die Therapeutin spricht dem Kind 2 Wörter vor, die es zusammengesetzt aussprechen soll (z. B. Haus/Boot = Hausboot). Es wird dabei über die Bedeutung der einzelnen Wörter sowie der daraus resultierenden Komposita gesprochen.
- **Variation:** mit/ohne Mundbild; mit/ohne Bildunterstützung

Logopädische Therapie

Übung 2 – Synthese
- **Ziel:** Synthese von Wörtern zu Komposita
- **Material:** Komposita aus 3 Wörtern (Bsp.: Haus-tür-schlüssel)
- **Durchführung:** Die Therapeutin spricht dem Kind 3 Wörter vor, die es zu 1 Kompositum zusammengesetzt aussprechen soll (z. B. Haus/Tür/Schlüssel = Haustürschlüssel). Es wird dabei über die Bedeutung der einzelnen Wörter sowie der daraus resultierenden Komposita gesprochen.
- **Variation:** wie Übung 1

Logopädische Therapie

Übung 3 – Synthese
- **Ziel:** Synthese von Silben zu Wörtern
- **Material:** Wörter aus 2 Silben (Bsp.: Ta-fel)
- **Durchführung:** Die Therapeutin spricht dem Kind 2 Silben vor, die es zu 1 Wort zusammengesetzt aussprechen soll (z. B. Ta/fel = Tafel). Es wird dabei über die Bedeutung der aus der Zusammensetzung resultierenden Wörter gesprochen.
- **Variation:** wie Übung 1

Logopädische Therapie

Übung 4 – Synthese
- **Ziel:** Synthese von Silben zu Wörtern
- **Material:** Wörter aus 3 Silben (Bsp.: Ta-pe-te)
- **Durchführung:** Die Therapeutin spricht dem Kind 3 Silben vor, die es zu 1 Wort zusammengesetzt aussprechen soll (z. B. Ta/pe/te = Tapete). Es wird dabei über die Bedeutung der aus der Zusammensetzung resultierenden Wörter gesprochen.
- **Variation:** wie Übung 1

Logopädische Therapie

Übung 5 – Synthese
- **Ziel:** Synthese von Silben zu Wörtern
- **Material:** Wörter aus 4 Silben (Bsp.: Kin-der-gar-ten)
- **Durchführung:** Die Therapeutin spricht dem Kind 4 Silben vor, die es zu 1 Wort zusammengesetzt aussprechen soll (z. B. Kin/der/gar/ten = Kindergarten). Es wird dabei über die Bedeutung der aus der Zusammensetzung resultierenden Wörter gesprochen.
- **Variation:** wie Übung 1

Logopädische Therapie

Übung 6 – Synthese
- **Ziel:** Synthese von Lauten zu Wörtern
- **Material:** Wörter aus 2 Lauten (Kuh – [ku:])
- **Durchführung:** Die Therapeutin spricht dem Kind 2 Laute vor, die es zu 1 Wort zusammengesetzt aussprechen soll (z. B. [k]-[u:] = Kuh). Es wird dabei über die Bedeutung der aus der Zusammensetzung resultierenden Wörter gesprochen.
- **Variation:** wie Übung 1

Logopädische Therapie

Übung 7 – Synthese
- **Ziel:** Synthese von Lauten zu Wörtern
- **Material:** Wörter aus 3 Lauten (Tisch – [tɪʃ])
- **Durchführung:** Die Therapeutin spricht dem Kind 3 Laute vor, die es zu 1 Wort zusammengesetzt aussprechen soll (z. B. [t]-[ɪ]-[ʃ] = Tisch). Es wird dabei über die Bedeutung der aus der Zusammensetzung resultierenden Wörter gesprochen.
- **Variation:** wie Übung 1

Logopädische Therapie

Übung 8 – Synthese
- **Ziel:** Synthese von Lauten zu Wörtern
- **Material:** Wörter aus 4 Lauten (Milch – [mɪlç])
- **Durchführung:** Die Therapeutin spricht dem Kind 4 Laute vor, die es zu 1 Wort zusammengesetzt aussprechen soll (z. B. [m]-[ɪ]-[l]-[ç] = Milch). Es wird dabei über die Bedeutung der aus der Zusammensetzung resultierenden Wörter gesprochen.
- **Variation:** wie Übung 1

Logopädische Therapie

Übung 9 – Synthese
- **Ziel:** Synthese von Lauten zu Wörtern
- **Material:** Wörter aus 5 Lauten (Kraft – [kRaft])
- **Durchführung:** Die Therapeutin spricht dem Kind 5 Laute vor, die es zu 1 Wort zusammengesetzt aussprechen soll (z. B. [k]-[R]-[a]-[f]-[t] = Kraft). Es wird dabei über die Bedeutung der aus der Zusammensetzung resultierenden Wörter gesprochen.
- **Variation:** wie Übung 1

Logopädische Therapie

Übung 10 – Synthese
- **Ziel:** Synthese von Lauten zu Wörtern
- **Material:** Wörter aus 6 Lauten (Tapete – [tape:tə])
- **Durchführung:** Die Therapeutin spricht dem Kind 6 Laute vor, die es zu 1 Wort zusammengesetzt aussprechen soll (z. B. [t]-[a]-[p]-[e:]-[t]-[ə] = Tapete). Es wird dabei über die Bedeutung der aus der Zusammensetzung resultierenden Wörter gesprochen.
- **Variation:** wie Übung 1

Logopädische Therapie

Übung 11 – Synthese

- **Ziel:** Synthese von Lauten zu Wörtern
- **Material:** AudioLog: Wörter → Wortsynthese → Wörter aus 2 Lauten (Auswahl: 4, Stimulus/Item: 1)
- **Durchführung:** Das Kind hört 2 nacheinander gesprochene Laute, die es zu 1 Wort zusammensetzen und aus den erscheinenden Bildern das dazu passende Bild auswählen soll.
- **Variation:** Veränderung der Pausenlänge, Veränderung der Auswahlmenge

Logopädische Therapie

Übung 12 – Synthese

- **Ziel:** Synthese von Lauten zu Wörtern
- **Material:** AudioLog: Wörter → Wortsynthese → Wörter aus 3 Lauten (K-V-K, langer Vokal; Auswahl: 4, Stimulus/Item: 1)
- **Durchführung:** Das Kind hört 3 nacheinander gesprochene Laute, die es zu 1 Wort zusammensetzen und aus den erscheinenden Bildern das dazu passende Bild auswählen soll.
- **Variation:** wie Übung 11

Logopädische Therapie

Übung 13 – Synthese

- **Ziel:** Synthese von Lauten zu Wörtern
- **Material:** AudioLog: Wörter → Wortsynthese → Wörter aus 4 Lauten (K-V-K-V oder V-K-V-K; Auswahl: 4, Stimulus/Item: 1)
- **Durchführung:** Das Kind hört 4 nacheinander gesprochene Laute, die es zu 1 Wort zusammensetzen und aus den erscheinenden Bildern das dazu passende Bild auswählen soll.
- **Variation:** wie Übung 11

Logopädische Therapie

Übung 14 – Synthese

- **Ziel:** Synthese von Lauten zu Wörtern
- **Material:** AudioLog: Wörter → Wortsynthese → Wörter aus 4 Lauten (K-K-V-K; Auswahl: 4, Stimulus/Item: 1)
- **Durchführung:** Das Kind hört 4 nacheinander gesprochene Laute, die es zu 1 Wort zusammensetzen und aus den erscheinenden Bildern das dazu passende Bild auswählen soll.
- **Variation:** wie Übung 11

Logopädische Therapie

Übung 15 – Synthese

- **Ziel:** Synthese von Lauten zu Wörtern
- **Material:** AudioLog: Wörter → Wortsynthese → Wörter aus 5 Lauten (K-V-K-V-K; Auswahl: 4, Stimulus/Item: 1)
- **Durchführung:** Das Kind hört 5 nacheinander gesprochene Laute, die es zu 1 Wort zusammensetzen und aus den erscheinenden Bildern das dazu passende Bild auswählen soll.
- **Variation:** wie Übung 11

Logopädische Therapie

Übung 16 – Synthese

- **Ziel:** Synthese von Lauten zu Wörtern
- **Material:** AudioLog: Wörter → Wortsynthese → Wörter aus 6 Lauten (Auswahl: 4, Stimulus/Item: 1)
- **Durchführung:** Das Kind hört 6 nacheinander gesprochene Laute, die es zu 1 Wort zusammensetzen und aus den erscheinenden Bildern das dazu passende Bild auswählen soll.
- **Variation:** wie Übung 11

Logopädische Therapie

Übung 17 – Synthese

- **Ziel:** Synthese von Lauten zu Silben
- **Material:** AudioLog: Wörter → Silbensynthese → Konsonant + A (Auswahl: 4, Stimulus/Item: 1)
- **Durchführung:** Das Kind hört 2 nacheinander gesprochene Laute, die es zu 1 Silbe zusammensetzen und aus den erscheinenden Schriftbildern das dazu passende Schriftbild auswählen soll.
- **Variation:** wie Übung 11

Logopädische Therapie

Übung 18 – Synthese

- **Ziel:** Synthese von Lauten zu Silben
- **Material:** AudioLog: Wörter → Silbensynthese → O + Konsonant, Anlaut lang (Auswahl: 4, Stimulus/Item: 1)
- **Durchführung:** Das Kind hört 2 nacheinander gesprochene Laute, die es zu 1 Silbe zusammensetzen und aus den erscheinenden Schriftbildern das dazu passende Schriftbild auswählen soll.
- **Variation:** wie Übung 11

Logopädische Therapie

Übung 19 – Synthese

- **Ziel:** Synthese von Lauten zu Silben
- **Material:** AudioLog: Wörter → Silbensynthese → Konsonant + Vokal (Auswahl: 4, Stimulus/Item: 1)
- **Durchführung:** Das Kind hört 2 nacheinander gesprochene Laute, die es zu 1 Silbe zusammensetzen und aus den erscheinenden Schriftbildern das dazu passende Schriftbild auswählen soll.
- **Variation:** wie Übung 11

Logopädische Therapie

Übung 20 – Synthese

- **Ziel:** Synthese von Lauten zu Silben
- **Material:** AudioLog: Wörter → Silbensynthese → Vokal + Konsonant + Vokal (Auswahl: 4, Stimulus/Item: 1)
- **Durchführung:** Das Kind hört 2 nacheinander gesprochene Laute, die es zu 1 Silbe zusammensetzen und aus den erscheinenden Schriftbildern das dazu passende Schriftbild auswählen soll.
- **Variation:** wie Übung 11

Hilfensystem „Synthese“

siehe ▶ Tab. 9.8

Tab. 9.8 Hilfensystem „Synthese“

Hilfenstufe	Therapeutische Interventionen	Hilfentyp
0	keine Hilfe; das Kind beherrscht die Übung bereits beim 1. Versuch	
1	„Das stimmt nicht, überlege noch einmal.“	unspezifischer Hinweis
2	„Das stimmt nicht ganz. Hör noch einmal gut zu.“	spezifischer Hinweis durch Wiederholung der Aufgabenitems
3	„Das stimmt nicht. Wie heißt das Wort/die Silbe, wenn du die Laute richtig zusammensetzt?“	spezifischer Hinweis durch Wiederholung der Aufgabenstellung
4	„Das stimmt nicht. Hör noch einmal gut zu und sage mir, wie das Wort/die Silbe heißt, wenn du die Laute richtig zusammensetzt.“ (Aufgabenstellung wird wiederholt und das (die) Aufgabenitem(s) noch einmal vorgegeben.)	direkte Handlungsaufforderung
5	„Das stimmt auch nicht ganz. Schau her und hör gut zu. Sage mir bitte, wie das Wort/die Silbe heißt, wenn du die Laute richtig zusammensetzt. – Es heißt richtig: ....“	gemeinsames Erarbeiten der Lösung (mit visueller Unterstützung); ggf. kleinschrittige Erarbeitung notwendig

9.3.3 Ergänzung

Logopädische Therapie

Übung 1 – Ergänzung
- **Ziel:** Ergänzung eines Lautes im Wort
- **Material:** Komposita, in denen jeweils 1 Laut ausgelassen wird
- **Durchführung:** Die Therapeutin spricht dem Kind 1 Kompositum vor, in dem 1 Laut ausgelassen wird. Das Kind soll das Wort entsprechend ergänzen (Bsp.: Telefo/hörer = Telefonhörer).
- **Variation:** mit/ohne Mundbild; mit/ohne Bildunterstützung (z. B. mehrere Bilder zur Auswahl)

Logopädische Therapie

Übung 2 – Ergänzung
- **Ziel:** Ergänzung zweier Laute im Wort
- **Material:** Komposita, in denen jeweils 1 Laut ausgelassen wird
- **Durchführung:** Die Therapeutin spricht dem Kind 1 Kompositum vor, in dem 2 Laute ausgelassen werden. Das Kind soll das Wort entsprechend ergänzen (Bsp.: B/umen/opf = Blumentopf).
- **Variation:** wie Übung 1

Logopädische Therapie

Übung 3 – Ergänzung
- **Ziel:** Ergänzung eines Lautes im Wort
- **Material:** Wörter, in denen jeweils 1 Laut ausgelassen wird
- **Durchführung:** Die Therapeutin spricht dem Kind 1 Wort vor, in dem 1 Laut ausgelassen wird. Das Kind soll das Wort entsprechend ergänzen (Bsp.: B/ume = Blume).
- **Variation:** wie Übung 1

Logopädische Therapie

Übung 4 – Ergänzung
- **Ziel:** Ergänzung zweier Laute im Wort
- **Material:** Wörter, in denen jeweils 2 Laute ausgelassen werden
- **Durchführung:** Die Therapeutin spricht dem Kind 1 Wort vor, in dem 2 Laute ausgelassen werden. Das Kind soll das Wort entsprechend ergänzen (Bsp.: /elefo/ = Telefon).
- **Variation:** wie Übung 1

Logopädische Therapie

Übung 5 – Ergänzung
- **Ziel:** Ergänzung einer Silbe im Wort
- **Material:** Komposita, in denen jeweils 1 Silbe ausgelassen wird
- **Durchführung:** Die Therapeutin spricht dem Kind ein Kompositum vor, in dem 1 Silbe ausgelassen wird. Das Kind soll das Wort entsprechend ergänzen (Bsp.: /scheklammer = Wäscheklammer).
- **Variation:** wie Übung 1

Logopädische Therapie

Übung 6 – Ergänzung
- **Ziel:** Ergänzung 1 Silbe im Wort
- **Material:** Wörter, in denen jeweils 1 Silbe ausgelassen wird
- **Durchführung:** Die Therapeutin spricht dem Kind 1 Wort vor, in dem 1 Silbe ausgelassen wird. Das Kind soll das Wort entsprechend ergänzen (Bsp.: Blu/ = Blume).
- **Variation:** wie Übung 1

Logopädische Therapie

Übung 7 – Ergänzung
- **Ziel:** Wortreihen ergänzen
- **Material:** Wortreihen aus verschiedenen semantischen Feldern
- **Durchführung:** Die Therapeutin spricht dem Kind 1 Wortreihe vor, zu der das Kind 1 weiteres passendes Wort ergänzen soll (Bsp.: Hund – Katze – Maus – ...).
- **Variation:** mit/ohne Mundbild; mit/ohne Bildunterstützung; Rollentausch

Logopädische Therapie

Übung 8 – Ergänzung
- **Ziel:** Sätze ergänzen
- **Material:** Wortreihen aus verschiedenen semantischen Feldern
- **Durchführung:** Die Therapeutin spricht dem Kind 1 Lückensatz vor, den das Kind mit einem oder mehreren Wörtern sinnvoll ergänzen soll (Bsp.: „Der Opa liest Zeitung und ...").
- **Variation:** wie Übung 1

Logopädische Therapie

Übung 9 – Ergänzung
- **Ziel:** Sätze ergänzen
- **Material:** Lückensätze, bei denen das einzusetzende Wort einen engen semantischen Bezug zum Satz hat
- **Durchführung:** Die Therapeutin spricht dem Kind 1 Lückensatz vor, den das Kind sinnvoll ergänzen soll (Bsp.: „Der kleine Junge geht am Abend früh ins ...").
- **Variation:** wie Übung 1

Logopädische Therapie

Übung 10 – Ergänzung
- **Ziel:** Geschichten ergänzen
- **Material:** kurze Geschichten
- **Durchführung:** Die Therapeutin erzählt dem Kind eine kurze Geschichte, bei der das Ende offen bleibt. Das Kind soll die Geschichte nach seinen Vorstellungen zu Ende erzählen.
- **Variation:** Rollentausch

Hilfensystem „Ergänzung"

siehe ▶ Tab. 9.9

Tab. 9.9 Hilfensystem „Ergänzung"

Hilfenstufe	Therapeutische Interventionen	Hilfentyp
0	keine Hilfe; das Kind beherrscht die Übung bereits beim 1. Versuch	
1	„Das stimmt nicht, überlege noch einmal."	unspezifischer Hinweis
2	„Das stimmt nicht ganz. Hör noch einmal gut zu."	spezifischer Hinweis durch Wiederholung des/der Aufgabenitems
3	„Das stimmt nicht. Wie geht das, was ich vorgesagt habe, weiter? Wie heißt es richtig?"	spezifischer Hinweis durch Wiederholung der Aufgabenstellung
4	„Das stimmt nicht. Hör noch einmal gut zu und sage mir, wie das, was ich vorgesagt habe, richtig weitergeht." (Aufgabenstellung wird wiederholt und das (die) Aufgabenitem(s) noch einmal vorgegeben.)	direkte Handlungsaufforderung
5	„Das stimmt auch nicht ganz. Schau her und hör gut zu. Sage mir bitte, wie das, was ich vorgesagt habe, richtig weitergeht. – Es heißt richtig: ... ."	gemeinsames Erarbeiten der Lösung (mit visueller Unterstützung); ggf. kleinschrittige Erarbeitung notwendig

9.4 Praktische Übungsvorschläge

9.4.1 Aufmerksamkeit und Speicherung/Sequenz

Aufmerksamkeit

Allgemein

- Lauschen außerhalb/innerhalb des Raumes
- mit einem Stethoskop hören
- Flüsterspiele
- Klatsch- und Fingerspiele
- mit alltäglichen Gegenstände Geräusche erzeugen (z. B. Kugelschreiber klicken, Papier zerknüllen, Dose mit Büroklammern schütteln)
- „Alle Vögel fliegen hoch“: Bei allen fliegenden Objekten werden die Arme hochgehoben, bei Objekten, die nicht fliegen können, dürfen sie nicht gehoben werden.
- „Ich hab gefischt, ich hab gefischt, ich hab die ganze Nacht gefischt und – k/einen Fisch erwischt“: Die Hände des Kindes sind die „Fische“ und liegen auf dem Tisch, die Therapeutin ist der Fischer und sagt den Spruch, bei „und“ darf sie versuchen, einen „Fisch“ zu schnappen.
- Kassettenaufnahme: Kind und Therapeutin nehmen sich gegenseitig auf; ggf. auch andere Personen aufnehmen (z. B. Eltern, andere Kinder) – auch als Videoaufnahme möglich.
- Kommando „Pimperle“ (mit den Zeigefingern abwechselnd auf den Tisch klopfen und bei entsprechenden Kommandos – z. B. Kommando Faust, Kommando Daumen – mit dem entsprechenden Körperteil weiterklopfen).
- „Ratz-Fatz“ (Haba-Spiel)
- Geteilte Aufmerksamkeit: Teile aus dem „Blinde-Kuh“-Spiel ertasten lassen, die Therapeutin spielt dabei mit einem Instrument einen hohen und einen tiefen Ton in einer bestimmten Reihenfolge (z. B. hoch – hoch – tief); wird die Reihenfolge gewechselt, soll das Kind dies per Handzeichen angeben.

Silbenebene

- Spiel mit Handpuppen, die in einer vorher verabredeten Geheimsprache (Silbensprache) sprechen

Wortebene

- Stille Post (Wörter werden flüsternd an andere Personen weitergegeben)
- „Feuer-Wasser-Blitz“: Bei verabredeten Wörtern sind festgelegte Handlungen durchzuführen.

Satzebene

- „Simon sagt:“ Es wird eine Reihe von Aufforderungen genannt, wobei einer Aufforderung nur Folge geleistet werden darf, wenn vor dem Stellen der Aufgabe „Simon sagt:“ gesagt wurde.
- Sätze mit Widersprüchen vorlesen, die das Kind erkennen soll

Textebene

- Es wird eine Geschichte vorgelesen, bei deren Unterbrechung sofort eine festgelegte Handlung durchgeführt werden muss.
- Geschichte vorlesen: Bei einem verabredeten Wort soll geklatscht werden oder das Kind darf Gegenstände vom Tisch nehmen, wenn diese in der Geschichte genannt werden (Spiel: „Ratz-Fatz“).
- Geschichte vorlesen und danach soll das Kind kurze Fragen dazu beantworten
- „Radio Eriwan“: Die Therapeutin ist das „Radio“ und das Kind sucht einen „Sender“; immer wenn 1 Wort zu hören ist, sagt das Kind „stopp“ und wiederholt das entsprechende Wort; Vorgehen: schnell aneinandergereihte Laute/Silben vorsprechen (z. B. reblotrolibralodosch*Mond*salitrolidalimali*Ball*…).
- „Tabu“ als Gruppenspiel – bestimmte Wörter dürfen nicht verwendet werden (auf diese achten).

Speicherung und Sequenz

Allgemein

- Kinderlieder, Klatsch- und Fingerspiele, Reime
- Rhythmen nachklatschen
- Handlungsabläufe verbalisieren
- eine Reihe von Geräuschen mit Alltagsgegenständen machen und diese vom anderen wiederholen lassen

Silbenebene

- Zauberinsel: Kind steht mit 1 Bein auf einer Zauberinsel (mehrfach zusammengefalteten Zeitung), die sich nur vergrößert, wenn Zaubersprüche (Silbenfolgen) korrekt nachgesprochen werden; mit jedem korrekt wiederholten Zauberspruch verdoppelt sich die Fläche der Zauberinsel und am Ende „spuckt" die Insel noch 1 Gummibärchen aus.
- Zauberkiste: Bei korrekt nachgesprochenem Zauberspruch lässt sich die Zauberkiste von der Therapeutin öffnen und das Kind kann 1 Puzzlestein entnehmen, bei falschem Zauberspruch lässt sich die Kiste nicht öffnen.
- Zaubertuch: Das Kind spricht bei geschlossenen Augen einen Zauberspruch nach und bei korrektem Nachsprechen findet es etwas unter dem Zaubertuch, das vor der Therapeutin liegt.
- Zauberweg: Bei korrekt nachgesprochenem Zauberspruch darf das Kind einen Schritt auf dem Weg weitergehen, bis es z. B. an ein Schloss gelangt.
- Zaubergarten: Nach Nennung eines korrekten Lösungswortes darf jeweils ein Tier am Wärter vorbei in den Garten.
- Das Kind soll nach Anweisung auf Silbenkarten (liegen auf dem Boden) in entsprechender Reihenfolge springen.
- Bei Schulkindern auch Pseudowörter nennen (dabei aufnehmen), aufschreiben lassen und mit Tonbandaufnahme vergleichen lassen.

Wortebene

Nomen

- „Koffer packen": mit Realgegenständen oder Bildern, die in einen Koffer gepackt bzw. verdeckt auf den Tisch gelegt werden
- Ball zuwerfen und Wort des Vorgängers jeweils wiederholen (Wortreihen oder Sätze; ggf. Wörter aus einem semantischen Feld)
- „Dalli dalli": Zu einem Oberbegriff (z. B. Lebensmittel, Getränke, Namen, Kleidungsstücke, Automarken, Städte, Länder, Berufe, Sportarten, Tiere) sollen so schnell wie möglich abwechselnd Wörter gefunden werden, wobei die vorher genannten Wörter immer wiederholt werden müssen.
- Kaufladen: vorgegebene Gegenstände in entsprechender Reihenfolge einkaufen
- Puppe oder Bär in vorgegebener Reihenfolge anziehen
- Tiere füttern: vorgegebene Reihe von Tieren entsprechend füttern
- Pizza backen: Pizza in bestimmter Reihenfolge mit Zutaten belegen
- Hamburger belegen: Hamburger nach vorgegebener Reihenfolge mit Zutaten belegen
- Fahrzeuge beladen: Schiff, Lastwagen, Zug mit vorgegebener Menge von Waren, Tieren, Puppen, ... beladen
- Stille Post: Wörter werden durch Flüstern an andere Personen weitergegeben.
- Spielhaus: mehrere verbal vorgegebene Begriffe im Spiel/Bild suchen lassen
- Gegenstände in eine Dose verpacken und diese einander zurollen; bevor die Dose geöffnet werden darf, muss gesagt werden, was sich darin befindet (ggf. auch mit Sequenz)
- Kind und Therapeutin sitzen sich am Tisch gegenüber, eine Sichtblende befindet sich in der Mitte, das Material ist doppelt vorhanden (z. B. Teile aus dem „Blinde-Kuh"-Spiel oder Karten aus einem Memory-Spiel); eine bestimmte Anzahl von Teilen wird in eine Reihenfolge gelegt, die der andere nachlegen soll; am Ende wird die Sichtblende entfernt und das Ergebnis verglichen.
- Kühlschrank einräumen: Die Therapeutin nennt Lebensmittel, die das Kind in der genannten Reihenfolge in einen „Kühlschrank" packen soll.
- Geschirr spülen: Spielzeuggeschirr soll in einer genannten Reihenfolge gespült werden.
- Puppe verarzten: Eine Puppe soll in einer genannten Reihenfolge untersucht und versorgt werden.

Verben und Adjektive

- Tiere nach vorgegebener Reihenfolge bestimmte Handlungen ausführen lassen
- Wohnung/Puppenhaus einrichten: bestimmte Möbel in vorgegebener Reihenfolge einräumen, dabei auch „widersinnige" Anweisungen geben (z. B. Badewanne ins Wohnzimmer)
- Kette nach vorgegebener Farbenreihe erstellen
- mit langen Strohhalmen Schmetterlinge ansaugen, die zu einer vorher „benannten" Blume (Farbadjektiv) fliegen

Zahlen

- Zahlenkarten in vorgesagte Reihenfolge legen
- Bauklötze mit Zahlen versehen und Turm nach vorgegebener Reihenfolge bauen

- Taschenrechner: Kind und Therapeutin haben einen kleinen Taschenrechner, sprechen sich gegenseitig Zahlenfolgen vor und vergleichen die eingetippten Zahlenreihen.
- Postleitzahlenspiel: Karten mit Postleitzahlen und zugehörigen Städten liegen aus; die Therapeutin nennt eine Zahlenfolge, das Kind soll diese wiederholen und die zugehörige Stadt nennen; bei richtiger Wiederholung bekommt es einen Brief aus dieser Stadt ausgehändigt.
- Telefonnummern lernen und „wählen"
- Tresor, der mit Nummerncode geöffnet wird
- Briefkastenspiel: Eine Zahlenfolge wird vorgelesen und die Karte in einen Briefkasten gesteckt; das Kind muss über Hindernisse zu dem Briefkasten gelangen, die Folge wiederholen und darf bei korrekter Wiederholung die Karte behalten.
- Zahlen in bestimmtem Rhythmus sprechen oder singen

Satz- und Textebene

- Einer beginnt einen Satz, der Wort für Wort abwechselnd fortgeführt wird, wobei der Satzbeginn immer wiederholt werden muss.
- Echospiel mit Fahnen: bei richtiger Wiederholung des Echos weiße Fahne, bei falscher Wiederholung rote Fahne
- gemeinsame Geschichte ausdenken, indem jeweils abwechselnd nach der Wiederholung der vorangegangenen Sätze ein Satz dazu erfunden wird (frei oder anhand vorgegebener Einzelwörter oder Bildkarten)
- Geschichte von einem Zoobesuch vorlesen, an deren Ende das Kind die genannten Tiere benennen soll
- Handlungsanweisungen geben, die das Kind befolgen soll; diese können immer komplexer werden
- Spiongeschichte: Es wird dem Kind eine spannende Geschichte (z. B. über einen Raubüberfall) erzählt, bei der es gut aufpassen soll, da es als „Spion" später die Inhalte einem „Polizisten" erzählen soll.

Gedächtnisstrategien

Rehearsal

- Echotrick: Wörter, die behalten werden sollen, mehrmals wiederholen

Chaining

- eine vorgegebene Menge an Wörtern lernen, indem sie in eine Geschichte „verpackt" werden

Musikalisches Chaining

- Zahlen- oder Wortreihen in bestimmtem Rhythmus sprechen oder singen

Loci-Technik

- eine vorgegebene Menge an Nomen lernen, indem sie mit bestimmten Orten eines bekannten Weges (Weg zum Kindergarten/zur Schule, Räume in der Wohnung/im Haus) in Verbindung gebracht werden; das Kind soll sich zu jedem genannten Begriff vorstellen, wo sich das Objekt befindet.

Kategorisieren

- Wortduell: zu einem genannten Adjektiv das Gegenteil finden
- zu genannten Wörtern den jeweils passenden Oberbegriff nennen

Elaboration

- sich die zu lernenden Items bildhaft vorstellen (z. B. sich Zahlen als Tiere vorstellen – 2 sieht aus wie „Schwanenhals")

9.4.2 Lokalisation

- Gegenstände im Raum verstecken, die Geräusche von sich geben und vom Kind gesucht werden müssen
- Das Kind sitzt mit verbundenen Augen im Raum, die Therapeutin bewegt sich leise um das Kind herum und spricht ein Wort, woraufhin das Kind in die Richtung zeigt, aus der das Wort gehört wurde.
- mehrere Lautsprecher im Raum aufstellen und auditive Stimuli lokalisieren lassen
- Lauschen außerhalb/innerhalb des Raumes und herausfinden, aus welcher Richtung bestimmte auditive Stimuli kommen
- Die Therapeutin spricht (erst laut, dann immer leiser) und geht dabei leise durch den Raum, das Kind soll mit geschlossenen/ verbundenen Augen folgen.

Gruppenübungen

- „Lutz, der Knochen ist weg“: Die Kinder sitzen in einem Kreis. Ein Kind sitzt mit verbundenen Augen in der Mitte und „bewacht“ den Knochen (z. B. Gummibärchen), eines der Kinder schleicht sich an und soll den Knochen stehlen. Das in der Mitte befindliche Kind soll lauschen, aus welcher Richtung das Kind kommt und muss es im Sitzen „fangen“.
- „Jakob, wo bist du?“: Die Kinder sitzen im Kreis. Ein Kind sitzt in der Mitte. Die Kinder müssen zu gezogenen Tierkarten die entsprechenden Tiergeräusche nachahmen. Das Kind in der Mitte muss zeigen, wo ein Geräusch produziert wird.
- Gruppenübung „Hänschen piep einmal“: Die Kinder haben die Augen verbunden. Ein Kind („Hänschen“) hat die Augen nicht verbunden und soll gefangen werden. Auf Aufforderung hin sagt das zu fangende Kind „piep“.

9.4.3 Diskrimination

- Echospiel: Die Therapeutin spricht gleiche oder verschiedene Wörter (bis hin zu Minimalpaaren) vor, bei denen das Kind entscheiden soll, ob das Echo richtig (gleich) war oder ob der Bergtroll das Echo verzaubert hat (verschieden). Bei jeder erkannten Verzauberung erhält das Kind einen farbigen Stein vom Bergtroll, bis dieser besiegt ist.
- Zur Verdeutlichung der einzelnen Laute kann zu jedem Laut z. B. eine kleine Geschichte erzählt werden.
- Es werden Laut-, Silben-, Wort- oder Satzpaare vorgelesen, bei denen beurteilt werden soll, ob sie gleich oder verschieden sind.

9.4.4 Selektion

- verschiedene Instrumente gleichzeitig spielen und ein Instrument heraushören
- Verschiedene auditive Stimuli werden gleichzeitig angeboten (z. B. Sprachgewirr) und ein bestimmtes Item (Laut, Silbe, Wort, Satz) soll herausgehört werden.
- Während das Kind durch den Raum geht, erklingt eine Trommel als Störgeräusch; bei einem Signalwort soll das Kind eine zuvor vereinbarte Handlung ausführen.
- Bahnhof spielen: Das Kind soll beim Spielen Geräusche produzieren und auf Lautsprecherdurchsagen (die Therapeutin spricht in unregelmäßigen Abständen einzelne, kurze Wörter) achten.
- Regenmacherstab als Störgeräusch einsetzen und währenddessen produzierte Signallaute, -silben, -wörter heraushören lassen

9.4.5 Dichotische Diskrimination

- Zwei Kinder flüstern einem 3. Kind gleichzeitig ein unterschiedliches Wort ins rechte bzw. linke Ohr. Eines der beiden Wörter oder ggf. beide Wörter muss das zuhörende Kind wiedergeben.
- PC mit entsprechenden Programmen und Kopfhörer nutzen
- Unterhaltung im Störgeräusch führen
- Diktat bei Störgeräusch üben

9.4.6 Analyse

Satz- und Textebene

- Geschichte vorlesen und bestimmte Satzteile oder Wörter, evtl. auch Fehler heraushören
- Sätze/Gedichte vorlesen und Wörter eines Satzes bzw. einer Zeile zählen lassen
- Zweizeiler vorlesen und das Reimwort ergänzen lassen. Als Hilfe kann das zu ergänzende Item als Bild oder Objekt in einer Auswahlmenge vor dem Kind liegen (z. B. „Ratz-Fatz“).

Wortebene

- Wortreihe vorlesen und ein bestimmtes Wort heraushören
- Gedichte vorlesen und die Wörter herausfinden, die sich reimen

Silbenebene

- Wörter in Silben zerlegen: pro Silbe Schritte gehen, klatschen, Striche malen, Bauklötze stapeln, farbige Steine sammeln usw.

Lautebene

- Wörterschlange: Einer nennt ein Wort und der andere muss ein Wort finden, das mit dem letzten Laut des vorhergehenden Wortes beginnt (ggf. Wörter aus einem bestimmten semantischen Feld).
- Wörter raten: Die Therapeutin gibt einen Oberbegriff vor oder dieser wird gemeinsam festgelegt. Jeder denkt sich dazu ein oder mehrere

Wörter aus, zu denen der Anlaut genannt wird. Der andere muss raten, welches Wort gemeint sein könnte.
- Position eines Lautes im Wort bestimmen lassen (erst An- und Auslaut, dann Inlaut; erst länger klingende Laute wie Frikative, dann kürzer klingende Laute wie Plosive)
- Laute im Wort nach vorgegebener Position suchen lassen: Die Therapeutin liest ein Wort vor und das Kind soll den 1., 2., 3., ..., letzten Laut nennen.
- Wörter vergleichen: Bei einem vorgesprochenen Wortpaar soll das Kind entscheiden, ob diese mit dem gleichen Laut beginnen.
- Nachbarlaute finden: Die Therapeutin liest ein Wort vor und das Kind soll die Laute nennen, die direkt vor/hinter einem bestimmten Laut stehen (Bsp.: /f/ in Elefant – Nachbarlaute /e/ und /a/).
- Laute zählen: Die Therapeutin nennt ein Wort und das Kind soll die Anzahl der Laute nennen, aus denen das Wort besteht.
- Die Therapeutin spricht dem Kind ein Wort vor, das es lautierend sprechen soll. Für jeden Laut gibt es einen Puzzlestein o. Ä.
- Aus einer Menge an Bildern sollen diejenigen herausgefunden werden, die mit dem gleichen vorgegebenen Laut beginnen oder enden.
- Echospiel: Die Therapeutin gibt Wörter vor, deren Anlaut weggelassen werden soll, sodass ein neues Wort entsteht (Bsp.: Reis – Eis, Traum – Raum).
- Anfangslaute verändern, sodass sich immer wieder neue Wörter ergeben (Bsp.: Tanne – Kanne – Panne)
- „Stadt – Land – Fluss“: Zu einem bestimmte Buchstaben müssen zu vorgegebenen Oberbegriffen Wörter gefunden werden.
- „Post verschicken“: Die Therapeutin nennt zu „Briefen“ Namen, die vom Kind nach Anlaut „sortiert“ werden sollen.
- Buchstaben ersetzen: Bei einem Wort muss ein Buchstabe an einer vorgegebenen Position durch einen anderen Buchstaben ersetzt werden, das Wort ist dann als Ganzes zu nennen (z. B. Tasse: /s/ durch /sch/ ersetzen = „Tasche“).
- Angelspiel: Wörter angeln und zuvor vereinbarten Laut identifizieren oder dessen Position im geangelten Wort bestimmen lassen

9.4.7 Synthese

Wortebene

- Nomina Komposita: Die Wörter werden einzeln vorgesprochen und sollen vom Kind synthetisiert werden; das richtige Wort ist aus einer Reihe von Bildkarten oder einem Suchbild herauszusuchen (auch als fortlaufende Wörterschlange möglich: „Haustür – Türschloss – Schlossturm“ usw.).

Silbenebene

- Wörter werden in Silben zerlegt vorgesprochen und das Kind soll das richtige Wort benennen, eine passende Bildkarte dazu heraussuchen, den Begriff auf einem Suchbild finden usw.
- Mädchen-/Jungennamen in Silben zerlegt vorsprechen und raten lassen
- „Piratenruf“: Einzelne Silben werden in 2 Pappröhren gesprochen, die das Kind zusammensetzen und als ganzes Wort sprechen soll.
- Silbenklappbuch: Durch Umklappen von einzelnen Silben entstehen sinnvolle und sinnfreie Wörter.

Lautebene

- Wörter reparieren: Nomen werden in Einzellaute zerlegt vorgesprochen; als Steigerung des Schwierigkeitsgrades mit Verben und Adjektiven durchführbar.
- Wörter rückwärts sprechen: kurze Wörter vorsprechen, die dann rückwärts nachgesprochen werden sollen; ggf. mit Wörtern, die auch rückwärts Sinn ergeben
- Lastwagen/Lokomotive transportiert Buchstaben, die zusammengesetzt werden müssen.
- Übergang zur Ergänzung: „Wer rät das Wort am schnellsten?“: Einzellaute eines Wortes stückweise vorsprechen und zusammensetzen bzw. ergänzen lassen (z. B. F? – F-i? – F-i-sch?)
- Ein Tresor öffnet sich bei einem bestimmten Codewort, das in Laute zerlegt vorgesprochen wird.
- Robotersprache: Bilder in Briefumschlägen werden im Zimmer an verschiedenen Stellen verteilt. Das Kind muss wie ein Roboter zu je einem Bild laufen und dieses der Therapeutin bringen. Die Therapeutin buchstabiert das jeweilige Wort in Robotersprache und das Kind soll das Wort synthetisieren.

- Einkaufen: Die Therapeutin buchstabiert, was eingekauft wird und das Kind soll das Wort zusammengesetzt sprechen, bevor es das Objekt aus dem Kaufladen holt.
- Koffer packen: Die Therapeutin buchstabiert Gegenstände, die das Kind identifizieren, zusammengesetzt benennen und einpacken soll.

9.4.8 Ergänzung

- Nomina, Komposita oder Sätze ergänzen lassen (freie oder enge Auswahlmöglichkeiten zulassen)
- Wörter reparieren: Wörter vorlesen, in denen ein oder mehrere Laute fehlen, die vom Kind vervollständigt („repariert") werden sollen
- wie vorher, aber zusätzlich fehlenden Laut nennen lassen; als Hilfe ggf. passende Bildkarte dazu heraussuchen lassen
- Übergang aus Synthese: „Wer rät das Wort am schnellsten?": Einzellaute eines Wortes stückweise vorsprechen und zusammensetzen bzw. ergänzen lassen (z. B. F? – F-i? – F-i-sch?)
- Reimwörter suchen lassen, die z. B. ein bestimmtes Wortende haben (-ose: Rose, Dose, Hose, ...)
- Wörter zu einem bestimmten Anlaut suchen lassen
- Die Therapeutin geht beim Kind einkaufen und lässt beim Bestellen Laute weg. Das Kind soll das Bestellte in den Einkaufskorb legen und das Wort korrekt benennen sowie ggf. den ergänzten Laut nennen.
- Die Therapeutin spricht über eine Handpuppe mit dem Kind, die in einem Bilderbuch Objekte benennt und dabei Laute auslässt. Das Kind soll die Objekte suchen, richtig benennen und ggf. den ergänzten Laut nennen.

9.5 Materialien zur Therapie

Es gibt verschiedene Materialsammlungen und Kopiervorlagen, die speziell bei Kindern mit auditiven Verarbeitungsstörungen und Kindern mit Störungen der phonologischen Bewusstheit eingesetzt werden können. Diese wurden bereits in Kap. 6.2 vorgestellt (▶ Tab. 6.1). Daneben gibt es verschiedene Spiele, die für die spielerische Umsetzung des auditiven Trainings und des Trainings von Aufmerksamkeit, Merkspanne und höheren kognitiven Funktionen genutzt werden können. Diese sind in ▶ Tab. 9.10 aufgeführt.

Tab. 9.10 Spiele für die Therapie von AVS und Störungen der phonologischen Bewusstheit

Hersteller	Material
HABA	Ratz-Fatz Ratz-Fatz „Ratzolino" Silbenrallye
Lingoplay	Spiel zur Lautanalyse Haus-Maus-Laus Initialo L wie Löwe Plosivo Reimschmiede Silbendetektive Silbolo Merkmal, Merkwürdig, Merkbar (3 Merkspiele)
Piatnik	Hör genau Kro-ko-dil-Spiel Wörterzüge
ProLog	Merkspielpuzzle Reimspiele Silben-/Lautspiele PhonoFit VokalFit WortFit Duo Diff usw.
Ravensburger	Schloss Silbenstein

9.6 Screening 1 – Untersuchungsbögen für 5;0–6;11-Jährige

Name des Kindes: ______________________ Untersucher/in: ______________________

geb. am: ______________________ Datum der Untersuchung: ______________________

9.6.1 Einflussfaktoren

Aufmerksamkeit (5–6 Jahre)

Material

Kuhbild (▶ Abb. 9.1)

Durchführung

Das Kuhbild wird vorgelegt. Der Untersucher liest in einem Abstand von 1–2 Sekunden die Silben bei verdecktem Mundbild und gleichbleibender Prosodie vor. Das Kind soll bei jeder mu-Silbe auf das Kuhbild zeigen. Der Untersucher notiert die Reaktion des Kindes: + richtige Reaktion, – falsche Reaktion.

Instruktion

„Ich spreche dir etwas vor. Immer wenn ich [mu:] sage, dann zeige auf das Bild von der Kuh."

Übungsitems

siehe ▶ Tab. 9.11, ▶ Tab. 9.12

Tab. 9.11 Übungsitems A und B

Nr.	Item	+/–
A	pa	
B	**mu**	

Tab. 9.12 Übungsitems 1–15

Nr.	Item	+/–	Nr.	Item	+/–
1	ki		16	**mu**	
2	ta		17	ta	
3	**mu**		18	pe	
4	pa		19	ti	
5	ti		20	**mu**	
6	ke		21	ka	
7	**mu**		22	**mu**	
8	**mu**		23	pe	
9	pi		24	ta	
10	ka		25	**mu**	
11	**mu**		26	pe	
12	te		27	ki	
13	pa		28	**mu**	
14	**mu**		29	te	
15	ki		30	pa	

Auswertung

☐ % korrekt

Speicherung und Sequenz (5–6 Jahre)

Material

Bilder: Kuh (muh), Vogel (piep), Hund (wau), Junge (Tom), Mädchen (Ann)
(▸ Abb. 9.2)

Durchführung

Die 5 Bilder werden in zufälliger Reihenfolge vorgelegt. Der Untersucher spricht anschließend die Silbenfolgen bei verdecktem Mundbild und gleichbleibender Prosodie vor, wobei zwischen den einzelnen Silben ein Abstand von ca. 1 Sekunde einzuhalten ist. Das Kind soll in der erinnerten Reihenfolge auf die genannten Bilder zeigen. Der Untersucher notiert die Reaktion des Kindes. Werden die richtigen Bilder in falscher Abfolge gezeigt, wird die Speicherung als korrekt (+), die Sequenz als falsch (–) eingetragen. Gelingt das Zeigen der richtigen Auswahl von Items in der richtigen Reihenfolge, wird auch die Sequenz als korrekt bewertet.

Instruktion

„Ich sage dir jetzt immer eine Reihe von Namen und Tierlauten vor, die zu den Bildern passen. Zeige bitte nacheinander in der richtigen Reihenfolge auf die genannten Bilder."

Übungsitems (alle 5 Bilder)

siehe ▸ Tab. 9.13, ▸ Tab. 9.14

Tab. 9.13 Übungsitems A und B

Nr.	Silbenfolgen	Speicherung +/–	Sequenz +/–
A	mu -Tom		
B	piep -wau		

Tab. 9.14 Übungsitems 1–10

Nr.	Silbenfolgen	Speicherung +/–	Sequenz +/–
1	Tom -piep		
2	wau -mu		
3	Ann -piep -Tom		
4	mu -Ann -piep		
5	Tom -wau -Ann		
6	piep -mu -Tom -wau		
7	Ann -wau -Tom -piep		
8	Tom -mu -Ann -wau		
9	piep -Ann -mu -wau -Tom		
10	wau -mu -Ann -Tom -piep		

Auswertung „Speicherung"

☐ % korrekt

Auswertung „Sequenz"

☐ % korrekt

9.6.2 Auditive Verarbeitung

Lokalisation

Material

AudioLog, 4 Lautsprecher

Durchführung

Für die Durchführung sind das Programm AudioLog sowie 4 Lautsprecher nötig (Positionen: rechts-vorne, rechts-hinten, links-vorne, links-hinten). Im Programm werden folgende Einstellungen vorgenommen:

- Bereich: Wörter
- Aufgabe: Richtungshören
- Objektliste: Einsilber
- Übungseinheiten: 12 (die ersten beiden Einheiten sind die Übungsitems)

Das Kind soll den Lautsprecher anklicken, aus dem das Wort zu hören war. Bei Kindern, denen es schwerfällt, die Lautsprecher auf dem Bildschirm den Lautsprechern im Raum zuzuordnen, kann der Untersucher das Anklicken auf dem Bildschirm für das Kind übernehmen. Alternativ kann die Lokalisation getestet werden, indem das Kind die Augen verbunden bekommt und der Untersucher über Fingerschnipsen die o. g. Richtungen prüft. In die untenstehende Tabelle sind die getesteten Richtungen und deren Angabe einzutragen.

Instruktion

„Du hörst jetzt immer ein Wort und sollst auf dem Bildschirm den Lautsprecher anklicken, aus dem das Wort zu hören war.“ Die alternative Instruktion lautet: „Du hörst jetzt immer ein Wort und sollst auf den Lautsprecher zeigen, aus dem das Wort zu hören war.“

Bei Testung über Fingerschnipsen: „Ich schnipse jetzt mit dem Finger. Bitte zeige mir, aus welcher Richtung du das Fingerschnipsen gehört hast.“

Übungsitems

siehe ▶ Tab. 9.15, ▶ Tab. 9.16

Tab. 9.15 Übungsitems A und B

Nr.	Richtungen rv = rechts-vorne, lv = links-vorne, rh = rechts-hinten, lh = links hinten	+/–
A		
B		

Tab. 9.16 Übungsitems 1–10

Nr.	Richtungen rv = rechts-vorne, lv = links-vorne, rh = rechts-hinten, lh = links hinten	+/–
1		
2		
3		
4		
5		
6		
7		
8		
9		
10		

Auswertung

☐ % korrekt

Diskrimination (5–6 Jahre)

Material

Bildmaterial zur Diskrimination (gleich – verschieden) (▶ Abb. 9.3)

Durchführung

Zur Durchführung dieses Untertests bei 5–6-jährigen Kindern wird das Bildmaterial (gleich – verschieden) verwendet. Vor Testdurchführung wird dem Kind das Konzept erklärt. Anschließend liest der Untersucher 2 Silben in einem Abstand von jeweils 1 Sekunde bei verdecktem Mundbild und gleichbleibender Prosodie vor. Das Kind soll jeweils beurteilen, ob es sich um 2 gleiche (g) oder verschiedene (v) Silben handelt, indem es auf das passende Bild zeigt. Der Untersucher notiert die Reaktion des Kindes.

Instruktion

„Ich lese dir jetzt immer 2 Silben/Quatschwörter vor. Sage mir, ob sie sich gleich oder verschieden anhören."

Übungsitems

siehe ▶ Tab. 9.17, ▶ Tab. 9.18

Tab. 9.17 Übungsitems A und B

Nr.	Minimalpaarsilben		+/–
A	mo -mo	g	
B	fi -ti	v	

Tab. 9.18 Übungsitems 1–10

Nr.	Minimalpaarsilben		+/–
1	ka -ta	v	
2	to -to	g	
3	si -schi	v	
4	mu -nu	v	
5	lo -lo	g	
6	ga -ga	g	
7	de -ge	v	
8	pu -pu	g	
9	chi -si	v	
10	lo -ro	v	

Auswertung

☐ % korrekt

Selektion

Material

AudioLog, Kopfhörer

Durchführung

Im Programm AudioLog werden folgende Programmeinstellungen vorgenommen:

- Bereich: Wörter
- Aufgabe: Signal-Rausch-Wahrnehmung
- Objektliste: Themenliste: Tiere
- Auswahlmenge: 4 Items
- Störgeräusch: Schulhof
- Audioeinstellungen: Dämpfung Signal 0 dB, Dämpfung Rauschen –10 dB
- Übungseinheiten: 12

Das Kind bekommt den Kopfhörer aufgesetzt und soll das Bild zu dem Wort anklicken, das im Störgeräusch genannt wurde.

Instruktion

„Du hörst jetzt im Hintergrund Lärm wie von einem Schulhof. Ab und zu nennt jemand ein Tier. Pass gut auf, welches Tier du hörst und klicke dann auf das Bild, das dazu passt."

Übungsitems

siehe ▶ Tab. 9.19, ▶ Tab. 9.20

Tab. 9.19 Übungsitems A und B

Nr.	Wort im Störgeräusch	+/–
A		
B		

Tab. 9.20 Übungsitems 1–10

Nr.	Wort im Störgeräusch	+/–
1		
2		
3		
4		
5		
6		
7		
8		
9		
10		

Auswertung

☐ % korrekt

Dichotische Diskrimination

Material

AudioLog, Kopfhörer

Durchführung

Im Programm AudioLog werden folgende Programmeinstellungen vorgenommen:

- Bereich: Wörter
- Aufgabe: dichotisches Gehör
- Objektliste: Themenliste: Tiere
- Auswahlmenge: 4 Items
- Übungseinheiten: 12

Das Kind bekommt den Kopfhörer aufgesetzt und soll die beiden Bilder zu den Wörtern anklicken, die gleichzeitig präsentiert werden.

Instruktion

„Du hörst jetzt 2 Wörter. Beide bezeichnen Tiere. Das eine Wort hörst du im rechten Ohr, das andere zur gleichen Zeit im linken Ohr. Merke dir beide Tiere und klicke die beiden passenden Bilder auf dem Bildschirm an.“

Übungsitems

siehe ▶ Tab. 9.21, ▶ Tab. 9.22

Tab. 9.21 Übungsitems A und B

Nr.	Wörter dichotisch	+/–
A		
B		

Tab. 9.22 Übungsitems 1–10

Nr.	Wörter dichotisch	+/–
1		
2		
3		
4		
5		
6		
7		
8		
9		
10		

Auswertung

☐ % korrekt

9.6.3 Klassifikationsprozesse

Analyse (5–6 Jahre)

Material

Bild „Floh“ (▶ Abb. 9.4), farbige Steine

Durchführung

Das Kind erhält das Bild eines Flohs. Der Untersucher liest zunächst die Items zur Lautidentifikation vor und fordert das Kind auf, jedes Mal, wenn der Laut [f] im Wort enthalten ist, einen farbigen Stein auf den Floh zu legen. Bei der Positionsbestimmung soll der Muggelstein, je nachdem ob der Laut im An- oder Auslaut war, vorne oder hinten auf den Floh gelegt werden. Der Untersucher notiert die Reaktion des Kindes.

Instruktion

Lautidentifikation

„Ich spreche dir jetzt Wörter vor. Wenn in dem Wort, das ich sage, ein [f] vorkommt, dann lege 1 Muggelstein auf den Floh. Ist kein [f] im Wort, dann wird kein Stein dazugelegt.“

Positionsbestimmung

„Ich spreche dir jetzt Wörter vor, in denen immer ein [f] vorkommt. Wenn du das [f] am Anfang des Wortes hörst, dann lege 1 Muggelstein vorne auf den Floh. Ist das [f] am Ende des Wortes zu hören, lege 1 Muggelstein hinten auf den Floh.“

Übungsitems

siehe ▶ Tab. 9.23, ▶ Tab. 9.24

Tab. 9.23 Übungsitems A und B

Lautidentifikation				Positionsbestimmung		
Nr.	Items	+/–		Nr.	Items	+/–
A	Baum			A	Fell	
B	Fett			B	Reif	

Tab. 9.24 Übungsitems 1–10

Lautidentifikation				Positionsbestimmung		
Nr.	Items	+/–		Nr.	Items	+/–
1	Mann			1	Hof	
2	Feld			2	Faul	
3	Ball			3	Fön	
4	Fee			4	Tief	
5	Lauf			5	Fall	
6	Mehl			6	Ruf	
7	Lok			7	Lief	
8	Huf			8	Fang	
9	Fell			9	Rauf	
10	Hund			10	Fink	

Auswertung „Lautidentifikation“

☐ % korrekt

Auswertung „Positionsbestimmung“

☐ % korrekt

Synthese (5–6 Jahre)

Material

Ggf. Bildmaterial (► Abb. 9.5) zu den zu testenden Items

Durchführung

Zur Durchführung dieses Untertests kann bei 5-Jährigen ggf. Bildmaterial verwendet werden, das die zu synthetisierenden Items darstellt. Der Untersucher liest die Wörter lautierend mit verdecktem Mundbild vor, wobei zwischen den einzelnen Lauten ein kurzer Abstand (ca. 0,5 Sekunden) einzuhalten ist. Das Kind soll das Wort als Ganzes wiederholen. Der Untersucher notiert die Reaktion des Kindes.

Instruktion

„Ich spreche dir jetzt einzelne Laute vor, die zusammengesetzt immer ein Wort ergeben (Bsp.: [ʃ]-[iː] = Schi). Sage mir bitte, welches Wort jeweils gemeint ist."

Übungsitems

siehe ► Tab. 9.25, ► Tab. 9.26

Tab. 9.25 Übungsitem A

Nr.	Items	+/–
A	Sch -i	

Tab. 9.26 Übungsitems 1–10

Nr.	Items	+/–
1	R-eh	
2	B-all	
3	M-ann	
4	B-oo-t	
5	T-i-sch	
6	W-a-l	
7	L-o-k	
8	B-u-s	
9	F-o-t-o	
10	C-o-l-a	

Auswertung

☐ % korrekt

Ergänzung (5–6 Jahre)

Material

keines

Durchführung

Zur Durchführung dieses Untertests wird kein Bildmaterial benötigt. Der Untersucher liest die Wörter mit verdecktem Mundbild vor, bei denen einzelne Laute fehlen. Das Kind soll das Wort als Ganzes wiederholen. Der Untersucher notiert die Reaktion des Kindes. Teilweise gibt es mehrere Möglichkeiten zur Ergänzung.

Instruktion

„Ich spreche dir jetzt Wörter vor, die sich ganz komisch anhören, weil einzelne Laute/Buchstaben darin fehlen (Bsp.: Fla/e = Flasche). Sage mir bitte, wie das Wort richtig heißt."

Übungsitems

siehe ▶ Tab. 9.27, ▶ Tab. 9.28

Tab. 9.27 Übungsitem A

Nr.	Items	+/–
A	Fla / e (Flasche)	

Tab. 9.28 Übungsitems 1–10

Nr.	Items	+/–
1	Regenbo / en (Regenbogen)	
2	Ku / elschreiber (Kugelschreiber)	
3	Blu / entopf (Blumentopf)	
4	Schneckenhau / (Schneckenhaus)	
5	To / ate (Tomate)	
6	Fens / er (Fenster)	
7	So / a (Sofa)	
8	Nebe / (Nebel)	
9	Bil / (Bild)	
10	/ abel (Gabel)	

Auswertung

☐ % korrekt

9.7 Screening 2 – Untersuchungsbögen für 7;0–8;11-Jährige

Name des Kindes: ______________________ Untersucher/in: ______________________

geb. am: ______________________ Datum der Untersuchung: ______________________

9.7.1 Einflussfaktoren

Aufmerksamkeit (7–8 Jahre)

Material

Blatt, Stift

Durchführung

Der Untersucher liest in einem Abstand von 1–2 Sekunden die Silben bei verdecktem Mundbild und gleichbleibender Prosodie vor. Das Kind soll bei jeder mu-Silbe einen Strich auf das Blatt malen. Der Untersucher notiert die Reaktion des Kindes (+ richtige Reaktion, – falsche Reaktion).

Instruktion

„Ich spreche dir etwas vor. Immer wenn ich [mu:] sage, dann male einen Strich auf das Blatt."

Übungsitems

siehe ▶ Tab. 9.29, ▶ Tab. 9.30

Tab. 9.29 Übungsitems A und B

Nr.	Item	+/–
A	pa	
B	**mu**	

Tab. 9.30 Übungsitems 1–14

Nr.	Item	+/–	Nr.	Item	+/–	Nr.	Item	+/–
1	ki		15	ki		29	ta	
2	ta		16	to		30	ka	
3	**mu**		17	pe		31	**mu**	
4	pa		18	ka		32	po	
5	to		19	ti		33	ki	
6	ke		20	**mu**		34	**mu**	
7	**mu**		21	to		35	**mu**	
8	ko		22	pe		36	pa	
9	pi		23	ti		37	ko	
10	ka		24	**mu**		38	te	
11	te		25	pa		39	ka	
12	**mu**		26	ti		40	**mu**	
13	po		27	ke				
14	**mu**		28	po				

Auswertung

☐ % korrekt

Speicherung und Sequenz (7–8 Jahre)

Material

keines

Durchführung

Der Untersucher spricht die Silbenfolgen bei verdecktem Mundbild und Betonung auf der vorletzten Silbe. Das Kind soll die Silbenfolgen wiederholen. Der Untersucher notiert die Äußerung des Kindes. Werden die Silbenfolgen in falscher Abfolge wiedergegeben, wird die Speicherung als korrekt (+), die Sequenz als falsch (–) eingetragen. Gelingt das Wiederholen der richtigen Auswahl von Items in der richtigen Reihenfolge, wird auch die Sequenz als korrekt bewertet.

Instruktion

„Ich sage dir jetzt immer eine Silbenfolge/ein Quatschwort. Sprich jede Silbenfolge/jedes Quatschwort bitte genau so nach, wie ich es dir vorgesprochen habe."

Übungsitems

siehe ► Tab. 9.31, ► Tab. 9.32

Tab. 9.31 Übungsitems A und B

Nr.	Silbenfolgen	Speicherung +/–	Sequenz +/–
A	scha -li		
B	te -pa		

Tab. 9.32 Übungsitems 1–10

Nr.	Silbenfolgen	Speicherung +/–	Sequenz +/–
1	ta -le -mi		
2	so -ki -ra		
3	fe -li -ga -to		
4	du -wi -re -na		
5	po -ka -di -fu		
6	wi -mo -ni -ra -ke		
7	ke -sa -bu -ne -gi		
8	bu -fi -da -ro -ma -ne		
9	se -ga -to -wi -fa -do		
10	ro -fi -nu -ka -le -ma		

Auswertung „Speicherung"

☐ % korrekt

Auswertung „Sequenz"

☐ % korrekt

9.7.2 Auditive Verarbeitung

Lokalisation

Material

AudioLog, 4 Lautsprecher

Durchführung

Es werden das Programm AudioLog und 4 Lautsprecher nötig (Positionen: rechts-vorne, rechts-hinten, links-vorne, links-hinten). Im Programm werden folgende Einstellungen vorgenommen:

- Bereich: Silben
- Aufgabe: Richtungshören
- Objektliste: Konsonant + A
- Übungseinheiten: 22 (die ersten beiden Einheiten sind die Übungsitems)

Das Kind soll den Lautsprecher anklicken, aus dem das Wort zu hören war. Alternativ kann die Lokalisation getestet werden, indem das Kind die Augen verbunden bekommt und der Untersucher über Fingerschnipsen die o. g. Richtungen prüft. In die Tabelle werden die getesteten Richtungen und deren Angabe eingetragen.

Instruktion

„Du hörst jetzt immer ein Wort und sollst auf dem Bildschirm den Lautsprecher anklicken, aus dem das Wort zu hören war.“ Bei Testung über Fingerschnipsen: „Ich schnipse jetzt mit dem Finger. Bitte zeige mir, aus welcher Richtung du das Fingerschnipsen gehört hast.“

Übungsitems

siehe ▸ Tab. 9.33, ▸ Tab. 9.34

Tab. 9.33 Übungsitems A und B

Nr.	Richtungen: rv = rechts-vorne, lv = links-vorne, rh = rechts-hinten, lh = links hinten	+/–
A		
B		

Tab. 9.34 Übungsitems 1–20

Nr.	Richtungen: rv = rechts-vorne, lv = links-vorne, rh = rechts-hinten, lh = links hinten	+/–
1		
2		
3		
4		
5		
6		
7		
8		
9		
10		
11		
12		
13		
14		
15		
16		
17		
18		
19		
20		

Auswertung

☐ % korrekt

Diskrimination (7–8 Jahre)

Material

keines

Durchführung

Der Untersucher liest in einem Abstand von 1 Sekunde jeweils 2 Silben bei verdecktem Mundbild und gleichbleibender Prosodie vor und notiert die Reaktion des Kindes. Das Kind soll jeweils beurteilen, ob es sich um 2 gleiche (g) oder verschiedene (v) Silben handelt.

Instruktion

„Ich lese dir jetzt immer 2 Silben/Quatschwörter vor. Sage mir immer, ob sie sich gleich oder verschieden anhören."

Übungsitems

siehe ▶ Tab. 9.35, ▶ Tab. 9.36

Tab. 9.35 Übungsitems A und B

Nr.	Minimalpaarsilben		+/–
A	mo -mo	g	
B	fi -ti	v	

Tab. 9.36 Übungsitems 1–20

Nr.	Minimalpaarsilben		+/–
1	ka -ta	v	
2	lu -lu	g	
3	si -schi	v	
4	mu -nu	v	
5	to -to	g	
6	ga -ga	g	
7	de -ge	v	
8	pu -pu	g	
9	chi -si	v	
10	lo -ro	v	
11	fo -fu	v	
12	che -che	g	
13	ke -ki	v	
14	na -na	g	
15	sche -che	v	
16	no -no	g	
17	bi -bi	g	
18	re -re	g	
19	pu -bu	v	
20	go -go	g	

Auswertung

☐ % korrekt

Selektion

Material

AudioLog, Kopfhörer

Durchführung

Im Programm AudioLog werden folgende Programmeinstellungen vorgenommen:

- Bereich: Wörter
- Aufgabe: Signal-Rausch-Wahrnehmung
- Objektliste: Wortlänge: Einsilber
- Auswahlmenge: 6 Items
- Störgeräusch: Cocktailparty
- Audioeinstellungen: Dämpfung Signal 0 dB, Dämpfung Rauschen–5 dB
- Übungseinheiten: 12

Das Kind bekommt den Kopfhörer aufgesetzt und soll das Bild zu dem Wort anklicken, das im Störgeräusch genannt wurde.

Instruktion

„Du hörst jetzt im Hintergrund Lärm wie von einer Feier. Ab und zu sagt jemand ein Wort. Pass gut auf, welches Wort du hörst und klicke dann auf das Bild, das dazu passt."

Übungsitems

siehe ▶ Tab. 9.37, ▶ Tab. 9.38

Tab. 9.37 Übungsitems A und B

Nr.	Wort im Störgeräusch	+/–
A		
B		

Tab. 9.38 Übungsitems 1–10

Nr.	Wort im Störgeräusch	+/–
1		
2		
3		
4		
5		
6		
7		
8		
9		
10		

Auswertung

☐ % korrekt

Dichotische Diskrimination

Material

AudioLog, Kopfhörer

Durchführung

Im Program AudioLog werden folgende Programmeinstellungen vorgenommen:

- Bereich: Wörter
- Aufgabe: dichotisches Gehör
- Objektliste: Wortlänge: Zweisilber
- Auswahlmenge: 6 Items
- Übungseinheiten: 12

Das Kind bekommt den Kopfhörer aufgesetzt und soll die beiden Bilder zu den Wörtern anklicken, die gleichzeitig präsentiert werden.

Instruktion

„Du hörst jetzt 2 Wörter. Das eine Wort hörst du im rechten Ohr, das andere zur gleichen Zeit im linken Ohr. Merke dir beide Wörter und klicke die beiden passenden Bilder auf dem Bildschirm an.“

Übungsitems

siehe ▶ Tab. 9.39, ▶ Tab. 9.40

Tab. 9.39 Übungsitems A und B

Nr.	Wörter dichotisch	+/–
A		
B		

Tab. 9.40 Übungsitems 1–10

Nr.	Wörter dichotisch	+/–
1		
2		
3		
4		
5		
6		
7		
8		
9		
10		

Auswertung

☐ % korrekt

9.7.3 Klassifikationsprozesse Analyse (7–8 Jahre)

Material

Lokomotive mit 2 Wagen (▶ Abb. 9.6), Muggelsteine

Durchführung

Das Kind erhält das Bild einer Lokomotive mit 2 Wagen sowie Muggelsteine. Der Untersucher liest zunächst die Items zur Lautidentifikation vor und fordert das Kind auf, jedes Mal, wenn der Laut [ʃ] im Wort enthalten ist, 1 Muggelstein auf die Lokomotive zu legen. Bei der Positionsbestimmung soll der Muggelstein, je nachdem ob der Laut im An-, In- oder Auslaut war, auf die Lokomotive, den 1. oder 2. Wagen gelegt werden. Der Untersucher notiert die Reaktion des Kindes.

Instruktion

Lautidentifikation

„Ich spreche dir jetzt Wörter vor. Wenn in dem Wort, das ich sage, ein [ʃ] vorkommt, dann lege 1 Muggelstein auf die Lokomotive. Ist kein [ʃ] im Wort, dann wird kein Stein dazugelegt."

Positionsbestimmung

„Ich spreche dir jetzt Wörter vor, in denen immer ein [ʃ] vorkommt. Wenn du das [ʃ] am Anfang des Wortes hörst, lege 1 Muggelstein auf die Lokomotive. Ist das [ʃ] am Ende des Wortes, lege 1 Muggelstein auf den hinteren Wagen. Hörst du ein [ʃ] in der Mitte des Wortes, lege 1 Muggelstein auf den Wagen in der Mitte."

Übungsitems

siehe ▶ Tab. 9.41, ▶ Tab. 9.42

Tab. 9.41 Übungsitems A und B

Lautidentifikation:				Positionsbestimmung:		
Nr.	**Items**	**+/–**		**Nr.**	**Items**	**+/–**
A	Gebüsch			A	Schale	
B	Foto			B	Tasche	

Tab. 9.42 Übungsitems 1–10

Nr.	Items	+/–		Nr.	Items	+/–
1	Schere			1	Schiene	
2	Rasen			2	Geschenk	
3	Feder			3	Schule	
4	Tasche			4	Hackfleisch	
5	Goldfisch			5	Waschraum	
6	Becher			6	Haifisch	
7	Scholle			7	Schulter	
8	Bereich			8	Geräusch	
9	Gemisch			9	Lasche	
10	Sofa			10	Scherbe	

Auswertung „Lautidentifikation"

☐ % korrekt

Auswertung „Positionsbestimmung"

☐ % korrekt

Synthese (7–8 Jahre)

Material

keines

Durchführung

Der Untersucher liest die Wörter lautierend mit verdecktem Mundbild vor, wobei zwischen den einzelnen Lauten ein kurzer Abstand (ca. 0,5 Sekunden) einzuhalten ist. Das Kind soll das Wort als Ganzes wiederholen. Der Untersucher notiert die Reaktion des Kindes.

Instruktion

„Ich spreche dir jetzt einzelne Laute vor, die zusammengesetzt immer ein Wort ergeben (Bsp.: [t]-[ɪ]-[ʃ] = Tisch). Sage mir bitte, welches Wort jeweils gemeint ist."

Bei 8-jährigen Kindern zusätzlich: „Jetzt sage ich dir einzelne Laute vor, die zusammengesetzt ein Quatschwort ergeben, das keine Bedeutung hat. Versuche die Laute so zusammenzusetzen, wie du sie nacheinander gehört hast."

Übungsitems

siehe ▶ Tab. 9.43, ▶ Tab. 9.44

Tab. 9.43 Übungsitems A und B

Nr.	Items	+/–	Nr.	Items ab (8)–9 J.	+/–
A	T-i-sch		B	o:-l	

Tab. 9.44 Übungsitems 1–10

Nr.	Items	+/–	Nr.	Items ab (8)–9 J.	+/–
1	B-a-ll		11	p-e:-k	
2	M-a-nn		12	v-o:-p	
3	K-i-nn		13	l-ɛ-m	
4	C-o-l-a		14	b-u:-l-o	
5	K-i-n-o		15	t-o:-p-i	
6	F-a-ll-e		16	g-u:-b-o	
7	T-u-b-e		17	p-a:-f-i	
8	M-u-s-i-k		18	n-e:-l-ʊ-p	
9	P-i-l-o-t		19	d-u:-k-ɔ-n	
10	L-ö-ff-e-l		20	l-a:-p-ʊ-k	

Auswertung „Wörter"

[ ] % korrekt

Auswertung „Pseudowörter"

[ ] % korrekt

Ergänzung (7–8 Jahre)

Material

keines

Durchführung

Der Untersucher liest Wörter bzw. Pseudowörter, bei denen einzelne Laute fehlen, mit verdecktem Mundbild vor. Das Kind soll das Wort bzw. Pseudowort als Ganzes wiederholen. Der Untersucher notiert die Reaktion des Kindes. Bei 8-Jährigen kann zusätzlich das Benennen der/s fehlenden Laute/s gefordert werden. Teilweise gibt es mehrere Möglichkeiten zur Ergänzung.

Instruktion

„Ich spreche dir jetzt Wörter vor, die sich ganz komisch anhören, weil einzelne Laute/Buchstaben darin fehlen (Bsp.: Fla / e = Flasche). Sage mir bitte, wie das Wort richtig heißt." Bei 8-Jährigen zusätzlich: „Sage mir bitte auch, welcher Laut/Buchstabe in dem Wort gefehlt hat."

Übungsitems

siehe ▶ Tab. 9.45, ▶ Tab. 9.46

Tab. 9.45 Übungsitem A

Nr.	Items	+/–	Benennen der/s fehlenden Laute/s	+/–
A	Fla / e (Flasche)		sch	

Tab. 9.46 Übungsitems 1–10

Nr.	Items	+/–	Benennen der/s fehlenden Laute/s	+/–
1	Re / enschirm (Regenschirm)		g	
2	To / ate (Tomate)		m	
3	Fens / er (Fenster)		t	
4	So / a (Sofa)		f (d)	
5	Tafe / (Tafel)		l	
6	Pilo / (Pilot)		t	
7	/ abel (Gabel)		g (k, n)	
8	/ iste (Kiste)		k (l, p)	
9	Se / el / oot (Segelboot)		g + b	
10	/ adier / ummi (Radiergummi)		r + g	

Auswertung „Ergänzung"

☐ % korrekt

Auswertung „Benennen der/s fehlenden Laute/s"

☐ % korrekt

9.8 Bildmaterial Screening 1 + 2

9.8.1 Bildmaterial Screening 1

Untertest Aufmerksamkeit

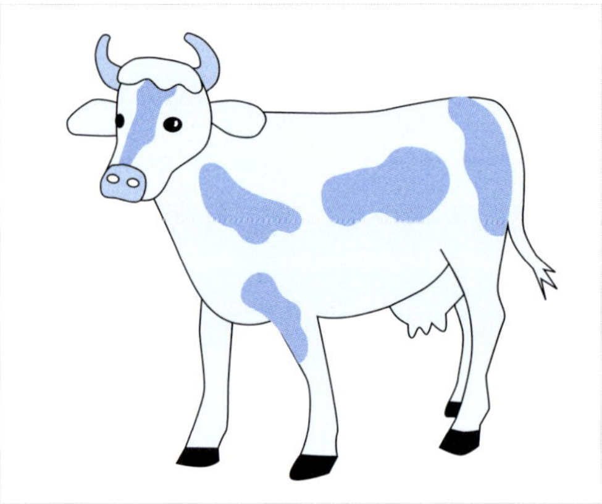

Abb. 9.1 Bildmaterial Aufmerksamkeit.

Untertest Speicherung und Sequenz

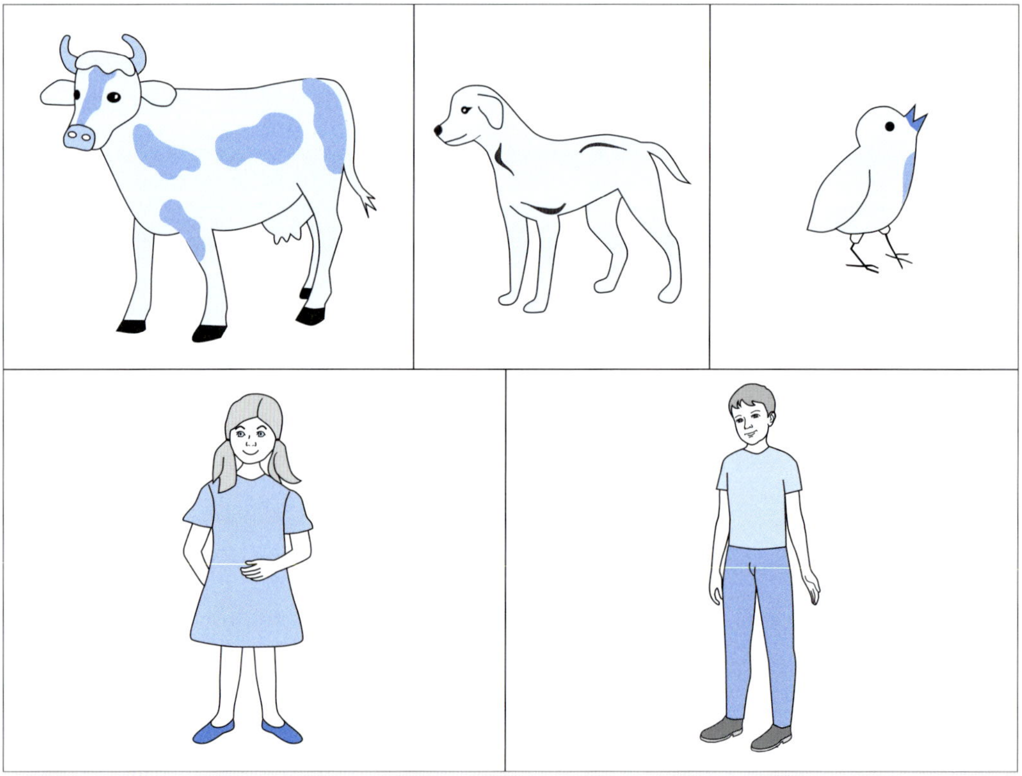

Abb. 9.2 Bildmaterial Speicherung und Sequenz.

Untertest Diskrimination (5–6-jährige Kinder)

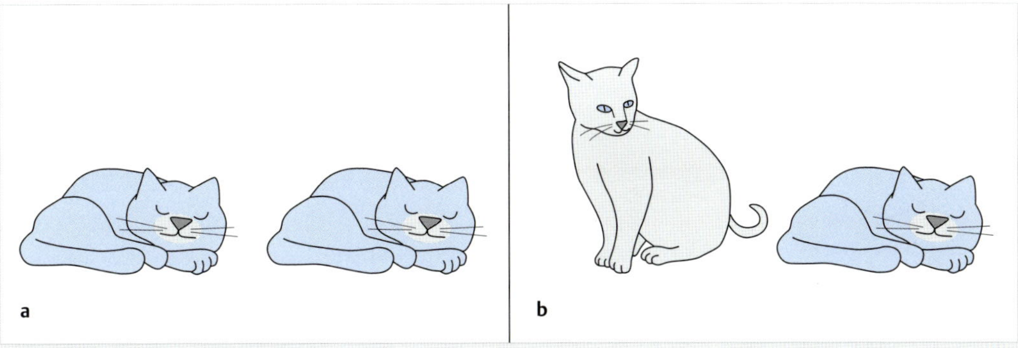

Abb. 9.3 Bildmaterial Diskrimination.
a Gleich.
b Verschieden.

Untertest Analyse

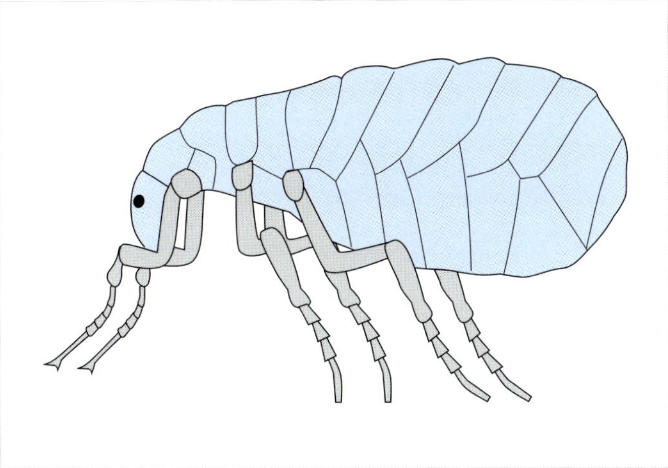

Abb. 9.4 Bildmaterial Analyse.

Untertest Synthese (5-jährige Kinder)

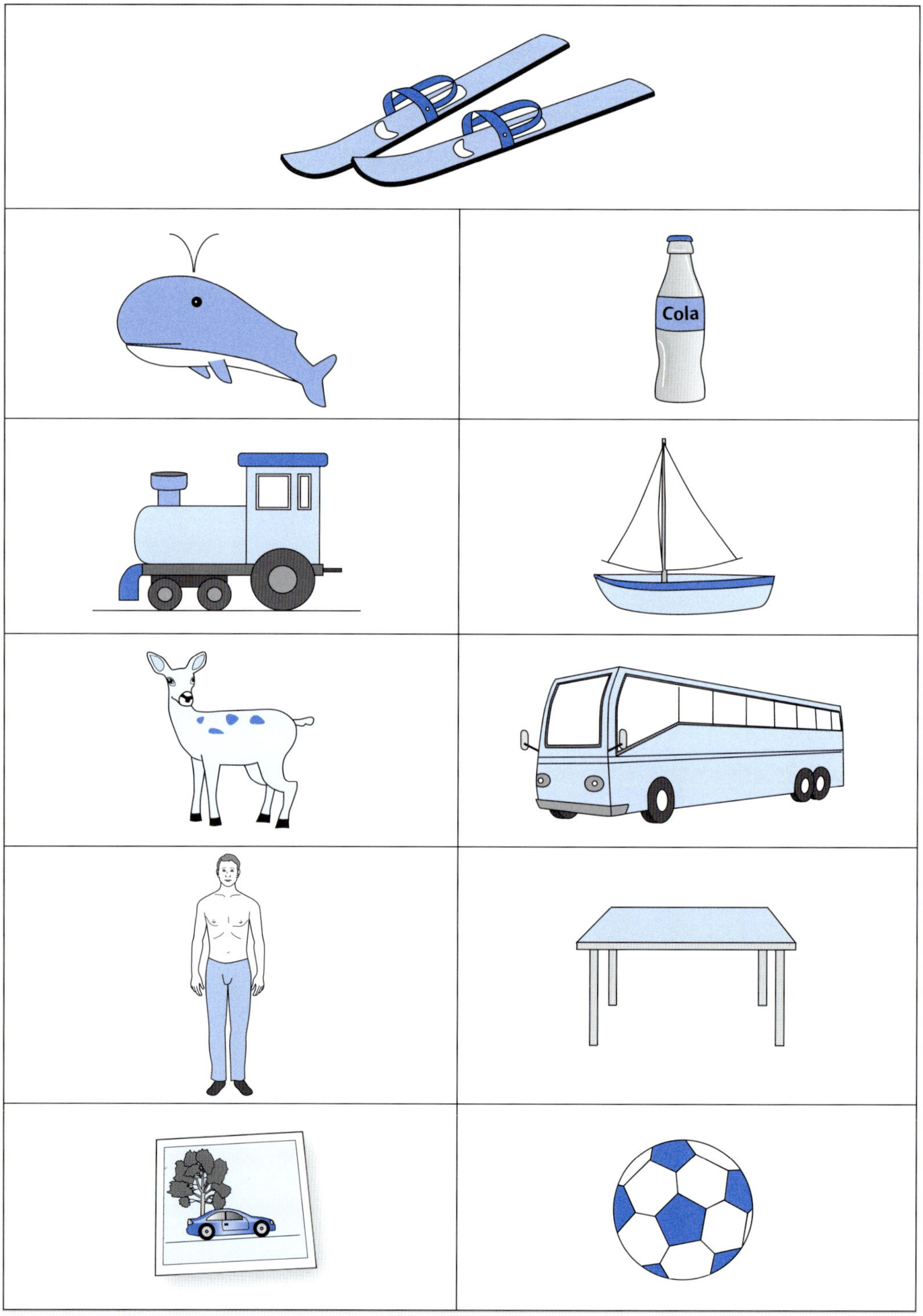

Abb. 9.5 Bildmaterial Synthese.

9.8.2 Bildmaterial Screening 2

Untertest Analyse

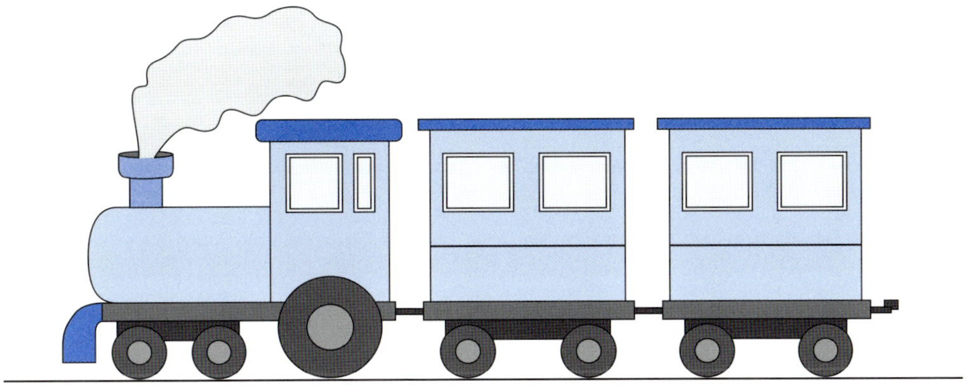

Abb. 9.6 Bildmaterial Analyse.

10 Literatur

AAA (American Academy of Audiology). Clinical Practice Guidelines. Diagnosis, Treatment and Management of Children and Adults with Central Auditory Processing Disorder. Musiek FE, Baran JA, Bellis TJ, Chermak GD, Hall JW III, Keith RW, Medwetsky L, Loftus West K, Young M, Nagle S. American Academy of Audiology (AAA). http://www.audiology.org (30.12.2012); 2010

Agnew JA, Dorn C, Eden GF. Effect of intensive training on auditory processing and reading skills. Brain Lang 2004; 88: 21–25

Alonso R, Schochat E. The efficacy of formal auditory training in children with (central) auditory processing disorder: behavioral and electrophysiological evaluation. Braz J Otorhinolaryngol 2009; 75: 726–732

Anderson JR. Kognitive Psychologie. Heidelberg: Spektrum; 1996

Angermaier M. Psycholinguistischer Entwicklungstest (PET). Weinheim: Beltz; 1977

Arends M. Holta di Polta. Förderung der phonologischen Bewusstheit. Offenburg: Mildenberger; 2005

Arnold EM, Goldston DB, Walsh AK et al. Severity of emotional and behavioral problems among poor and typical readers. J Abnorm Child Psychol 2005; 33: 205–217

ASHA (American Speech-Language-Hearing Association). Guidelines for fitting and monitoring FM-Systems. American Speech-Language-Hearing Association (ASHA). www.asha.org/docs/pdf/GL2002-00010.pdf (01.01.2013); 2002

ASHA (American Speech-Language-Hearing Association). Auditory Processing Disorders: Identification, Intervention, and Management with School-Age Children. Scottsdale, AZ: Conference; 2003

ASHA (American Speech-Language-Hearing Association). (Central) Auditory processing disorders. Technical Report. www.asha.org/policy(19.12.2012); 2005

Atkinson RC, Shiffrin, RM. The control of short-term memory. Scientific American 1971; 225: 82–90

Audiva. Wahrnehmungstraining auditiv-taktil-visuell. Kandern-Holzen: Audiva; 2002

Audiva. Sprach-Farbbild-Transformation SFT. Verbessertes Programm 2/2009. www.audiva.de/fachbereiche/therapeuten/diagnostik/sprach-farbbild-transformation.html (letzter Abruf: 10.03.2014)

AWMF (Arbeitsgemeinschaft der Wissenschaftlichen Medizinischen Fachgesellschaften). LL_Register. www.awmf.org/leitlinien/awmf-regelwerk/ll-register.html; 2010 (23.04.2013)

Baddeley AD. Die Psychologie des Gedächtnisses. Stuttgart: Klett-Cotta; 1979

Bamiou D, Musiek F, Luxon L. Aetiology and clinical presentations of auditory processing disorder – review. Arch Dis Child 2001; 85: 361–365

Banai K, Kraus N. Neurobiology of (central) auditory processing disorders and language-based learning disability. In: Chermak GD, Musiek FE. Handbook of Central Auditory Processing Disorder: Volume I: Auditory Neuroscience and Diagnosis. San Diego: Plural Publishing Inc; 2006: 89–116

Bartel-Friedrich S. Therapeutische Ansätze bei auditiver Verarbeitungs- und Wahrnehmungsstörung. HNO 2010; 58: 672–673

Barth K, Steinbüchel von N, Wittmann M et al. Zeitliche Verarbeitungsprozesse, „phonologische Bewusstheit" und Lese-Rechtschreibkompetenz. Forum Logopädie 2000; 5: 7–16

Bee-Göttsche P. Neue Wege in der Prävention und Therapie von LRS. Heilpädagogische Forschung 1992; XVIII: 83–89

Bellis TJ. Assessment and management of central processing disorders in the educational setting. From science to practice. San Diego: Singular; 1996

Bellis TJ. Developing Deficit-Specific Intervention Plans for Individuals with Auditory Processing Disorders. Seminars in Hearing 2002; 23, 4: 287–295

Bellis TJ, Chermak GD, Weihing J, Musiek FE. Efficacy of auditory interventions for central auditory processing disorder: a response to Fey et al. (2011). Lang Speech Hear Serv Sch 2012; 43: 381–6

Berard G. Hearing Equals Behavior. New Canaan, CT: Keats Publishing; 1993

Berendes K, Schnitzler CD, Willmes K et al. Die Bedeutung von Phonembewusstheit und semantisch-lexikalischen Fähigkeiten für Schriftsprachleistungen in der Grundschule. Sprache- Stimme-Gehör 2010; 34: 165–172

Berwanger D, Wittmann M, Steinbüchel von N, Suchodoletz von W. Analyse der zeitlichen Strukturen bei Kindern mit einer Sprachentwicklungsstörungen. Vortrag auf der Interdisziplinären Tagung über Sprachentwicklungsstörungen 16.–17. Juni, München; 2000

Berwanger D, Suchodoletz von W. Erprobung eines Zeitverarbeitungstrainings bei Kindern mit Lese-Rechtschreibschwierigkeiten. Z Kinder Jugendpsychiatr 2004; 32: 77–84

Berwanger D, Suchodoletz von W. Auditive Verarbeitungsgeschwindigkeit und Sprachleistungen. Evaluation eines Zeitverarbeitungstrainings. HNO 2007; 155: 68–73

Beushausen U. Evidenzbasierte Praxis in der Lehre. Forum Logopädie 2009; 5: 28–33

Bird J, Bishop D. Perception and awareness of phonemes in phonologically impaired children. Eur J Disord Communication 1992; 27: 289–311

Bischof J, Gratzka V, Strehlow U et al. Reliabilität, Trainierbarkeit und Stabilität auditiv diskriminativer Leistungen bei zwei computergestützten Mess- und Trainingsverfahren. Z Kinder Jugendpsychiatr 2002; 30: 261–270

Bishop DV. Using mismatch negativity to study central auditory processing in developmental language and literacy impairments: where are we, and where should we be going? Psychol Bull 2007; 133, 4: 651–672

Blässer B. Die Bedeutung der phonologischen Bewusstheit für das frühe Lesen und Schreiben [Dissertation]. Würzburg: Universität Würzburg; 1994

Böhme G, Welzl-Müller K. Audiometrie: Hörprüfungen im Erwachsenen- und Kindesalter. 5. Aufl. Bern: Huber; 2005

Borgetto B, Born S, Bünemann-Geißler D et al. Die Forschungspyramide – Diskussionsbeitrag zur Evidenz-basierten Praxis in der Physiotherapie. Physioscience 2007; 3: 27–34

Bregman AS. Auditory scene analysis. Cambridge, MA: MIT Press; 1990

Breuer H, Weuffen M. Lernschwierigkeiten am Schulanfang. Früherkennung und Frühförderung. 2. Aufl. Weinheim: Beltz; 1994

Brügelmann H. Teilchen-, Wellen- oder Feldmodelle des Schriftspracherwerbs? Auf dem Weg zu einem besseren Verständnis von Lese-/ Rechtschreibschwierigkeiten. Forum Logopädie 1993; 2: 2–8

Brühl B, Döpfner M, Lehmkuhl G. Der Fremdbeurteilungsbogen für hyperkinetische Störungen (FBB-HKS) – Prävalenz hyperkinetischer Störungen im Elternurteil und psychometrische Kriterien. Kindheit und Entwicklung 2000; 9: 115–125

Brunner M, Troost J, Pfeiffer C, Heinrich C, Pröschel U. Heidelberger Vorschulscreening zur auditiv-kinästhetischen Wahrnehmung und Sprachverarbeitung (HVS). Göttingen: Hogrefe; 2001

Brunner M, Dierks A, Seibert A. Heidelberger Lautdifferenzierungstest (H-LAD). Göttingen: Hogrefe; 2002

Brunner M. „Schuster, bleib bei Deinem Leisten". HNO 2007; 55: 241–244

Brunner M, Hornberger C. Auditive Verarbeitungs- und Wahrnehmungsstörungen (AVWS). Drei Thesen zu Diagnosestellung und Therapie. HNO 2007, 55: 331–332

Brunner M, Schöler H. Heidelberger Auditives Screening in der Einschuldiagnostik (HASE). Göttingen: Hogrefe; 2008

Brunner M, Waibel C. Sprachspiele zur auditiven Wahrnehmung und Sprachverarbeitung im Vorschulalter. Idstein: Schulz-Kirchner; 2011

BSA (British Society of Audiology). Auditory Processing Disorder Steering Committee Interim Position Statement on APD. Reading: British Society of Audiology; 2007

BSA (British Society of Audiology). Position Statement. Auditory Processing Disorder (APD). Reading: British Society of Audiology. http://eprints.soton.ac.uk/338076/1/BSA_APD_PositionPaper_31March11_FINAL.pdf (21.12.2012); 2011

Bünting KD. Einführung in die Linguistik. 11. Aufl. Königstein: Athenäum; 1984

Buller N, Ptok M. Gibt es einen Zusammenhang zwischen der basalen auditorischen Verarbeitung und der phonologischen Bewusstheit bei Kindern im Vorschulalter? HNO 2006; 54: 715–720

Burger-Gartner J, Heber D. Auditive Verarbeitungs- und Wahrnehmungsleistungen bei Vorschulkindern. Dortmund: verlag modernes lernen; 2003

Burian K, Eisenwort B, Pfeifer C. Hörtraining. Ein Trainingsprogramm für Cochlearimplantatträger und Hörgeräteträger. Stuttgart: Thieme; 1986

Cacace AT, McFarland DJ. Central auditory processing disorder in school-aged children. A critical review. J Speech Lang Hear Res 1998; 41: 355–373

Cameron S, Dillon H. Development and evaluation of the LiSN & learn auditory training software for deficit-specific remediation of binaural processing deficits in children: preliminary findings. J Am Acad Audiol 2011; 22, 10: 678–96

Carroll DW. Psychology of language. Monterey, California: Brooks/Cole; 1986

Chermak GD, Musiek FE. Central auditory processing disorders: new perspectives. San Diego: Singular; 1997

Chermak GD, Somers EK, Seikel JA. Behavioral signs of central auditory processing disorder and attention deficit hyperactivity disorder. J Am Acad Audiol 1998; 9: 78–84

Chermak GD, Hall JW, Musiek FE. Differential diagnosis and management of central auditory processing disorder and attention deficit hyperactivity disorder. J Am Acad Audiol 1999; 10, 6: 289–303

Chermak GD. Deciphering auditory processing disorders in children. Otolaryngol Clin North Am 2002; 35/4: 733–749

Christiansen C. „Fördephon". Förderung der phonologischen Bewusstheit zur Vorbeugung von Lese-Rechtschreib-Schwierigkeiten: Übungskatalog für den Kindergarten und den Schulanfang. Kiel: Ministerium für Bildung, Wissenschaft, Forschung und Kultur des Landes Schleswig-Holstein; 2002

Christiansen C, Stoltenberg N. Arbeitsblätter zur Förderung der phonologischen Bewusstheit am Schulanfang. Ergänzende Kopiervorlagen zu vorliegenden Übungen, Spielen, Multimediaprogrammen etc. Kiel: Joost; 2002

Christiansen C. WUPPIs Abenteuer-Reise durch die phonologische Bewusstheit. Oberursel: Finken; 2008

Clahsen H. Grammatiken für die gestörte Kindersprache. Sprache Stimme Gehör 1989; 13: 176–184

Cohen W, Hodson A, O'Hare A et al. Effects of computer-based intervention through acoustically modified speech (Fast ForWord) in severe mixed receptive-expressive language impairment: Outcomes from a randomized controlled trial. J Speech Lang Hear Res 2005; 48: 715–29

Coninx F, Stumpf P. Hören-Sehen-Lernen (HSL). Die Solinger Sprachspiele zur phonologischen Bewusstheit und Laut-Buchstaben-Zuordnung. Göttingen: Vandenhoeck & Ruprecht; 2007

Cook JR, Mausbach T, Burd Let al. A preliminary study of the relationship between central auditory processing disorder and attention deficit disorder. J Psych Neurosci 1993; 18: 130–137

Corbett BA, Shickman K, Ferrer E. Brief report: The effects of Tomatis sound therapy on language in children with autism. J Autism Dev Disord 2007; 38, 3: 562–566

Cowan N, Kail R. Covert Processes and their Development in Short-Term Memory. In: Gathercole SE,ed. Models of Short-Term Memory. Hove: Psychology Press; 1996

Cramer B. Verhaltenstherapeutisches Trainingsprogramm für fehlhörige Kinder. Anweisungs- und Arbeitsbuch. Tübingen: Deutsche Gesellschaft für Verhaltenstherapie; 1990

Cranford JL, Thompson N, Hoyer E et al. Brief tone discrimination by children with histories of early otitis media. J Am Acad Audiol 1997; 8: 137–141

CSHA. Guidelines for the diagnosis and treatment for auditory processing disorders. California Speech-Language-Hearing Association (CSHA). www.csha.org/documents/positionpapers/CAPDJan2007.pdf (22.12.2012); 2007

Dawes P, Bishop DVM, Sirimanna T et al. Profile and aetiology of children diagnosed with auditory processing disorder (APD). Int J Pediatr Otorhinolaryngol 2008; 72: 483–489

Dawes P, Bishop D. Auditory processing disorder in relation to developmental disorders of language, communication and attention: A review and critique. Int J Pediatr Otorhinolaryngol 2009; 44: 440–465

Dawes P, Bishop D. Psychometric profile of children with auditory processing disorder and children with dyslexia. Arch Dis Child 2010; 95: 432–436

Dermody P, Mackie K, Katsch R. Dichotic listening in good and poor readers. J Speech Hear Res 1983; 26: 341–348

Deuster von C, Kley W. Erfahrungen mit dem Frostig-Test – Ergebnisse bei stammelnden Kindern mit normaler und gestörter auditiver Wahrnehmung. Sprache Stimme Gehör 1981; 5: 18–20

DGPP. Auditive Verarbeitungs- und Wahrnehmungsstörungen der Deutschen Gesellschaft für Phoniatrie und Pädaudiologie. Leitlinie 2010, Klasse: S1, AWMF-Register Nr. 049/012. http://www.leitlinien.net (21.12.2012)

DIMDI, Deutsches Institut für Medizinische Dokumentation und Information. ICF. International Classification of Functioning, Disability and Health. World Health Organization; 2005

DIMDI, Deutsches Institut für Medizinische Dokumentation und Information. ICD-10-GM. Internationale statistische Klassifikation der Krankheiten und verwandter Gesundheitsprobleme. 11. Revision – German Modification. Köln: DIMDI; 2011

Dollaghan C. The handbook for evidenced-based practice in communication disorders. Baltimore: Paul H. Books; 2007

Dudel J, Menzel R, Schmidt RF. Neurowissenschaft: Vom Molekül zur Kognition. Berlin: Springer; 2001

EAA (Educational Audiology Association). Auditory integration therapy [Position Statement], www.edaud.org/associations/4846/files/ATI%5F09%2Epdf; 1997 (11.05.2013)

Eggermont JJ, Ponton CW. Auditory-evoked potential studies of cortical maturation in normal hearing and implanted children: Correlations with changes in structure and speech perception. Acta Otolaryngol 2003; 123: 249–252

Eiermann ND, Ritterfeld U. Die neu erschienene Arbeitsgedächtnisbatterie (AGTB): (Differenzial-)Diagnostische Relevanz und Praktikabilität. Logos 2013; 2: 142–147

Einsiedler W, Frank A, Kirschhock EM et al. Der Einfluss verschiedener Unterrichtsmethoden auf die phonologische Bewusstheit sowie auf Lese- und Rechtschreibleistungen im 1. Schuljahr. Psychologie in Erziehung und Unterricht 2002; 49: 194–209

Essen von O. Allgemeine und angewandte Phonetik. 5. Aufl. Berlin: Akademie; 1981

Esser G, Anderski C, Birken A et al. Auditive Wahrnehmungsstörungen und Fehlhörigkeit bei Kindern im Schulalter. Sprache Stimme Gehör 1987; 11: 10–16

Esser G, Wurm-Dinse U. Kinder mit zentraler Fehlhörigkeit. Logos Interdisziplinär 1997; 5: 28–35

Feldmann H. Dichotischer Diskriminationstest, eine neue Methode zur Diagnostik zentraler Hörstörungen. Arch Ohren-, Nasen- und Kehlkopfheilkd 1965; 184: 294–329

Feldmann H. Zur Diagnostik zentraler Hörstörungen. DMW 1967; 92: 377–383

Ferguson MA, Hall RL, Riley A et al. Communication, Listening, Cognitive and Speech Perception Skills in Children with Auditory Processing Disorder (APD) or Specific Language Impairment (SLI). J Speech Lang Hear Res 2011; 54: 211–227

Fey ME, Richard GJ, Geffner D et al. Auditory Processing Disorder and Auditory/Language Interventions: An Evidence-Based Systematic Review. Lang Speech Hear Serv Sch 2011; 42: 246–264

Fischer K, Jakob K. Der Mottier-Test: Beeinflusst eine unterschiedliche Vorgabe der Testitems die Nachsprechleistung 5-jähriger Kinder? Eine Pilotstudie zu prosodischen Unterschieden bei der Itemvorgabe. Bachelorarbeit im Studiengang Logopädie. Idstein: Hochschule Fresenius; 2010

Flexoft Education. AudioLog. Version 4. Computerprogramm zur Förderung der auditiven Funktionen. Schwerte: Flexoftation; 2011

Fox A. Kindliche Aussprachestörungen. Idstein: Schultz-Kirchner; 2004

Franke U. Logopädisches Handlexikon. 5. Aufl. München: Reinhardt; 1998

Fricke S, Stackhouse J, Wells B. Phonologische Bewusstheitsfähigkeiten deutschsprachiger Vorschulkinder – eine Pilotstudie. Forum Logopädie 2007, 21, 3: 14–19

Fricke S, Schäfer B. Test für Phonologische Bewusstheitsfähigkeiten (TPB). Idstein: Schulz-Kirchner; 2011

Friederici AD. Sprachverarbeitung. Der Lauscher im Kopf. Gehirn & Geist 2. Heidelberg: Spektrum; 2003

Frith U. Psychologische Aspekte des orthographischen Wissens: Entwicklung und Entwicklungsstörung. In: Günther KB, Günther H. Schrift, Schreiben, Schriftlichkeit. Arbeit zur Funktion und Entwicklung schriftlicher Sprache. Tübingen: Niemeyer; 1983

Fritze C. Die Förderung der auditiven Wahrnehmung bei schulschwachen Schülern im Primarbereich. Theoretische und experimentelle Untersuchung. Regensburg: Gustav Bosse; 1979

Gadler H. Praktische Linguistik. Eine Einführung in die Linguistik für Logopäden und Sprachheillehrer. Tübingen: Francke; 1986

Gathercole SE. Cognitive approaches to the development of short-term memory. Trends in Cognitive Science 1999; 3: 410–419

Gathercole SE, Packiam Alloway T. Practitioner Review: Short-term and working memory impairments in neurodevelopmental disorders: diagnosis and remedial support. J Child Psychol Psychiatry 2006; 47: 4–15

Geissler K. Kritische Anmerkungen zum Würzburger Trainingsprogramm. Forum Logopädie 2003; 2: 26–30

Gemeinsamer Bundesausschuss, G-BA (2012). Tragende Gründe zum Beschluss des Gemeinsamen Bundesausschusses über die Neufassung der Hilfsmittel-Richtlinie. www.g-ba.de/downloads

Given BK, Wasserman JD, Chari SA et al. A randomized, controlled study of computer-based intervention in middle school struggling readers. Brain Lang 2008; 106: 83–97

Glass E, Sachse S, Suchodoletz von W. Die Entwicklung der Dauer des Verbleibs auditiver Informationen im sensorischen Kurzzeitspeicher vom 6. bis zum 12. Lebensjahr. Vortrag auf der Interdisziplinären Tagung über Sprachentwicklungsstörungen (ISES); 2008

Goldman R, Fristoe M, Woodcock R. Test of auditory discrimination. Pines, MA: American Guidance Service Circle; 1970

Gratzka V. Therapiestudie zu einem computerunterstützten adaptiven Training mittels sprachlicher Reize zur Förderung der temporalen auditiven Wahrnehmungs- und Verarbeitungsfähigkeit bei Kindern mit einer spezifischen Lese- und Rechtschreibschwäche [Dissertation]. Heidelberg: Medizinischen Fakultät; 2002

Gray S. Diagnostic accuracy and test-retest reliability of nonword repetition and digit span tasks administered to preschool children with specific language impairment. J Commun Disord 2003; 36: 129–151

Grimm H, Schöler H. Heidelberger Sprachentwicklungstest (HSET). Braunschweig: Westermann; 1991

Grissemann H. Zürcher Lesetest (ZLT). Förderdiagnostik bei gestörtem Schriftspracherwerb. Handanweisung. 5. überarbeitete und ergänzte Auflage. Bern: Hans Huber; 1991

Grob A, Meyer CS, Hagmann von Arx P. Intelligence and Development Scales Intelligenz- und Entwicklungsskalen für Kinder von 5–10 Jahren (IDS). Göttingen: Hogrefe; 2009

Gross M, Berger R, Schönweiler R et al. Auditive Verarbeitungs- und Wahrnehmungsstörungen – Diagnostik. Leitlinien der Deutschen Gesellschaft für Phoniatrie und Pädaudiologie. HNO 2010; 58: 1124–1128

Grosse KP, Skrotzki K. Leitlinie AG ADHS e. V. Diagnostik und Therapie bei ADHS. Gesellschaft für Sozialpädiatrie und Jugendmedizin e. V.; 2001

Günther H, Günther W. Auditive Wahrnehmung und Sprachentwicklung. Ein Operationalisierungsversuch anhand des neuropsychologischen Konzepts der funktionalen Systeme. Hörgeschädigten Pädagogik 1989; 43: 123–133

Günther H, Günther W. Auditive Dysfunktionen und Sprachentwicklungsstörungen – Theoretische Überlegungen und empirische Daten zu einem verborgenen Problemzusammenhang. Sprache Stimme Gehör 1991; 15: 12–18

Günther H, Günther W. Diagnose auditiver Störungen bei Sprachauffälligkeiten und Lese-Rechtschreibschwierigkeiten im Primarbereich. Sprachheilarbeit 1992; 37: 5–19

Guski R. Wahrnehmung. In: Selg H, Ulrich D. Grundriss der Psychologie: Bd. 7. Stuttgart: Kohlhammer; 1989

Guthke J, Wolschke P, Willmes K et al. Leipziger Lerntest – Diagnostisches Programm zum begriffsanalogen Klassifizieren (DP-BAK). Aufbau und Konstruktionseigenschaften. Heilpädagogische Forschung 1992; XVIII: 153–161

Haesecke-Seeberg H. Handbuch Qualitätsmanagement im Krankenhaus: Strategien, Analysen, Konzepte. Stuttgart: Kohlhammer; 2001

Hammann C. AVWS – Auditive Verarbeitungs- und Wahrnehmungsstörungen bei Schulkindern. Ein Ratgeber für Lehrer, Betreuer, Angehörige und Betroffene. Idstein: Schulz-Kirchner; 2012

Hartmann E. Möglichkeiten und Grenzen einer präventiven Intervention zur phonologischen Bewusstheit von lautsprachgestörten Kindergartenkindern. Fribourg: Sprachimpuls; 2002

Hasselhorn M, Grube D. Das Arbeitsgedächtnis: Funktionsweise, Entwicklung und Bedeutung für kognitive Leistungsstörungen. Stimme Sprache Gehör 2003, 27: 31–37

Hasselhorn M, Gold A. Pädagogische Psychologie. Erfolgreiches Lernen und Lehren. 2. Aufl. In: Hasselhorn M, Heuer H, Rösler F, Hrsg. Stuttgart: Kohlhammer; 2009

Hasselhorn M, Schumann-Hengsteler R, Gronauer J, Grube D, Mähler C, Schmid I, Seitz-Stein K, Zoelch C. AGTB 5–12, Arbeitsgedächtnisbatterie für Kinder von 5–12 Jahren. Göttingen: Hogrefe; 2013

Hatcher PJ, Hulme C, Snowling MJ. Explicit phoneme training combined with phonic reading instructions helps young children at risk of reading failure. J Child Psychol Psychiatry 2004; 45, 338–358

Hellbrügge T, Wimpffen JH. Die ersten 365 Tage im Leben eines Kindes. Die Entwicklung des Säuglings. München: Droemersche Verlagsanstalt; 1973

Helmstaedter C, Lendt M, Lux S. Verbaler Lern- und Merkfähigkeitstest (VLMT). Göttingen: Hogrefe; 2001

Henger EB. Evaluation von Testverfahren zur Diagnostik auditiver Verarbeitungs- und Wahrnehmungsstörungen (AVWS) mit Schwerpunkt auf der Sprachwahrnehmung. München: Institut und Poliklinik für Kinder- und Jugendpsychiatrie und Psychotherapie. Klinikum der Ludwig-Maximilians-Universität; 2003

Hesse G, Nelting M, Brehmer D et al. Benefit-, Effektivitäts- und Effizienznachweis therapeutischer Verfahren bei zentral-auditiven Verarbeitungs- und Wahrnehmungsstörungen. Sprache Stimme Gehör 1998; 22: 194–198

Hesse G, Nelting M, Mohrmann B et al. Die stationäre Intensivtherapie bei auditiven Verarbeitungs- und Wahrnehmungsstörungen im Kindesalter. HNO 2001; 49: 636–641

Hoffman-Lawless K, Keith RW, Cotton RT. Auditory processing abilities in children with previous middle ear effusion. Ann Otol Rhinol Laryngol 1981; 90: 543–545

Holtz A. Hören und Horchen. Die Bedeutung der auditiven Aufmerksamkeit für die Sprachentwicklung und ihre Förderung. LOGOS Interdisziplinär 1994; 2: 44–52

Horsch U, Ding H. Sensomotorisches Vorschulprogramm für behinderte Kinder. Heidelberg: Julius Groos; 1978

Huber W. Sprachliche Spezialisierung des menschlichen Gehirns. Schlussfolgerungen für die Therapie von zentralen Sprachstörungen. Sprache Stimme Gehör 1978; 2: 69–75

Hurford DP, Sanders RE. Assessment and remediation of a phonemic discrimination deficit in reading disabled second and fourth graders. J ExpChild Psychol 1990; 50, 396–415

Huttenlocher PR, Dabholkar AS. Regional differences in synaptogenesis in human cerebral cortex. J Comp Neurol 1997; 387: 167 178

Iliadou V, Bamiou DE, Kaprinis S et al. Auditory processing disorders in children suspected of learning disabilities – a need for screening? Int J Pediatr Otorhinolaryngol 2009; 73: 1029–1034

IntelliMed. Heilmittel der Stimm-, Sprech- und Sprachtherapie. Heilmittelkatalog 2011. Ludwigsburg: IntelliMed; 2011. www.heilmittelkatalog.de (01.01.2013)

Ise E, Engel RR, Schulte-Körne G. Was hilft bei der Lese-Rechtschreibstörung? Ergebnisse einer Metaanalyse zur Wirksamkeit deutschsprachiger Förderansätze. Kindheit und Entwicklung 2012; 21: 122–136

Jacobsen A. Klassenraumgestaltung für die integrative Beschulung hörgeschädigter Kinder. Hörgeschädigte Kinder 2003; 2 Suppl: 2–4

Jäger RS, Sebastian D. Test zur Erfassung von Konzentration und Aufmerksamkeit im Kindergartenalter (TEA-Ch-K). Göttingen: Hogrefe; 2011

Jahn T. Phonologische Störungen bei Kindern. Stuttgart: Thieme; 2000

Jansen H, Marx H. Phonologische Bewusstheit und ihre Bedeutung für den Schriftspracherwerb. Forum Logopädie 1999; 2: 7–16

Jansen H, Mannhaupt G, Marx H, Skowronek H. Das Bielefelder Screening zur Früherkennung von Lese-Rechtschreibschwierigkeiten (BISC). Göttingen: Hogrefe; 2002

Jirsa RE, Clontz KB. Long latency auditory event-related potentials from children with auditory processing disorders. Ear & Hearing 1990; 11: 222–232

Jirsa RE. The clinical utility of the P3 AERP in children with auditory processing disorders. J Speech Hear Res 1992; 35: 903–912

Johannson B, Wedenberg E, Westin B. Fetal heart rate response to acoustic stimulation in relation to fetal development and hearing impairment. Acta Obstet Gynecol Scand 1992; 71: 610–615

Johnson EP, Pennington BF, Lee NR et al. Directional effects between rapid auditory processing and phonological awareness in children. J Child Psychol Psychiatry 2009; 50, 8:902–10

Johnston KN, John AB, Kreisman NV et al. Multiple benefits of personal FM system use by children with auditory processing disorder (APD). Int J Audiol 2009; 48: 371–383

Karch D. Hörtraining nach Tomatis und „Klangtherapie". Stellungnahme der Gesellschaft für Neuropädiatrie, der ADANO der Deutschen Gesellschaft für HNO-Heilkunde, Kopf- und Halschirurgie und der Deutschen Gesellschaft für Phoniatrie und Pädaudiologie. Kinderärztliche Praxis 2000; 8: 533–536

Katusic SK, Colligan RC, Barbaresi WJ et al. Incidence of reading disability in a population-based birth cohort, 1976–1982, Rochester. Minn Mayo Clin Proc 2001; 76: 1081–1092

Kaufman AS, Kaufman NL, Melchers P, Preuß U. Kaufman Assessment Battery for Children (K-ABC), Deutsche Version Individualtest zur Messung von Intelligenz und Fertigkeit bei Kindern. Göttingen: Hogrefe; 2012

Keilmann A, Freude C, Schöler H. Gedächtnisleistungen bei Kindern mit schweren Sprachentwicklungsstörungen unbekannter Ätiologie. Bielefeld: Vortrag auf der Jahrestagung des Deutschen Bundesverbandes für Logopädie; 2004

Keilmann A, Wintermeyer M. Einfluss der Förderung der phonologischen Bewusstheit auf Kinder mit Teilleistungsschwächen. Vortrag auf der Tagung des Deutschen Bundesverbandes für Logopädie, Mai; 2005

Keller WD, Tillery KL. Reliable differential diagnosis and effective management of auditory processing and attention deficit hyperactivity disorders. Seminars in Hearing 2002; 23, 4: 337–347

Kershner JR et al. Two-year evaluation of the Tomatis Listening Training Program with learning disabled children. Learn Dis Quart 1990; 13: 43–53

Kiese-Himmel C. Teilleistungsschwächen/Teilleistungsstörungen bei Kindern. Sprache Stimme Gehör 1996; 20: 196–208

Kiese-Himmel C, Kruse E. Kritische Analyse einer Kinderklientel mit Verdacht auf auditive Verarbeitungs- und Wahrnehmungsstörung. Laryngorhinootologie 2006; 85: 738–745

Kiese-Himmel C. Subtest Zahlennachsprechen der K-ABC für Kinder mit auditiver Verarbeitungs- und Wahrnehmungsstörung. Kriterienbezogene Validität. HNO 2007; 55: 972–980

Kiese-Himmel C, Reeh M. Phonologische Verarbeitung von Nicht-Wörtern – Ein Beitrag zur Retest-Reliabilität des Mottier-Tests. Heilpäd Forsch 2007; XXXIII: 192–200

Kiese-Himmel C. Auditive Verarbeitungs- und Wahrnehmungsstörungen im Kindesalter – eine Schimäre oder fehlen uns klinischnützliche Verfahren zur Diagnosesicherung? Laryngorhinootologie 2008; 87: 791–795

Kiese-Himmel C, Reeh M. Der testpsychologische Beitrag in der AVWS-Diagnostik im höheren Kindesalter. Erste Ergebnisse und Evaluation. Die Sprachheilarbeit 2008; 53, 3: 140–146

Kiese-Himmel C, Reeh M. Sequenzielle Informationsverarbeitung bei Kindern mit und ohne auditive Verarbeitungs- und Wahrnehmungsstörungen. HNO 2009; 57: 1285–1290

Kiese-Himmel C, Reeh M. Hör-Gedächtnisspanne für mehrsilbige Wortfolgen im Kindesalter: Ein Gruppenvergleich. Sprache Stimme Gehör 2010; 34: e10-e15

Kiese-Himmel C. Auditive Verarbeitungs- und Wahrnehmungsstörungen (AVWS) im Kindesalter. Kindheit und Entwicklung 2011; 20: 31–39

Kiese-Himmel C. Therapeutische Interventionen – Wirken übende auditive Maßnahmen in der Therapie von Schulkindern? Sprache Stimme Gehör 2012; 36: 52

Kiese C, Kozielski PM. Aktiver Wortschatztest für drei- bis sechsjährige Kinder (AWST 3–6). Ein Individualtest zur Differentialdiagnose von Sprachentwicklungsstörungen im Vorschulalter. Weinheim: Beltz; 1979

Kiese C, Henze KH. Auditive Perzeption – ein Beitrag aus klinisch-psychologischer Sichtweise. In: Henze KH, Kiese C, Schulze H. Grundlagen und Klinik ausgewählter Kommunikationsstörungen. Ulm: Phoniatrische Ambulanz der Universität; 1990

Kim MJ, Jeon HA, Lee KM et al. Neuroimaging features in a case of developmental central auditory processing disorder. J Neuroll Sci2009; 277: 176–180

Klauer KJ. Kriteriumsorientierte Tests. Göttingen: Hogrefe; 1987

Klicpera C, Gasteiger-Klicpera B, Schabmann A. Wieweit unterscheiden sich durchschnittliche Leser mit Rechtschreibschwierigkeiten von Kindern mit Lese- und Rechtschreibschwierigkeiten? Verlauf, Art der Rechtschreibfehler und Lernvoraussetzungen. Z Kinder Jugendpsychiatr 1994; 22: 87–96

Klinke R. Hören lernen – die Bedeutung der ersten Lebensjahre. Sprache Stimme Gehör 2007; 32: 6–11

Kreisman NV, John AB, Kreisman BM et al. Psychosocial status of children with auditory processing disorder. J Am Acad Audiol 2012; 23: 222–33

Krimm-von Fischer C. Rhythmik und Sprachanbahnung zur Förderung des entwicklungsgestörten und des behinderten Kindes. Ravensburg: Maier; 1979

Krishnamurti S, Forrester J, Rutledge C et al. A case study of the changes in the speech-evoked auditory brainstem response associated with auditory training in children with auditory processing disorders. Int J Pediatr Otorhinolaryngol 2013; 77: 594–604

Kühn-Inacker H, Weinmann S. Training der Ordnungsschwelle – Ein Ansatz zur Förderung der Sprachwahrnehmung bei Kindern mit einer Zentral Auditiven Verarbeitungsstörung (ZAVS)? Sprache Stimme Gehör 2000; 24: 119–125

Kühnle S, Fuchs M, Meuret S, Schubert C, Rübsamen R. Die Entwicklung der auditiven Lokalisation bei gesunden sechs- bis zwölfjährigen Kindern: Untersuchungen zu Normwertbereichen des kleinsten wahrnehmbaren Winkelunterschiedes (Minimal Audible Angle). Vortrag auf der 25. Jahrestagung der DGPP in Düsseldorf; 2008

Küntzel-Hansen M. Musik und Sprache als Therapie. 27 Stunden mit sprachgestörten Kindern. Wolfenbüttel: Kallmeyer; 1978

Küspert P, Roth E, Schneider W. Multimedia-Spiele aus dem Würzburger Trainingsprogramm zur phonologischen Bewusstheit. Sonderausgabe. Dielheim: Laier und Becker Psychologie & Multimedia; 2000

Küspert P, Schneider W. Hören, lauschen, lernen. Sprachspiele für Kinder im Vorschulalter. Würzburger Trainingsprogramm zur Vorbereitung auf den Erwerb der Schriftsprache. Göttingen: Vandenhoeck & Ruprecht; 2006

Kuhl PK. Speech perception: An overview of current issues. In: Lass NJ, McReynolds LV, Northern JL, Yoder DE. Speech, language, and hearing. Vol. 1. Philadelphia: Saunders; 1982

Larsen MN. Evaluation eines Elternfragebogens zur „Auditiven Verarbeitungs- und Wahrnehmungsstörung" [Dissertation]. Hamburg: Medizinische Fakultät der Universität Hamburg; 2007

Lauer N. Die logopädische Behandlung zentral-auditiver Wahrnehmungsstörungen im Kindesalter [Diplomarbeit im Fach Lehr- und Forschungslogopädie]. RWTH Aachen; 1995

Lauer N. Logopädische Therapie bei Kindern mit zentral-auditiven Wahrnehmungsstörungen. Forum Logopädie 1996a; 3: 13–17

Lauer N. Gezielte logopädische Diagnostik und Therapie bei Kindern mit zentral-auditiven Wahrnehmungsstörungen. 2 Fallberichte. Sprache Stimme Gehör 1996b; 20: 209–214

Lauer N. Zentral-auditive Verarbeitungsstörungen im Kindesalter. 1. Aufl. Stuttgart: Thieme; 1998

Lauer N. Ein neues Modell zur zentral-auditiven Verarbeitung. Forum Logopädie 1999; 3: 1–3

Lauer N, Nierhaus I. Entscheiden trotz Unsicherheit – Methoden der Logopädie im Wandel. Vortrag auf dem dbl-Kongress Erfurt; 2013: 54

Lazarus H, Sust CA, Steckel R, Kulka M, Kurtz P. Akustische Grundlagen sprachlicher Kommunikation. Heidelberg: Springer; 2007

Lemos IC, Jacob RT, Gejão MG et al. Frequencymodulation (FM) system in auditory processing disorder: An evidence-based practice? Pró Fono Revista de Atualizacão Científica 2009; 21: 243–248

Lepach AC, Heubrock D, Muth D, Petermann F. Training für Kinder mit Gedächtnisstörungen. Das neuropsychologische Einzeltraining REMINDER. Göttingen: Hogrefe; 2003

Lepach AC, Petermann F. Wirksamkeit neuropsychologischer Therapie bei Kindern mit Merkfähigkeitsstörungen. Kindheit und Entwicklung 2009; 18, 2: 105–110

Leurpendeur A, Weikert M, Fuhrmann J et al. Diagnostik der Auditiven Verarbeitungs- und Wahrnehmungsstörung. LOGOS. Interdisziplinär 2006; 14: 113–121

Lindauer M. Was brauchen Kinder mit AVWS? Spektrum Hören 2009; 2: 14–17

Lindner M, Grissemann H. Zürcher Lesetest. Bern: Huber; 1974

Lockowandt O. Frostigs Entwicklungstest der visuellen Wahrnehmung (FEW). Manual. Weinheim: Beltz; 1972

Lof GL. Science-based practice and speech-language pathologists. Int J Speech Lang Path 2011; 13: 189–196

Loo JHY, Bamiou DE, Campbell N et al. Computer-based auditory training (CBAT) benefits for children with language- and reading-related learning difficulties. Dev Med Child Neurol 2010; 52: 708–717

Ludlow CL. Children's language disorders: recent research advances. Ann Neurol 1980; 7: 497–507

Lundberg I. Reading difficulties can be predicted and prevented. In: Hulme C, Snowling M, Hrsg. Reading development and dyslexia. London: Whurr; 1994: 180–199

Luo H, Poeppel D. Phase patterns of neuronal responses reliably discriminate speech in human auditory cortex. Neuron 2007; 54: 1001–1010

Lupberger N. Auditive Verarbeitungs- und Wahrnehmungsstörung im Kindesalter: Ein Ratgeber für Betroffene, Eltern, Angehörige und Pädagogen. Idstein: Schulz-Kirchner; 2011

Lurija AR. Osnowy nejropsichologii. Isdatelstwo Moskowsko Uniwersiteta, Moskau 1973. Deutsche Übersetzung: Das Gehirn in

Aktion. Einführung in die Neuropsychologie. Hamburg: Rowohlt; 1992

Magnusson E, Nauclér K. Can preschool data predict language disordered children's reading and spelling at school? Folia Phoniatr Logop 1990; 42: 277–282

Mannhard A, Scheib K. Was Erzieherinnen über Sprachstörungen wissen müssen. München: Reinhardt; 2005

Mannhaupt G, Hüttinger K, Schöttler D et al. Die motivationale Erweiterung einer lernstrategisch orientierten Intervention im frühen Schriftspracherwerb. Z Päd Psych 1999; 13: 50–59

Marx H. Knuspels Leseaufgaben (KNUSPEL-L). Göttingen: Hogrefe; 1998

Matjugin IJ, Rybnikova IK. Zahlengedächtnis. Dortmund: Borgmann; 1998

Matulat P, Bersenbrügge H, Lamprecht-Dinnesen A. Diagnose zentraler Hörverarbeitungsstörungen und auditiver Wahrnehmungsstörungen – eine retrospektive Erhebung. Z Audiol 1999a; II: 112–114

Matulat P, Riebandt M, Lamprecht-Dinnesen A. Zentral-auditive Verarbeitungsstörungen bei Lese- und Rechtschreibschwäche – Ergebnisse einer retrospektiven Erhebung. Oto-rhino-laryngologia Nova 1999b; 9: 115–119

Mayer A. Test zur Erfassung der Phonologischen Bewusstheit und der Benennungsgeschwindigkeit (TEPHOBE). Köln: ProLog; 2011

McAdams S, Bigand E. Thinking in sound. The cognitive psychology of human audition. Oxford: Clarendon; 1993

McAleer Hamaguchi P. It's time to listen. Austin: Pro. Ed.; 2002a

McAleer Hamaguchi P. A metacognitive program for treating auditory processing disorders. Austin: Pro. Ed.; 2002b

McArthur GM. Auditory processing disorders: Can they be treated? Curr Opin Neurol 2009; 22, 137–143

McNamara DS, Scott JL. Working memory capacity and strategy use. Memory and Cognition 2001; 29, 1: 10–17

McNealy K, Mazziotta JC, Dapretto M. Cracking the language code: Neural mechanisms underlying speech parsing. J Neurosci 2006; 26: 7 629–7 639

Meditech. Produktkatalog. Wedemark: Meditech; 2002

Meister H, Klüser H, Ernst S et al. Auditive Ordnungsschwellen normalhörender Versuchspersonen. Sprache Stimme Gehör 2000; 24: 65–70

Meixner F. Hör genau und spiele mit. Wien: Jugend und Volk; 1985

Merzenich M, Jenkins W, Johnston P et al. Temporal processing deficits of language-learning impaired children ameliorated by training. Science 1996; 217: 77–81

Miller CA. Auditory Processing Theories of Language Disorders: Past, Present, and Future. Lang Speech Hear Serv Sch 2011; 42: 309–319

Moav R, Nevo N, Banai K. Central auditory processing development in adolescents with and without learning abilities. J Basic Clin Physiol Pharmacol 2009; 20: 207–217

Moore DR, Ferguson MA, Edmondson-Jones AM et al. Natures of auditory processing disorder in children. Pediatrics 2010; 126: e382–390

Moore DR. The diagnosis and management of auditory processing disorder. Lang Speech Hear Serv Sch 2011; 42, 3:303–308

Moore DR, Rosen S, Bamiou DE et al. Evolving concepts of developmental auditory processing disorder (APD): A British Society of Audiology APD Special Interest Group 'white paper'. Int J Audiol 2013; 52: 3–13.

Moss WL, Sheiffele WA. Can we differentially diagnose an attention deficit disorder without hyperactivity from a central auditory processing problem? Child Psychiatry & Human Development 1994; 25: 85–96

Mottier G. Über Untersuchungen der Sprache lesegestörter Kinder. Folia Phoniatrica 1951; 3: 170–177

Mühlhaus J, Vorwerk W, Kröger BJ. Zur Diagnostik der Auditiven Verarbeitungs- und Wahrnehmungsstörungen (AVWS) – zwei Verfahren zur Identifikation und Diskrimination ambivalenter akustischer Stimuli im Vergleich. Die Sprachheilarbeit 2007; 52: 205–212

Murch GM, Woodworth GL. Wahrnehmung. Stuttgart: Kohlhammer; 1978

Murphy CFB, Schocha E. Effect of Nonlinguistic Auditory Training on Phonological and Reading Skills. Folia Phoniatr Logop 2011; 63: 147–153

Nickisch A, Biesalski P. Ein Hörtest mit zeitkomprimierter Sprache für Kinder. Sprache Stimme Gehör 1984; 8: 31–34

Nickisch A. Diagnostik zentraler Hörstörungen im Kindesalter. Laryngorhinootologie 1988; 67: 312–315

Nickisch A, Heuckmann C, Burger T. Münchner Auditiver Screeningtest für Verarbeitungs- und Wahrnehmungsstörungen (MAUS). Göttingen: Hogrefe; 2004

Nickisch A, Heber D, Burger-Gartner J. Auditive Verarbeitungs- und Wahrnehmungsstörungen bei Schulkindern. Dortmund: verlag modernes lernen; 2005

Nickisch A, Massinger C. Bedeutung sprachfreier Verfahren bei auditiven Verarbeitungs- und Wahrnehmungsstörungen. In Gross M, Kruse E (Hrsg.). Aktuelle phoniatrisch-pädaudiologische Aspekte. Band 13, S. 309–313. Niebüll: Medicombooks Verlag Videel; 2005

Nickisch A, Groß M, Schönweiler R, Uttenweiler V, Dinnesen AG, Berger R, Radü HJ, Ptok M. Auditive Verarbeitungs- und Wahrnehmungsstörungen. Konsensus-Statement. Überarbeitete und aktualisierte Version 2006. Online unter: www.dgpp.de/Profi/Sources/cons_avws.pdf (letzter Zugriff: 05.09.2012)

Nickisch A, Gross M, Schönweiler R et al. Auditive Verarbeitungs- und Wahrnehmungsstörungen – Konsensus-Statement der Deutschen Gesellschaft für Phoniatrie und Pädaudiologie. HNO 2007; 55: 61–72

Nickisch A, Kiese-Himmel C. Auditive Verarbeitungs- und Wahrnehmungsleistungen 8- bis 10-Jähriger: Welche Tests trennen auffällige von unauffälligen Kindern? Laryngorhinootologie 2009; 88: 469–476

Nickisch A, Schönweiler R. Auditive Verarbeitungs- und Wahrnehmungsstörungen – Differenzialdiagnose Leitlinien der Deutschen Gesellschaft für Phoniatrie und Pädaudiologie. HNO 2011; 59: 380–384

Nicolay L. Auditive Informationsverarbeitung von sprachgestörten Vorschulkindern. Eine vergleichende Untersuchung zur auditiven Merkfähigkeit und phonematischen Differenzierungsfähigkeit. Sprachheilpädagoge 1994; 26: 62–75

Niemeyer W. Bremer Lautdiskriminationstest (BLDT). In: Bremer Hilfen für lese-rechtschreibschwache Kinder. 2. Aufl. Bremen: Herbig; 1976

Niemeyer W. Kleines Praktikum der Audiometrie für medizinische Assistenzberufe. Stuttgart: Thieme; 1978

Niewenhuys R, Voogd J, Van Huijzen C. Das Zentralnervensystem des Menschen: ein Atlas mit Begleittext. Berlin: Springer; 1991

Oerlemans M, Dodd B. Development of spelling ability and letter-sound orientation in primary school children. Eur J Disord Communic 1993; 28: 349–367

Oerter R, Dreher E. Jugendalter. In Oerter R, Montada L. Entwicklungspsychologie. Weinheim: Psychologie Verlags Union; 1995

Obleser J, Immermann J, van Meter J et al. Multiple Stages of Auditory Speech Perception Reflected in Event-Related fMRI. Cerebral Cortex 2007; 17: 2251–2257

Ojemann GA. Organization of language cortex derived from investigations during neurosurgery. Sem Neurosci1990; 2: 297–305

Ojemann GA. Cortical organization of language. J Neurosci 1991; 11: 2281–2287

Olakunbi D, Bamiou DE, Stewart L et al. Evaluation of musical skills in children with a diagnosis of an auditory processing disorder. Int J Pediatr Otorhinolaryngol 2010; 74: 633–636

Olbrich I. Auditive Wahrnehmung und Sprache. Dortmund: verlag modernes lernen; 2002

Peretz I. Auditory agnosia: a functional analysis. In: McAdams S, Bigand E. Thinking in sound: the cognitive psychology of human audition. Oxford: Oxford University Press; 1993

Petermann G. Untersuchung zu Inhalt und Methoden der Entwicklung der artikulatorisch-auditiven Differenzierungs- und Gliederungsfähigkeit bei sprachentwicklungsrückständigen Vorschulkindern im Hinblick auf das Erlernen der Laut- und Schriftsprache [Dissertation]. Berlin; 1979

Petermann G. Vorschulkinder lernen Sprachlaute differenzieren. Berlin: Volk und Wissen; 1986

Petermann F, Petermann U. Hamburg-Wechsler Intelligenztest für Kinder – IV (HAWIK-IV). Göttingen: Hogrefe; 2010

Pfeffer K, Barnecutt P. Children's auditory perception of movement of traffic sounds. Child Care Health Dev1996; 22: 129–137

Pinkerton F, Watson DR, McClelland RJ. A neurophysiological study of children with reading, writing and spelling difficulties. Dev Med Child Neurol 1989; 31: 569–581

Plume E, Schneider W. Hören, lauschen, lernen 2. Würzburger Buchstaben-Laut-Training. Göttingen: Vandenhoeck & Ruprecht; 2004

Posner, MI, Raichle ME. Bilder des Geistes. Hirnforscher auf den Spuren des Denkens. Heidelberg: Spektrum; 1996

Preclik M, Rosanowski F, Döllinger M et al. Anamnesebogen für auditive Verarbeitungs- und Wahrnehmungsstörungen. Psychometrische Korrelate im Vorschulalter. HNO 2008; 56: 638–644

Ptok M. Temporäre Hörgeräteversorgung bei zentraler Schwerhörigkeit. Sprache Stimme Gehör 2000; 24: 126–128

Ptok M, Berger R, Deuster CV et al. Auditive Verarbeitungs- und Wahrnehmungsstörungen. Sprache Stimme Gehör 2000; 24: 90–94

Ptok M, Buller N, Schwemmle C et al. Auditive Verarbeitungs- und Wahrnehmungsstörungen versus Aufmerksamkeitsstörungen mit/ohne Hyperaktivität. Ein Komplex mit verschiedenen Ausprägungen oder verschiedene Entitäten? HNO 2005; 54: 405–441

Ptok M. Auditive Verarbeitungs- und Wahrnehmungsstörungen – Erläuterungen zum „Technical report" der ASHA. HNO 2006; 54: 6–8

Ptok M, Meisen R. Basale auditorische Verarbeitung und Rechtschreibleistungen bei Schülerinnen und Schülern der 3. und 4. Jahrgangsstufe: Kann die „rapid auditory deficit" – These bestätigt werden? Klinische Pädiatrie 2008; 220: 77–80

Ptok M, Schwemmle C. Zur Hörgeräteversorgung bei Kindern mit auditiven Verarbeitungs- und Wahrnehmungsstörungen. Sprache Stimme Gehör 2009; 33: 146–152

Ptok M, am Zehnhoff-Dinnesen A, Nickisch A. Auditive Verarbeitungs- und Wahrnehmungsstörungen – Definition Leitlinien der Deutschen Gesellschaft für Phoniatrie und Pädaudiologie. HNO 2010; 58: 617–620

Putter-Katz H, Kishon-Rabin L, Sachartov E et al. Cortical activity of children with dyslexia during natural speech processing: evidence of auditory processing deficiency. J Basic Clin Physiol Pharmacol 2005; 16: 157–171

Putter-Katz H, Adi-Bensaid L, Feldman I et al. Effects of speech in noise and dichotic listening intervention programs on central auditory processing disorders. J Basic Clin Physiol Pharmacol 2008; 19: 301–316

Reed MA. Speech perception and the discrimination of brief auditory cues in reading disabled children. J Exp Child Psychol 1989; 48: 270–292

Renner G, Rothermel C, Krampen G. Befunde zur Reliabilität und Validität des Mottier-Tests in einer klinisch-sozialpädiatrischen Stichprobe. Sprache Stimme Gehör 2008; 32: 30–35

Riccio CA, Hynd GW, Cohen MJ et al. Comorbidity of central auditory processing disorders and attention-deficit hyperactivity disorder. J Am Acad Child Adolescent Psychiatry 1994; 33: 849–857

Riccio CA, Hynd GW. Relationship between ADHD and Central Auditory Processing Disorder: A Review of the Literature. School Psych Int 1996; 17: 235–252

Risse T, Kiese-Himmel C. Der Mottier-Test. Teststatistische Überprüfung an 4- bis 6-jährigen Kindern. HNO 2009; 57: 523–528

Roberts JE, Rosenfeld RM, Zeisel SA. Otitis media and speech and language: A meta-analysis of prospective studies. Pediatrics 2004; 113: e238-e248

Robey RR. Levels of Evidence. The ASHA Leader. http://www.asha.org/Publications/leader/2004/040413/f040413a2 (05.09.2013)

Rocha-Muniz CN, Befi-Lopez DM, Schochat E. Investigation of auditory processing disorder and language impairment using the speech-evoked auditory brainstem response. Hear Res 2012; 294:143–152

Rohen JW. Funktionelle Anatomie des Nervensystems: Lehrbuch und Atlas. 5. Aufl. Stuttgart: Schattauer; 1994

Rosen S, Cohen M, Vanniasegaram I. Auditory and cognitive abilities of children suspected of auditory processing disorder (APD). Int J Pediatr Otorhinolaryngol 2010; 74: 594–600

Ross AO, Petermann F. Verhaltenstherapie mit Kindern und Jugendlichen. Methoden und Anwendungsgebiete. Stuttgart: Hippokrates; 1987

Ruben RJ. A time frame of critical/sensitive periods of language development. Acta Oto-Laryngol 1997; 117: 202–205

Rückert EM, Kunze S, Schillert M et al. Prävention von Lese-Rechtschreibschwierigkeiten – Effekte eines Eltern-Kind-Programms zur Vorbereitung auf den Schriftspracherwerb. Kindheit und Entwicklung 2010; 19: 81–89

Ruhe C. Klassenraumgestaltung für die integrative Beschulung hörgeschädigter Kinder. Hörgeschädigte Kinder 2003; 2 Suppl: 5–12

Russo NM, Nicola TG, Zeckerc SG et al. Auditory training improves neural timing in the human brainstem. Behav Brain Res 2005; 156: 95–103

Schäfer H. Die Bildwortserie. Zur Lautagnosieprüfung und zur Schulung des phonematischen Gehörs. Weinheim: Beltz; 1986

Scheerer-Neumann G, Schnitzler C. Café der Tiere: Das Buchstabenbuch für Vorschulkinder und Schulanfänger. Donauwörth: Auer; 2007

Scherg M. Hören. In: Cramon von D, Zihl J. Neuropsychologische Rehabilitation. Grundlagen – Diagnostik – Behandlungsverfahren. Berlin: Springer; 1988

Schmidt RF. Grundriss der Sinnesphysiologie. Berlin: Springer; 1977

Schmidt RF, Thews G. Physiologie des Menschen. 28. Aufl. Berlin: Springer; 2000

Schmidt RF. Physiologie kompakt. Berlin: Springer; 2001

Schneider W, Küspert P, Roth E et al. Short-and long-term effects of training phonological awareness in kindergarten: Evidence from two German studies. J Exp Child Psychol 1998; 66: 311–340

Schneider W, Ennemoser M, Roth E et al. Kindergarten prevention of dyslexia: Does training in phonological awareness work for everybody? J Learn Dis 1999; 32: 429–436

Schnitzler C. Phonologische Bewusstheit und Schriftspracherwerb. Stuttgart: Thieme; 2008

Schöler H, Fromm W, Kany W. Spezifische Sprachentwicklungsstörung und Sprachlernen: Erscheinungsformen, Verlauf, Folgerungen für Diagnostik und Therapie. Heidelberg: Edition Schindele im Universitätsverlag C. Winter; 1998

Schöler H, Schakib-Ekbatan K. Sprachentwicklungsstörungen im Kontext gestörter Verarbeitungs- und Lernprozesse. Arbeitsbericht aus dem Forschungsprojekt „Differentialdiagnostik". Heidelberg: Pädagogische Hochschule; 2001

Schorn K. Diagnostische Verfahren zur Erfassung der zentralen Fehlhörigkeit. Vortrag auf dem 5. Münchner kinder- und jugendpsychiatrischen Frühjahrssymposium über Entwicklungsstörungen, München; 1999

Schrey-Dern D. Screening-Verfahren zur Diagnostik des kindlichen Grammatikerwerbs auf der Grundlage der Profilanalyse nach Harald Clahsen. Sprache Stimme Gehör 1990; 14: 31–33

Schrey-Dern D. Morphologisch-syntaktische Analyse. In: Dickmann C, Flossmann I, Klasen R, Schrey-Dern D, Stiller U, Tockuss C. Logopädische Diagnostik von Sprachentwicklungsstörungen. Stuttgart: Thieme; 1994

Schrey-Dern D. Sprachentwicklungsstörungen. Logopädische Diagnostik und Therapieplanung. Stuttgart: Thieme; 2006

Schum DJ. Intelligibility of clear and conversational speech of young and elderly talkers. J Am Adad Audiol 1996; 7: 212–218

Schwenck C. Gedächtnisentwicklung im Vor- und Grundschulalter – Eine mikrogenetische Studie zur Untersuchung semantischer Organisationsstrategien [Dissertation]. Würzburg: 2005

Serniclaes W, Sprenger-Carolles L, Carré R et al. Perceptual discrimination of speech sounds in developmental dyslexia. J Speech Lang Hear Res 2001; 44: 384–399

Sharma M, Purdy SC, Kelly AS. Comorbidity of auditory processing, language, and reading disorders. J Speech Lang Hear Res 2009; 52: 706–722

Sharma M, Purdy SC, Kelly AS. A randomized control trial of interventions in school-aged children with auditory processing disorders. Int J Audiol 2012; 51: 506–518

Signer M. Hörtraining bei auditiv differenzierungsschwachen Kindern: mit Übungsbeispielen für Legastheniker und Hörgeschädigte. 2. Aufl. Stuttgart: Haupt; 1979

Silman S, Silverman CA, Emmer MB. Central auditory processing disorders and reduced motivation: three case studies. J Am Acad Audiol 2000; 11: 57–63

Sinha Y, Silove N, Hayen A et al. Auditory integration training and other sound therapies for autism spectrum disorders (ASD). Cochrane Database Syst Rev 2011; (12): CD003 681

Skowronek H, Marx H. Die Bielefelder Längsschnittstudie zur Früherkennung der Lese-Rechtschreibschwäche: Theoretischer Hintergrund und erste Befunde. Heilpädagogische Forschung 1989; 15: 38–49

Sloan C. Treating auditory processing difficulties in children. San Diego: Singular; 1986

SMILEY Software. SMILEYONE 2.0. Kletern: Smiley Software; 2010

Spiel G, Karlon A, Kuster R. Lautwahrnehmung. Wien: öbvhpt; 1985

Stackhouse J, Wells B. Children's speech and literacy difficulties. London: Whurr; 1997

Steinbrink C, Schwanda S, Klatte M et al. Sagen Wahrnehmungsleistungen zu Beginn der Schulzeit den Lese-Rechtschreiberfolg in Klasse 1 und 2 voraus? – Zur prognostischen Validität der Differenzierungsproben nach Breuer und Weuffen. Z Entwicklungspsychol Padagog Psychol 2010; 42, 4: 188–200

Stock C, Marx P, Schneider W. Basiskompetenzen für Lese-Rechtschreibleistungen (BAKO 1–4). Göttingen: Hogrefe; 2003

Strehlow U, Haffner J, Bischof J, Gratzka V, Parzer P, Resch F. Lässt sich durch ein Training an Defiziten basaler kognitiver Leistungen die Lese-Rechtschreibleistung verbessern? In: Lehmkuhl U, Hrsg. Seelische Krankheit im Kindes- und Jugendalter – Wege zur Heilung. (127–128). Göttingen: Vandenhoeck & Ruprecht; 2002

Strehlow U, Haffner J, Bischof J et al. Does successful training of temporal processing of sound and phoneme stimuli improve reading and spelling? Eur Child Adolesc Psychiatry 2006; 15: 19–29

Strong GK, Torgerson CJ, Torgerson D et al. A systematic meta-analytic review of evidence for the effectiveness of the 'Fast ForWord' language intervention program. J Child Psychol Psychiatry 2011; 52: 224–235

Sturm W. Aufmerksamkeitsstörungen. In: Poeck K. Klinische Neuropsychologie. 5. Aufl. Stuttgart: Thieme; 2002

Suchodoletz von W. Empirische Untersuchung zur klinischen Relevanz auditiver Wahrnehmungsstörungen. In Homburg G, Iven C, Maihack V. Zentral-auditive Wahrnehmungsstörungen – therapierelevantes Phänomen oder Phantom? Köln: ProLog; 2002

Suchodoletz von W. Behandlung auditiver Wahrnehmungsstörungen: Methoden und ihre Wirksamkeit. Forum Logopädie 2003; 6: 6–11

Suchodoletz von W, Berwanger D, Mayer H. Die Bedeutung auditiver Wahrnehmungsschwächen für die Pathogenese der Lese-Rechtschreibstörung. Z Kinder Jugendpsychiatr 2004; 32: 19–27

Suchodoletz von W. Neue Studien zeigen: Training auditiver Funktionen für sprachgestörte Kinder ohne Nutzen. Forum Logopädie 2006; 5: 18–23

Suchodoletz von W. Prävention von Entwicklungsstörungen. Göttingen: Hogrefe; 2007

Tallal P. Auditory temporal perception, phonetics, and reading disabilities in children. Brain Lang 1980; 9: 182–198

Tallal P, Stark RE. Speech perception of language delayed children. In: Yeni-Komshian G, Kavanagh J, Ferguson C. Child phonology. Vol. 2: Perception. New York: Academic Press; 1980

Tallal P, Stark RE, Mellits D. The relationship between auditory temporal analysis and receptive language development: Evidence from studies of developmental language disorder. Neuropsychologia 1985; 23: 527–534

Tallal P, Miller SL, Bedi G et al. Language comprehension in language learning impaired children improved with acoustically modified speech. Science 1996; 271: 81–84

Tewes U, Steffen S, Warnke F. Automatisierungsstörungen als Ursache von Lernproblemen. Forum Logopädie 2003; 17: 24–30

Tillery KL, Katz J, Keller WD. Effects of methylphenidate (Ritalin) on auditory performance in children with attention and auditory processing disorders. J Speech Hear Res 2000; 43: 893–901

Tomatis A. Der Klang des Lebens. Reinbek: Rowohlt; 1990

Tremblay K, Kraus N, McGee T et al. Central Auditory Plasticity: Changes in the N1-P2 Complex after Speech-Sound Training. Ear & Hearing 2001; 22: 79–90

Trialogo. Detektiv Langohr. Audio-CD. Kostanz: Trialogo; 2004

Troia GA, Whitney SD. A close look at the efficacy of Fast ForWord Language for children with academic weaknesses. Contemporary Educational Psychology 2003; 28, 4: 465–494

Troßbach-Neuner E. Die Förderung der auditiven Wahrnehmung als Hilfe zum Aufbau phonemischer Bewusstheit im Schriftspracherwerb sprachbehinderter Kinder. Sprachheilarbeit 1991; 36: 17–23

Updike C, Thornburg JD. Reading skills and auditory processing ability in children with chronic otitis media in early childhood. Ann Otol Rhinol Laryngol 1992; 101: 530–7

Uttenweiler V. Dichotischer Diskriminationstest für Kinder. Sprache Stimme Gehör 1980; 4: 107–11

Uttenweiler V. Dichotische Diskrimination differenter Schallbilder bei Kindern zwischen 5 und 8 Jahren. Sprache Stimme Gehör 1981; 5: 62–64

Uttenweiler V. Diagnostik zentraler Hörstörungen, auditiver Wahrnehmungs- und Verarbeitungsstörungen. Sprache Stimme Gehör 1996; 20: 80–90

van Bon WHJ, van Leeuwe JFJ. Assessing phonemic awareness in kindergarten: The case for the phoneme recognition task. Appl Psycholing 2003; 24: 195–219

Vellutino FR. Legasthenie. Heidelberg: Spektrum; 1987: 74–81

Veuillet E, Magnan A, Ecalle J et al. Auditory processing disorder in children with reading disabilities: Effect of audiovisual training. Brain 2007; 130: 2915–2928

Vilela N, Wertzner HF, Sanches SGG et al. Temporal processing in children with phonological disorders submitted to auditory training: a pilot study. J Soc Bras Fonoaudiol 2012; 24: 42–48

Walther T. Theoretische Aspekte und praktische Ansätze zum Training der auditiven Fähigkeiten in der Therapie von Artikulationsstörungen. Sprachheilarbeit 1977; 1: 49–60

Warnke F. Was Hänschen nicht hört … Elternratgeber Lese-Rechtschreibschwäche. Freiburg: Verlag für Angewandte Kinesiologie; 1995

Warrier CM, Johnson KL, Hayes EA et al. Learning impaired children exhibit timing deficits and training-related improvements in auditory cortical responses to speech and noise. Exp Brain Res 2004; 157: 431–441

Watson BU, Miller TK. Auditory perception, phonological processing and reading ability/disability. J Speech Hear Res 1993; 36: 850–863

Weidekamm A, Beushausen U. Auditive Ordnungsschwelle und kindliche Sprachstörungen. Logos Interdisziplinär 2004; 12, 2: 100–105

Welsh LW, Welsh JJ, Healy MP. Early sound deprivation and long-term hearing. Ann Otol Rhinol Laryngol 1996; 105: 877–881

Welte V. Der Mottier-Test, ein Prüfmittel für die Lautdifferenzierungsfähigkeit und die auditive Merkfähigkeit. Sprache Stimme Gehör 1981; 5: 121–125

Westermann. miniLÜK Hörspaß. Braunschweig: Westermann; 2004

Wetzel C, Bartel-Friedrich S. Hörgeräteversorgung bei Auditiver Verarbeitungs- und Wahrnehmungsstörung im Kindesalter. Poster auf der 20. Jahrestagung der DGPP in Rostock; 2003

Whitmore J. Coaching for performance. London: Brealey; 1992

WHO. International Classification of Functioning, Disability and Health. World Health Organization; 2001

Wieck M, Beushausen U, Cramer RE. Leitlinien in der Logopädie. Forum Logopädie 2005; 19: 28–35

Wilhelm E. Hörschmaus. Förderung der auditiven Wahrnehmung und Verarbeitung. Köln: ProLog; 2007

Wirth G. Sprachstörungen – Sprechstörungen – Kindliche Hörstörungen. Lehrbuch für Ärzte, Logopäden und Sprachheilpädagogen. 2. Aufl. Köln: Deutscher Ärzte-Verlag; 1983

Witton C. Childhood auditory processing disorder as a developmental disorder: The case for a multi-professional approach to diagnosis and management. Int J Audiol 2010; 49: 83–87

Wohlleben B, Nubel K, Gross M. Sensitivitäts- und Spezifitätsanalyse von 14 Testverfahren zur Untersuchung der auditiven Verarbeitung und Wahrnehmung. In: Kruse E, Gross M, Hrsg. Heidelberg: Aktuelle phoniatrisch-pädaudiologische Aspekte; 2003/04

Wohlleben B, Rosenfeld J, Gross M. Auditive Verarbeitungs- und Wahrnehmungsstörungen (AVWS). Erste Normwerte zur standardisierten Diagnostik bei Schulkindern. HNO 2007; 55: 403–410

Wolff P, Levin JR. The role of overt activity in children's imagery production. Child Dev 1972; 43: 537–547

Wurm-Dinse U, Esser G. Sprach-Farbbild-Transformation (SFT). Therapie gehörloser, schwerhöriger und fehlhöriger Patienten. TW Pädiatrie 1990; 3: 378–386

Wurm-Dinse U. Verbosensomotorische Fähigkeiten von zentral fehlhörigen Kindern. Vergleich der Ergebnisse der Differenzierungsprobe und des Kurzverfahrens zur Überprüfung des lautsprachlichen Niveaus bei 5 bis 7 Jahre alten Kindern (von Breuer und Weuffen) mit den Ergebnissen audiologischer Untersuchungen zur Abklärung einer zentralen Fehlhörigkeit [Inaugural-Dissertation]. Greifswald: Ernst-Moritz-Arndt-Universität; 1992

Wurst F. Auditive Perzeptionsstörungen. Sprachheilarbeit 1986; 31: 74–82

Zenner HP. Hören: Physiologie, Biochemie, Zell- und Neurobiologie. Stuttgart: Thieme; 1994a

Zenner HP. Physiologische und biochemische Grundlagen des normalen und gestörten Gehörs. In: Naumann HH, Helms J, Herberhold C, Kastenbauer E. Oto-Rhino-Laryngologie in Klinik und Praxis. Stuttgart: Thieme; 1994b: 81–230

Ziler H. Der Mann-Zeichentest in detailstatistischer Auswertung. 2. Aufl. Münster: Aschendorff; 1970

Zimbardo PG. Psychologie. 5. Aufl. Berlin: Springer; 1992

Zinkus PW, Gottlieb MI. Patterns of perceptual and academic deficits related to early chronic otitis media. Pediatrics 1980; 66: 246–253

Sachverzeichnis

A

B

C

D

E

F

G

H

T

U

V

W

Z